护理专业双元育人教材

中医护理
——教学一体化工作页

TRADITIONAL CHINESE MEDICINE NURSING-TEACHING INTEGRATION WORKSHEET

主　编　吴　双
副主编　廖喜琳　唐山茶　廖爱妮
编　者（按姓氏拼音排序）
　　　　邓金莺（广西中医药大学高等职业技术学院、广西中医学校）
　　　　黄健勇（广西中医药大学高等职业技术学院、广西中医学校）
　　　　吉　思（广西中医药大学高等职业技术学院、广西中医学校）
　　　　蓝玲曲（广西中医药大学高等职业技术学院、广西中医学校）
　　　　廖爱妮（广西中医药大学高等职业技术学院、广西中医学校）
　　　　廖晓林（广西中医药大学高等职业技术学院、广西中医学校）
　　　　廖喜琳（广西中医药大学高等职业技术学院、广西中医学校）
　　　　谭雁裙（广西中医药大学高等职业技术学院、广西中医学校）
　　　　唐山茶（广西中医药大学高等职业技术学院、广西中医学校）
　　　　韦冬洁（广西中医药大学高等职业技术学院、广西中医学校）
　　　　吴　双（广西中医药大学高等职业技术学院、广西中医学校）
　　　　阳绿清（广西中医药大学高等职业技术学院、广西中医学校）
　　　　张志达（广西中医药大学高等职业技术学院、广西中医学校）

復旦大學出版社

内容简介

本书根据教学内容分为理论篇和技术篇两大部分。其中，理论篇包括中医基础理论，经络及常用腧穴，养生与治则，药物、饮食疗法与护理 4 个项目 12 个任务。通过思维导图形式对每个任务内容进行知识梳理及归纳，大量原创图表凝练重点、难点，便于学生对知识的理解与记忆。技术篇包括中医常用技术、中药用药护理技术 2 个项目 11 个任务，除介绍基本的用物准备、适应证与禁忌证、操作方法、注意事项之外，还专门附有考核评价表，注重学生操作技术能力的培养，量化分值，按步骤操作，明确学生练习和考核步骤，规范操作动作。本教材可供护理专业学生学习使用，也可作为临床护理人员及其他相关人员继续教育培训的参考用书。

本套系列教材配有相关课件，欢迎教师完整填写学校信息来函免费获取：xdxtzfudan@163.com。

前言 Preface

国家中医药管理局颁布的《中医医院中医药文化建设指南》第一章总则中指出：中医药文化是中华民族优秀传统文化的重要组成部分，是中医药学发生发展过程中的精神财富和物质形态，是中华民族几千年来认知生命维护健康防治疾病的思想和方法体系，是中医药服务的内在精神和思想基础。2021年国家卫生健康委印发了《全国护理事业发展规划（2021—2025年）》，明确指出推动中医护理发展。健全完善中医护理常规、方案和技术操作标准。积极开展辨证施护和中医特色专科护理，持续提升中医护理服务质量。为促进中医护理人才培养，推动具有中医特色的护理专业课程与教材的建设，编者组织相关专业教师共同编写《中医护理——教学一体化工作页》。

本教材定位准确、框架合理，理论篇与技术篇相结合，既重视夯实理论知识，又突出强调操作技能，打造理论与实践兼备的中医护理人才。本教材编写特色：一是理论篇涵盖了中医护理理论知识的所有内容，每个任务均配有思维导图，帮助学生理解和梳理知识点，并方便查找相关内容。二是各个任务难记、难理解、易混淆的知识点用图表形式表述，简明扼要，通俗易懂。三是技术篇项目的选取贴近临床，服务于临床。四是技术篇每个任务均配有考核评价表，以促进操作程序规范化。

本教材虽经过几轮修改，但由于编者能力所限，不足之处在所难免，敬请专家和广大读者批评指正。

编　者

2022 年 12 月

目录 Contents

上 篇 理论篇

项目一	中医基础理论	1－002
任务一	中医护理概述	1－002
任务二	阴阳学说	1－013
任务三	五行学说	1－021
任务四	藏象学说	1－027
任务五	精、气、血、津液	1－042
任务六	病因病机	1－050
项目二	经络及常用腧穴	2－001
任务一	经络	2－001
任务二	常用腧穴	2－009
项目三	养生与治则	3－001
任务一	养生	3－001
任务二	治则	3－011
项目四	药物、饮食疗法与护理	4－001
任务一	药物疗法与护理	4－001
任务二	饮食疗法与护理	4－026

下 篇 技术篇

项目五	中医常用技术	5－002
任务一	艾条灸	5－002
任务二	隔物灸	5－007

任务三　拔罐 ⋯⋯⋯⋯⋯⋯⋯⋯⋯⋯⋯⋯⋯⋯⋯⋯⋯⋯⋯ 5－011
任务四　刮痧 ⋯⋯⋯⋯⋯⋯⋯⋯⋯⋯⋯⋯⋯⋯⋯⋯⋯⋯⋯ 5－017
任务五　简易经穴推拿 ⋯⋯⋯⋯⋯⋯⋯⋯⋯⋯⋯⋯⋯⋯⋯ 5－021
任务六　穴位注射 ⋯⋯⋯⋯⋯⋯⋯⋯⋯⋯⋯⋯⋯⋯⋯⋯⋯ 5－026
任务七　耳穴贴压 ⋯⋯⋯⋯⋯⋯⋯⋯⋯⋯⋯⋯⋯⋯⋯⋯⋯ 5－031

项目六　中药用药护理技术 ⋯⋯⋯⋯⋯⋯⋯⋯⋯⋯⋯⋯⋯⋯ 6－001
任务一　中药煎煮 ⋯⋯⋯⋯⋯⋯⋯⋯⋯⋯⋯⋯⋯⋯⋯⋯⋯ 6－001
任务二　中药贴敷 ⋯⋯⋯⋯⋯⋯⋯⋯⋯⋯⋯⋯⋯⋯⋯⋯⋯ 6－004
任务三　中药熏洗 ⋯⋯⋯⋯⋯⋯⋯⋯⋯⋯⋯⋯⋯⋯⋯⋯⋯ 6－009
任务四　中药熨烫 ⋯⋯⋯⋯⋯⋯⋯⋯⋯⋯⋯⋯⋯⋯⋯⋯⋯ 6－014

参考文献 ⋯⋯⋯⋯⋯⋯⋯⋯⋯⋯⋯⋯⋯⋯⋯⋯⋯⋯⋯⋯⋯ 001
附录　任务评价答案 ⋯⋯⋯⋯⋯⋯⋯⋯⋯⋯⋯⋯⋯⋯⋯⋯ 002

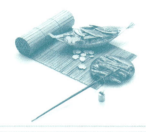

中医护理——教学一体化工作页

上 篇
理 论 篇

项目一 中医基础理论

任务一 中医护理概述

学习目标

1. **知识目标** 掌握中医护理学的基本特点,熟悉中医学理论体系形成中的四部经典著作及其贡献。了解中医护理各个发展阶段的特点、主要代表人物、著作及贡献。
2. **能力目标** 对接护士资格考试中的内容,在理解基础上掌握知识点。
3. **素质目标** 理解中医护理与现代护理的相互关系。通过查阅资料,结合课堂教学内容,阐述中医护理学的发展趋势。

任务导入

任务描述:《中国护理事业发展规划纲要(2021年)》提出,加强护士队伍建设,全面提升临床护理服务能力,加快专科护理骨干培养,不断提高护理科学管理水平。中医作为祖国的传统医学,有着悠久的历史和深厚的文化底蕴,其医疗及护理都有着独特之处,而中医护理的概念、知识及技术,在现代临床护理工作中发挥着举足轻重的作用。

问题:中医护理是如何发展的?有什么特点?学习中医护理的意义?

学习导航

中医学理论体系的形成与发展

阶段	特点	时期	著作/贡献
一阶段	中医理论体系的萌芽和奠基阶段	春秋战国、两汉时期	《黄帝内经》确立了中医学理论体系 《难经》补充和发展中医理论 《伤寒杂病论》奠定了中医学辨证论治理论体系的基础 《神农本草经》奠定了中药学理论体系的基础
二阶段	中医学理论体系充实、融合和临床学科发展阶段	两晋隋唐时期	孙思邈《千金翼方》
三阶段	学术争鸣、理论突破、流派纷呈阶段	宋、金、元时期	金元四大家

金元四大家:

	学术思想	学术流派	治疗方法
刘完素 (河间)	火热论 1. 六气皆能化火 2. 认为伤寒各症与火热有关	寒凉派	治疗伤寒病症,以清热通利为主,善用寒凉药物
张从正 (子和)	攻邪论 一经致病,既可攻疾,邪去病止,不可妄用补药	攻下派	主张攻邪、用汗、吐、下三法
李杲 (东恒)	脾胃论 1. "内伤脾胃、百病由生" 2. 把内科疾病概括为外感与内伤两大类	补土派	善于运用补上、中、下三焦元气,以补脾胃为主
朱震亨 (丹溪)	相火论 "阳常有余,阴常不足" 1. 相火有常:人非此火不能有生 2. 相火有变:相火妄动、煎熬真阴	滋阴派	提倡滋阴降火,善用滋阴降火之剂

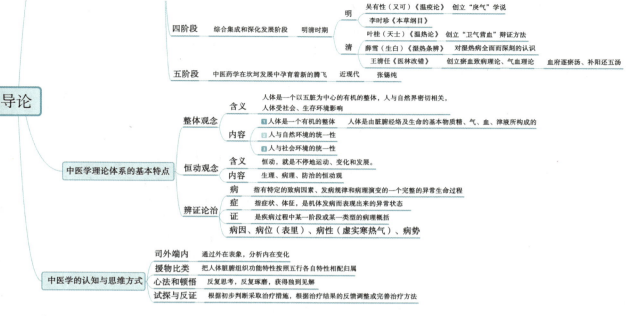

学习内容

中医药学有着数千年的悠久历史,是中华民族在长期的生产与生活实践中认识生命、维护健康、战胜疾病的宝贵经验总结,是中国传统优秀文化的重要组成部分。它与其他学科相互渗透,形成了独特的理论体系,为我国人民的健康事业和世界医学的发展做出了巨大的贡献。

中医护理学是中医药学的重要组成部分,是随着中医学的形成与发展而逐渐兴起的学科。它是以中医学理论为指导,结合预防、保健、康复和养生等措施,并运用独特的传统护理技术,对患者及老、弱、幼、残者施以护理,以保护人民健康的一门应用学科。

中医护理学的内容十分丰富,涉及基本理论知识与护理方法技能等方面。基本理论知识包括中医基本理论知识、方药基础知识、经络腧穴基本知识等。护理方法技能包括中医护理基本知识、常用中医护理技术以及病证辨证护理等内容。

一、中医护理学发展简史

中医护理学的形成与发展伴随着中医药学的发展,经历了漫长的历史阶段。它的发展与自然科学和技术的进步以及哲学思想的发展密不可分。自古以来,中医治病集医、药、护于一身,护理职责一般由医者、学徒、助手、患者及其患者家属所承担,所以在我国传统医药学中一直包含着丰富的中医护理内容,呈现出医中有护、医护合一的特征。虽然历史上没有形成专门的护理学科,但是许多护理理论和护理技术都散在记录于历代医药学文献中。数千年来,在历代医家的共同努力下,中医护理学的内容不断完善并逐渐成为一门独立的学科。

(一) 古代中医护理学的形成与发展(远古至清朝鸦片战争之前)

早在远古时期,原始人类为了生存,以植物和野兽为食,用兽皮或树叶遮体,过着"穴巢而居"的生活。在生活和劳动过程中,偶然受伤便设法涂抹包扎,身体疼痛不适便揉捏按压,天气变化则趋避寒暑,并通过对动、植物的长期观察和尝试,逐渐熟悉和认识了动、植物的营养、毒性和药用价值。原始人类这些本能的保护自身、减轻痛苦的自疗和互助活动,即是医护的开始。当人们发现一些本能的方法具有预防疾病和康复的作用,从而有目的地去实施时,即形成了护理学的萌芽。

夏商周时期,社会生产力的发展为医、护知识的积累和提高创造了有利的条件。人们对于预防疾病和保护健康的认识及方法有了很大的发展变化。至周代,宫廷医学已出现了"医师""食医""疾医""疡医""兽医"等医学分科。人们对卫生防疫的认识也有了进一步的提高,改善环境卫生的措施得到了加强。

战国至东汉时期,科学文化的迅速发展为中医学理论体系的逐步形成奠定了基础,初步建立了中医学的理论体系。《黄帝内经》《难经》《神农本草经》《伤寒杂病论》等医学典籍相继问世,标志着中医学理论体系的初步形成,为中医护理的出现和发展奠定了理论基础。

《黄帝内经》始于战国而成形于西汉,是现存最早的一部中医经典著作,包括《素问》和《灵枢》两部分,共18卷、162篇。《黄帝内经》不仅反映了当时中国的医学成就,同时也初步确立了中医学独特的理论体系,成为中医学进一步发展的基础和源泉。《黄帝内经》详细论述了中医护理的基本原则,包括生活起居、饮食宜忌、情志护理、服药护理、病情观察等,奠定了中医护理学的基础。

《难经》原名《八十一难经》,成书约在秦汉之际,相传为战国时期名医秦越人撰。全书以基础理论为主,还分析了一些病证,丰富了中医护理的内容。

《神农本草经》是我国现存最早的药物学专著,全书载药365种,为中药学和方剂学的理论发展奠定了基础。

东汉末年,著名医家张仲景在所著《伤寒杂病论》中,论述了对疾病的辨证施治、施护理论和措施,首创了多种中医护理操作技术,开创了辨证施护的先河。三国时期的名医华佗以发明麻醉术而闻名于世。他创编的"五禽戏",就是在古代导引方法的基础上,模仿虎、鹿、猿、熊、鸟5种动物的姿态动作,把体育与医疗护理结合起来,是最早的康复护理保健方法。

魏晋、隋唐时期是中医护理理论和专科护理全面发展的时期,这一时期医学理论和技术得到迅速发展,出现了众多名医、名著,促进了中医药理论体系的进一步发展。

晋代王叔和所著《脉经》为我国最早的脉学专著,确立了寸口诊脉法,首创"三部九候"及脏腑分配原则,为护士通过脉诊观察病情提供了理论依据。葛洪所著的《肘后备急方》集中医急救、传染病、内、外、妇、五官、精神、骨伤各科之大成,书中对各科护理均有详细的阐述。

隋朝巢元方所著的《诸病源候论》是我国第一部病因病机、证候学专著,对1 729种病候的病因、病机、症状、诊断进行了详细的论述,发展和补充了各种疾病的中医护理方法。

唐代孙思邈所著的《备急千金要方》和《千金翼方》是两本以记载处方和其他各种治病手段为主的方书,《备急千金要方》一书载方5 300余首,较系统地总结和反映了自《黄帝内经》以后至唐代初期的医学成就,并详细论述了临证各科的临证护理、投药、食疗及养生、婴幼儿保健、护理等内容,对妇女怀孕、养胎、分娩乃至产褥期的护理做了详细的叙述,同时还记载了许多小儿喂养和护理方法。王焘辑录的《外台秘要》对于临证护理中的病情观察有独特的见解,还提出了传染病患者的护理探视制度。

宋金元时期是中医学百家争鸣、百花齐放的时期，医学发展迅速，流派纷呈。医学家们各抒医理，各创新说，对中医药学的发展产生了重大影响。宋代陈无择的《三因极一病证方论》，在中医病因学说方面提出了著名的"三因学说"，对如何针对病因进行病证护理提供了方法和措施。

金元时期刘完素、张从正、朱震亨、李杲四位著名医家，在医学实践和理论方面各有创见，从不同的角度丰富发展了中医学理论，为中医学的发展做出了重要贡献，被后人尊称为"金元四大家"。元代宫廷饮膳太医忽思慧编撰的《饮膳正要》是这一时期饮食营养学的代表作。该书记载了大量饮食养生宜忌及各种珍奇食品的食谱，对每一食品的食用、药用、养生宜忌都做了详细论述，并列举了"妊娠食忌""乳母食忌""食疗诸病""养生避忌"等饮食护理内容。

明清时期是中国医药学深化发展时期，这一时期的诸多医家在丰富的临床经验基础上，结合哲学研究成果，经过反复探讨，提出了许多创见，大大提高了中医学对正常人体和疾病的认识水平，使中医学理论体系得到了进一步的发展。同时中医护理的理论和实践也更加充实，尤其在温病护理方面积累了丰富的临床护理经验，中医护理逐步向独立和完整的体系发展。1578年明代伟大的医学家李时珍以毕生精力从事药学研究，著成了药学巨著《本草纲目》，该书共载药1892种，详述了各种药物疗法和用药注意事项。明代张景岳所著的《景岳全书》，在阴阳学说和藏象学说等方面的学术观点对后代中医学的发展产生了较大影响，书中对孕产妇的起居和饮食护理提出了具体措施。

明清时期中医学的另一大成就是温病学说的形成，这一时期涌现了一批温病学家。明末吴有性所著的《温疫论》一书，在当时没有显微镜的条件下，提出了传染病的病因为"戾气"所致，且从口鼻而入，这种科学的见解成为我国病因学说发展中的里程碑之一。清代著名医家叶天士、吴鞠通、薛生白、王孟英对温热病的病因、传变、诊断及治疗进行了总结，创立了卫气营血辨证和三焦辨证，形成了比较系统而完整的温病学说，被称为"温病四大家"。清代钱襄撰著的《侍疾要语》是第一部中医护理学专著，书中记载了饮食护理、生活起居护理和老年患者的护理。叶桂（叶天士）收集整理了民间广为流传的"十叟长寿歌"，介绍了10位百岁老人延年益寿、防病抗老的经验，从饮食、起居、锻炼、情志修养等方面指出延年益寿的方法和措施。

（二）近代中医护理学的发展（鸦片战争至中华人民共和国成立）

1840年鸦片战争以后，中国沦为半殖民地半封建社会。随着社会制度的变更，西方科学文化的传入，中西文化出现了碰撞与交融，西医学逐渐为广大民众所了解，这时期中医学理论的发展呈现出新旧并存的趋势：一是走收集继承和整理前人的学术成果之路，如《理瀹骈文》一书，总结了数十种中医外治法，为中医护理提供了许多简便实用的操作技术。二是出现了中西汇通和中医学理论科学化的思潮，采用现代科学技术手段研究中医学，促进中医学的进一步发展。以唐宗海、朱沛文、恽铁樵、张锡纯为代表的中西汇通学派，认为中西医各具特色和优势，可以殊途同归，如张锡纯的《医学衷中参西录》，体现了中西医结合的思想。在这一时期中医办学得到了发展，清末开办的"京师同文馆"，可谓近代最早的医学院，由各国教会合办的北京协和医学院（1917年）和齐鲁大学医学院（1911年）所附设的护士学校，在全国颇有影响。这一时期上海等地先后创办了中医医院，中医护理队伍随之扩大。

(三)现代中医护理学的发展(中华人民共和国成立至今)

中华人民共和国成立以后,党和政府大力扶植和发展中医药事业,高度重视中医药的继承和创新,积极支持和推进中医药的学术进步和发展,采取一系列的政策和措施,推动中医临床、教学、科研不断进步,使中医药学同其他学科一样得到了蓬勃发展,并逐步走向科学化、现代化、国际化。近些年来,各级政府对中医药事业给予了前所未有的重视和支持,《中医药发展战略规划纲要(2016—2030年)》,明确了我国中医药发展方向和工作重点,为中医药事业的发展创造了良好的机遇及条件,中医药在健康事业和经济社会发展中具有越来越重要的地位和作用。广大中医药工作者弘扬科学精神,围绕中医药基础研究和国家战略需求,发挥中医药原创科技优势,使中医学理论体系不断完善,并运用现代科学技术,发掘中医药宝库精华,创造出了青蒿素、针拨白内障、小夹板治疗骨折新疗法等一批令人瞩目的科研学术成果,尤其是屠呦呦开展的青蒿素研究,获得2015年诺贝尔生理学或医学奖,在中国的医学和世界中医学的发展史上谱写了璀璨的一页。

随着中医药事业的发展,中医护理临床、教育、科研也得到了快速的发展。中医护理教育体系不断得到健全,硕士、本科、专科、中专、成人教育、网络教学、短期培训班等多层次、多渠道、多形式的中医护理教育在全国范围内形成。20世纪50年代,北京、南京、上海等地率先开办了中医护士学校及中医护理培训班。1958年江苏省中医院出版了新中国第一部中医护理专著《中医护病学》,接着修订编写了《中医护理学概要》。20世纪80年代初,各类各种中医护理专著相继问世,1999年以后全国各中医院校相继开始招收培养护理本科学生,至今全国23所中医院校开设了本科护理专业,2003年以后各中医院校在发展本科教育的基础上,积极发展研究生教育,相继开始培养护理硕士研究生,"十二五"以来,专业学位的研究生教育以及在职护士的中医护理继续教育蓬勃发展,使中医护理人才的培养层次不断得到拓展,培养体系进一步得到完善,已为社会培养了一大批具有中医护理理论和技能优势的中西医结合护理人才。广大护理教育工作者不断总结探索中医护理教育模式,开展教育教学研究与改革,规范教学内容与方法,制定中医护理教学质量标准,组织编写出版系列规划教材,使中医护理教学更加规范,推动中医护理教育发展。2010年国家中医药管理局颁布的《中医医院中医护理工作指南(试行)》和出版的《中医护理常规技术操作规程》,为规范和推动中医临床护理工作起到了积极的作用。近些年来,中医护理临床实践得到进一步发展,各级中医及中西医结合医院在临床护理实践中积极发挥中医护理的特色和优势,开展专科专病中医护理,对常见病证实施辨证施护和健康教育,并运用中医护理技术和方法减轻患者痛苦,促进患者康复。2015年以来国家中医药管理局组织确定了一些优势病证中医护理方案(试行),促进了中医临床护理工作的规范化,推动了中医护理工作的开展。中医护理学术交流也日趋活跃,1984年第一次召开全国中医、中西医结合护理学术交流会之后,全国和各省市均先后成立了各级中医、中西医结合护理学术委员会,各级学会积极搭建平台,创造条件,组织、指导和引领中医护理学界开展学术研究和学术交流,对中医护理学科发展起到了较大的促进作用。中医护理的科学研究也得到了较快的发展,护理人员的科研意识及科研能力不断增强,科研项目数量及成果不断增加,学术氛围日益浓厚,将现代护理与中医护理相结合,古为今用,洋为中用,进行研究与实践,使中医护理理论更加完善、系统、丰富。近年来,护理人员不断挖掘、整理、总结和发展中医护理理论,开展中医护理传承和创新研究,承担省级和国家级的研究项目以及获得省部级以上的科研成果日益增多,学术水平不断得到提升,科研联系临床和教育日益加强,为繁荣中医护理学术研究、推动中医护理事业的发展做出了贡献。

改革开放为中医药的国际交流带来了契机,同样也为中医护理的国际化奠定了基础。2013年"世界中医药学会联合会护理专业委员会"成立,为加强与国际护理界的中医护理学术交流、推动中医护理国际化创造了条件。中医护理的地位和作用越来越受到国际卫生组织及护理界的关注和青睐,中医、中西医结合的护理学术交流日益频繁,中医护理学术研究日益繁荣。

二、中医护理学的基本特点

中医护理学理论体系主要特点是整体观念、恒动观念、辨证施护及防护结合。

(一) 整体观念

整体观念是对事物和现象的完整性、统一性和联系性的认识。中医学认为人体是一个有机的整体,构成人体的各个组成部分在生理上相互协调,在病理上相互影响。同时还认为人体、自然环境、社会环境之间也是一个不可分割的整体。这种内外环境的统一性和机体自身整体性的思想,称为整体观念。整体观念作为中医学的方法论和指导思想,贯穿于生理、病理、诊法、辨证、养生、治疗、护理等整个中医学理论体系之中,构成了中医学的一大特点。中医护理的整体观念主要体现在人体自身的整体性和人与自然、人与社会环境的统一性三个方面。

1. 人体是一个有机整体　人体由若干脏腑、组织和器官组成,以五脏为中心,通过经络系统把六腑、五体、五官、九窍、四肢等全身组织器官联系成一个有机整体,并通过精、气、血、津液的作用,完成人体的功能活动,形成人体内环境的统一性。

在人体结构上,按五脏配属联络关系,形成五大系统。如心配小肠,在躯体联血脉,在五官联舌,外华在面,构成心与小肠-脉-舌-面系统;其他还有肺与大肠-皮-鼻-毛系统,脾与胃-肉-口-唇系统,肝与胆-筋-目-爪系统,肾与膀胱-骨-耳-发系统,从而组成了一个完整的人体。在生理功能上,各个脏腑、组织、器官都有各自不同的功能,而在整体活动中又是分工合作的,它们之间既有相辅相成的协同作用(如心主血脉,肝藏血,脾统血),又有相反相成的制约作用(如心肾相交,水火既济),共同维系着人体生理活动的协调平衡。

在病理变化上,各个脏腑、组织、器官是相互联系和影响的,如肾阴亏损可致肝血不足,反之肝血不足也可引起肾精亏虚。局部某一区域内的病变,往往会影响全身脏腑、气血功能活动。

在诊治、护理疾病上,可以通过五官、形体、色脉等外在变化,了解和判断内脏病变,进而做出正确的诊断。在治疗护理上,体表局部的病变,可以采取调整脏腑功能的方法,如用清心泻小肠火的方法治疗口舌糜烂。同样,脏腑的病变也可采取外治的方法,如使用针灸治疗疾病。

2. 人与自然环境的统一性　人与外界环境有着物质同一性,外界环境提供了人类赖以生存的必要条件,即所谓"人与天地相应"。人类适应外界环境的变化而生存,但当外界环境的变化超过了人体的适应能力,或者由于人体的功能失常,不能适应外界环境的变化,就会发生疾病。外界环境包括自然环境和社会环境两个方面。自然环境对人体功能的影响涉及许多方面,如一年四季的气候变化,昼夜阴阳的消长,居住条件、环境和生活习惯等,都使人表现出规律性的适应过程。中医把人与自然看成一个整体,因此在护理疾病时,还必须考虑自然的因素,做到因时、因地制宜。

3. 人与社会环境的统一性　人生活在社会环境中,人能影响社会,社会环境的变化也会影响人体的身心功能。人在适应社会环境的过程中，维持着生命的稳定、协调、平衡、有序，这体现了人与社会环境的统一性。当社会环境发生剧变而人体不能做出相应的改变和调整，就势必造成人体心理功能紊乱。一般来说，良好的社会环境、有力的社会支持、融洽的社会关系，能使人精神愉悦，勇于进取；而不利的社会环境，可使人精神抑郁，产生恐惧、紧张、焦虑、悲伤等不良情绪，从而影响身心健康，引发或加重疾病。因此，中医提倡"精神内守"，主张"护身"更要"护心"。

（二）恒动观念

恒动，就是不停顿的运动、变化和发展。中医学理论认为，一切物质，包括整个自然界，都处于永恒而无休止的运动之中。"动而不息"是自然界的根本规律，运动是物质的存在形式及固有属性。自然界的各种现象包括生命活动、健康、疾病等都是物质运动的表现形式，因此，运动是绝对的、永恒的。摒弃一成不变、静止、僵化的观点，称为恒动观念。

中医理论认为，"天主生物，故恒于动；人有此生，亦恒于动"（金元时期朱震亨《格致余论》）。自然界生化万物有赖于恒动不休，人维持自身生命活动也有赖于恒动不休。人的生、长、壮、老、已的生命活动全过程，始终体现了"动"。又如人体对饮食物的吸收，津液的输布与代谢，气血的循环贯注，物质与功能的相互转化等，无一不是在机体内部以及机体与外界环境之间阴阳运动之中实现。

中医理论不只强调以恒动观念认识人的生理，更强调以此把握患者的疾病过程及病理变化。从病因作用于机体到疾病的发生、发展、转归，整个疾病的病理亦处于不断发展变化之中。如外感表寒证未及时治疗，则可入里化热，转成里热证；实证日久可转为虚证；旧病未愈又添新疾，新疾又往往引动旧病等。另一方面，疾病的病理变化多表现为一定的阶段性，发病初、中、末期都有一定规律和特点。如风温，初在肺卫，中在气分，末期多致肺胃阴伤。又如气血瘀滞、痰饮停滞等，都是机体发病、脏腑气化运动失常的结果。

中医理论更强调疾病防治的恒动观。中医学主张未病先防、既病防变的思想，就是运用运动的观点去处理健康和疾病的矛盾，以调节人体的阴阳偏盛偏衰而使之处于生理活动的动态平衡。中医学在临床治疗、护理时，更是要针对患者不断出现的新情况、新变化，随时调整处方用药，以期药证相合，取得良好疗效。如张仲景在《伤寒论》中就太阳病证这一类情况，列出相关处方75首，许多方下还列有加减法，这就是治疗用药上贯彻恒动观念、以变应变的典范。

（三）辨证施护

辨证施护是中医护理工作的基本法则，是中医护理的基本特点之一。"症""证""病"是中医学中三个不同的概念。"症"即症状，是疾病的具体临床表现，如发热、咳嗽、头痛等。"证"即证候，是指在疾病发展过程中某一阶段的病理概括。证比症状能更全面、更深刻、更准确地揭示疾病的本质。"病"是对疾病发展全过程中特点与规律的概括，如感冒、中风等。一病可以有数证，而一证又可见于多病之中。辨证施护是中医护理的精髓，所谓辨证就是在中医基本理论指导下，将四诊（望、闻、问、切）所收集的病情资料通过分析、综合而辨清疾病的原因、性质、部位和邪正之间的关系，从而概括判断为某种性质的证；施护则是根据辨证的结果，确定相应的护理原则和方法。辨证是实施护理措施的前提和依据，施护是辨证的目的，辨证与施护是护理疾病过程中相互联系、不可分割的两个方面，是理论和实践相结合的体现,是指导临床中医护理工作的基本法则。

辨证施护不同于对症护理,也不同于辨病护理。对症护理是针对疾病的症状采用的一种护理方法,它只能减轻患者一时的痛苦,不能解决其根本原因。辨病护理是在确立疾病的诊断之后,根据疾病确定护理的原则。由于一种疾病的不同阶段可以出现不同的证候,而不同的疾病有时在其发展过程中,却可以出现相同的证候。因此,同一疾病由于证候不同,治疗也就不同,而不同的疾病只要出现相同的证候,就可以采用相同的治疗和护理方法,这就是中医"同病异护"和"异病同护"的意义所在。这种针对疾病发展过程中不同的本质矛盾、不同的状态,用不同的方法进行治疗、护理的思想,是辨证施护的精髓所在。

(四)防护结合

防护即预防与护理。预防,是指采取一定的措施,防止疾病的发生和发展。中医学在总结劳动人民与疾病做斗争的经验中,已认识到预防疾病的重要性,强调防护结合。早在《黄帝内经》中就有"治未病"的思想,强调"防患于未然",如《素问·四气调神大论》中说:"不治已病治未病,不治已乱治未乱……"中医的预防医学思想,主要阐述人体应顺应自然环境,增强体质,预防疾病及病后调理,防病复发,从而延年益寿,这种"防护结合,以防为主"的思想,具有现实指导意义。防护结合包括未病先防和既病防变两个方面。

1. **未病先防**　未病先防就是在疾病发生之前,采取一定的预防措施,防止疾病的发生。疾病的发生,关系到正邪两个方面,正气不足是疾病发生的内在因素,邪气侵袭是发病的重要条件。因此,固护人体正气、防止病邪侵入是护理预防工作的两个重要方面。

(1)养生以固护正气:①顺应自然:"人与天地相应",人类的生活与自然界息息相关,人必须根据四时气候的变化调整阴阳,"春夏养阳,秋冬养阴",对于外界不正常的气候和有害的致病因素,要及时避开,顺从四时寒暑的变化,保持与外界环境的协调统一。②调摄情志:中医学早在两千年前就注意到调摄精神的重要性,并作为摄生要素而提出。《素问·上古天真论》说:"恬淡虚无,真气从之,精神内守,病安从来?"它强调了调摄精神对人体健康的重要性,认为应尽量减少不良的精神刺激和过度的情绪变动,才能保持人体的身心健康。现今,心身医学在国际上崛起,提出了生物-心理-社会医学模式,说明精神心理因素的调摄在疾病预防和治疗中的作用,已为国际医学界所重视。③起居有常:即起居作息、日常生活要有规律,这是强身健体、延年益寿的重要原则。若起居作息毫无规律,恣意妄行会导致机体适应能力减退,抵抗力下降,发病率增加等。因此,生活起居要有规律,注重保养正气,调整机体内外阴阳平衡,增强机体抗御外邪的能力,促进疾病的预防、治疗与康复。④饮食有节:饮食是人体生长发育必不可少的物质,古代有"药食同源"之说。《备急千金要方·食治》指出:"食能排邪而安脏腑,悦神爽志,以资血气。若能用食平疴,释情遣疾者,可谓良工。"饮食要有节制,既要养成良好的饮食习惯,又要注重饮食质与量的合理安排及饮食卫生。对未病之人进行饮食调护,可以补益身体,预防疾病;对患者进行饮食调护,则能调治疾病,促进康复。⑤锻炼健身:锻炼身体是增强体质、预防疾病发生的一项重要措施。《素问·四气调神大论》提出的"春三月……夜卧早起,广步于庭,被发缓形,以使志生"的健身运动,就是锻炼身体的一种方法。五禽戏、太极拳、八段锦、易筋经等多种健身方法,不仅对增强体质、预防疾病的发生有良好效果,而且对某些慢性疾病也有一定的治疗作用。

(2)防止病邪毒气侵入:①慎避外邪:"虚邪贼风,避之有时",要谨慎躲避病邪的侵害,如春天防风,夏天防暑,秋天防燥,冬天防寒,这是预防疾病的重要措施。②避疫毒,防疠气:巢元方在《诸病源候论》一书中指出:"人感乖戾之气而生病,则病气转相染易,乃至灭门。"在气候反常或遇传染病流行时,应做好隔离,注意环境卫生。③预施药物,防止传播:我国很早以前就开始了药物预防工作,早在《素问遗篇·刺法论》中,就有"小金丹……服十粒,无疫干也"的记载。民间以雄黄、艾叶、苍术等烟熏以消毒防病,用板蓝根、大青叶预防流感、腮腺炎,用茵陈、贯众预防肝炎等,这些方法行之有效、简便易行。

2. 既病防变　是指疾病既然发生,应力求早诊断、早治疗,以防止疾病的发展与传变。《素问·阴阳应象大论》说:"邪风之至,疾如风雨。故善治者治皮毛,其次治肌肤,其次治筋脉,其次治六腑,其次治五脏。治五脏者,半死半生也。"说明古人早已认识到外邪侵入人体,应及早进行治疗。张仲景的《金匮要略·脏腑经络先后病脉证》指出对内伤疾病也要重视其传变规律,如"见肝之病,知肝传脾,当先实脾",即对肝病实证的治疗,除治肝本身之外,还要注意调治脾胃,防止肝病传脾而导致脾病。这些均为"既病防变"的预防医学思想,也是中医整体观念的独到之处。

(1) 早期诊治:病位较浅,病情多轻,正气未衰,病较易治。如不及时诊治,病邪就有可能步步深入,使病情加重。因此,一旦疾病发生,应早期诊断、早期治疗,护理人员要密切观察病情变化,给予恰当的护理。

(2) 控制传变:疾病一般都有其一定的传变规律和途径,在实施护理过程中,要密切观察病情变化,掌握疾病的传变规律,早期诊治与护理,阻截其病传途径,先安未受邪之地。

三、学习中医护理学的意义

中医药学历史悠久,它根植于中国古代文化的土壤中,是中国传统科学中唯一沿用至今的富有中国文化特色的医学,它具有系统的理论体系、独特的诊疗方法和显著的临床疗效等特征,在中华民族五千年的历史长河中,始终担负着促进健康的重要角色,是中华民族长期同疾病做斗争的智慧结晶,它为中华民族的繁衍昌盛发挥了重要的作用。

中医药是我国独特的卫生资源、潜力巨大的经济资源、具有原创优势的科技资源、优秀的文化资源和重要的生态资源。党的十八届五中全会将"健康中国"上升为国家战略,并写入了《中共中央关于制定国民经济和社会发展第十三个五年规划的建议》。中医药作为我国重要的卫生资源,在疾病的预防、治疗和康复中具有明显的特色和优势,有较好的临床疗效及较大的社会需求,广泛适用于城乡或社区的医疗卫生服务,深受群众的欢迎。中医学的整体观明确提出"天人合一",人是一个整体,人与社会是一个整体,人与自然也是一个整体,只有人体自身、人与自然、人与社会相协调,才能达到平衡状态。

中医护理学是中医药学的重要组成部分,它伴随着中医药事业的发展而得到重视和发展。中医护理与现代护理在护理理念、护理内容及方法上有许多共通和相似之处。中医辨证施护闪烁着中医个体化护理的智慧,天人合一的整体观与现代的系统护理概念不谋而合,治未病等思想更展现出了防护结合的超前意识。

现代护理的生物-心理-社会模式,就是根据人是一个有机的整体,其疾病的发生发展与生物、心理、社会环境因素不可分割的理论而建立的,要求在护理活动中,以现代护理观为指导,以护理程序为框架,对护理对象实施包括生理、心理、社会、文化、精神等全方位的整体护理。由此可见,中医护理学的整体观念和现代护理的整体护理观念具有相同性和一致性。现代护理注重以防为重,防护结合,而中医早就提出了"不治已病治未病"的思想,强调未病先防、既病防变。情志护理是中医护理学的重要内容,这与现代护理的心理护理完全一致。

传承和发展中医药,对客观、科学地认识健康与疾病的关系,弘扬中医学术,充分发挥中医药在健康事业发展中的作用,使人与自然、人与社会环境相协调、相统一,促进中医学沿着正确、健康的方向发展,推动中医药的国际化和现代化的进程,对人类的健康事业和构建世界新医学具有重要的意义。这也要求护理事业发展要顺应健康服务业发展的新任务、新要求,更加关注人的健康。根据"健康中国"的建设要求,围绕社会需求,更好地发挥中医护理在预防、保健、康复中的特色优势,是广大中医护理工作者面临的机遇和挑战。因此,学习和传播中医护理学知识,充分发挥中医护理在疾病预防、保健、康复中的作用,不仅是健康事业发展的迫切要求,也是发展中医药学术及传承中国传统优秀文化的需要。

四、中医护理学发展展望

随着医学模式的转变、老龄化社会的到来以及健康观念的改变,社会对中医药的需求发生了根本的变化,中医护理的地位和作用不断凸显。《中国护理事业发展规划纲要》明确指出:要大力发展中医护理,提高中医护理水平,发挥中医护理特色和优势,注重中医药技术在护理工作中的应用。积极开展辨证施护和中医特色专科护理,加强中医护理在老年病、慢性病防治和养生康复中的作用,提供具有中医药特色的康复和健康指导,加强中西医护理技术的有机结合,促进中医护理的可持续发展。中西医结合是在我国中医和西医并存的历史条件下产生的,是我国卫生事业的一大特色。在现实条件下,两种不同文化背景中产生的医学体系相互渗透、相互吸收、取长补短、相互促进,使用多学科交叉等方法有助于深化对中医学的研究,开拓新的视野。

中医自古以来就强调整体观念,认为人是一个有机的整体,在生理上相互协调,病理上相互影响。同时,还认为人与自然环境、社会环境之间也存在着统一性。中医护理强调以人为中心的整体护理,不但注重在生理上为患者护理,也注重从心理、社会等方面进行护理,其护理的方法与措施散在于各种医籍中。中医护理的内容包括养生保健、情志调养、饮食调理、起居调适及药物调护等,这些都与现代的护理观念相吻合。中医护理方法和技术是临床护理实践中的重要手段,它具有操作简便、疗效确切、患者易接受、成本低廉等特点。近些年,在各级政府的重视和支持下,中医护理工作得到有效的推动,中医护理技术在临床的应用也越来越广泛,中医护理在疾病治疗、预防、保健和康复中的作用得到了更好的发挥。

改革开放为中医药的国际交流带来契机,中医护理发展的国际化是中医药国际化和现代化的重要内容,也是时代发展和创立世界新医学的需要。随着中医药的国际化发展,中医护理学的地位和作用也越来越受到国际护理界的关注和重视。中医护理通过传播、发展、创新,使中医文化不断地完善、强大,将更好地为全人类的健康服务。

根据我国的国情,继承和发展中医护理学术并吸取现代护理的新理论、新方法,将中医护理与现代护理的理论与方法相互渗透,取长补短,不断总结,加以提高,使中医护理理论更加系统、科学、全面,发展中西医结合护理学术,创造具有中国特色(本土化)的护理模式,并逐渐走向国际化,为人类的健康事业做出贡献是中医护理学发展的必然趋势。

任务评价

1. 中医学的指导思想是（　　）
   A. 阴阳学说　　　　　　B. 五行学说　　　　　　C. 精气学说
   D. 整体观念　　　　　　E. 辨证论治
2. 中医学的理论核心是（　　）
   A. 阴阳学说　　　　　　B. 五行学说　　　　　　C. 精气学说
   D. 脏腑经络的生理病理　E. 辨证论治
3. 中医学的诊疗特点是（　　）
   A. 治病求本　　　　　　B. 辨证论治　　　　　　C. 辨证求因
   D. 四诊八纲　　　　　　E. 辨病论治
4. 下列哪部著作的成书为中医理论体系的确立奠定了基础（　　）
   A.《伤寒杂病论》　　　　B.《黄帝内经》　　　　　C.《千金要方》
   D.《中藏经》　　　　　　E.《诸病源候论》
5. 我国现存医学文献中最早的一部典籍是（　　）
   A.《难经》　　　　　　　B.《伤寒杂病论》　　　　C.《黄帝内经》
   D.《神农本草经》　　　　E.《中藏经》
6. 现存最早的药物学专著是（　　）
   A.《神农本草经》　　　　B.《炮炙论》　　　　　　C.《新修本草》
   D.《本草纲目》　　　　　E.《本草图经》
7. 在国内外药学界影响最深远、成就最大的药学著作是（　　）
   A.《神农本草经》　　　　B.《炮炙论》　　　　　　C.《新修本草》
   D.《本草纲目》　　　　　E.《本草图经》
8. 我国第一部脉学专著是（　　）
   A.《黄帝内经》　　　　　B.《伤寒杂病论》　　　　C.《脉经》
   D.《难经》　　　　　　　E.《针灸甲乙经》
9. 提出"三因学说"的医家是（　　）
   A. 张仲景　　　　　　　B. 王叔和　　　　　　　C. 皇甫谧
   D. 陈无择　　　　　　　E. 钱乙
10. 明清时期温病学家中创立"卫气营血"辨证体系的是（　　）
    A. 叶天士　　　　　　　B. 王士雄　　　　　　　C. 吴瑭
    D. 薛雪　　　　　　　　E. 吴有性
11. 明清时期温病学家中创立"三焦"辨证体系的是（　　）
    A. 叶天士　　　　　　　B. 王士雄　　　　　　　C. 吴瑭
    D. 薛雪　　　　　　　　E. 吴有性
12. 能反映疾病在某一阶段的病理变化本质的是（　　）
    A. 病　　　　　　　　　B. 证　　　　　　　　　C. 症
    D. 体征　　　　　　　　E. 以上都不是

13. 证候的病理本质的内涵包括（　　）
    A. 病因　　　　　　　　　B. 病位　　　　　　　　　C. 病性
    D. 邪正关系　　　　　　　E. 以上都是
14. 中医学第一部病因、病机、证候学专著是（　　）
    A.《黄帝内经》　　　　　　B.《伤寒杂病论》　　　　　C.《脉经》
    D.《诸病源候论》　　　　　E.《针灸甲乙经》
15. 我国现存最早的针灸学专著是（　　）
    A.《黄帝内经》　　　　　　B.《伤寒杂病论》　　　　　C.《神农本草经》
    D.《难经》　　　　　　　　E.《针灸甲乙经》
16. 不同的疾病在其发展过程中，发生了相同的病理变化，出现了相同性质的证，确定了相同的治法，这叫作（　　）
    A. 治病求本　　　　　　　B. 对症治疗　　　　　　　C. 同病异治
    D. 异病同治　　　　　　　E. 辨证论治
17. 中医理论体系的主要特点是（　　）
    A. 急则治标、缓则治本　　B. 辨病与辨证相结合　　　C. 整体观念和辨证论治
    D. 异病同治和同病异治　　E. 以上都不是
18. 中医学整体观念的含义是（　　）
    A. 人体是一个有机整体
    B. 人体自身的完整性及人与自然环境的统一性
    C. 人体自身的完整性及人与社会环境的统一性
    D. 人体自身的完整性及人与外界环境的统一性
    E. 以上都不对
19. 同病异治之"异"取决于（　　）
    A. 证候之异　　　　　　　B. 病因之异　　　　　　　C. 病位之异
    D. 病性之异　　　　　　　E. 邪正关系之异
20. 异病同治之"同"取决于（　　）
    A. 证候之同　　　　　　　B. 病因之同　　　　　　　C. 病位之同
    D. 病性之同　　　　　　　E. 邪正关系之同

（黄健勇）

任务二　阴阳学说

学习目标

1. 知识目标　描述阴阳学说的概念和基本内容。掌握阴阳学说在中医护理学中的应用。
2. 能力目标　运用推演的方法解释阴阳与人体及自然界的归类方法。
3. 素质目标　通过对阴阳的学习，获得对中医传统文化的认同感和自豪感。

任务导入

任务描述：《黄帝内经·素问·阴阳应象大论》中提到"阴阳者，天地之道也，万物之纲纪，变化之父母，生杀之本始，神明之府也"。

问题：这句古文的含义是什么？阴阳的概念及内容有哪些？如何运用？

学习导航

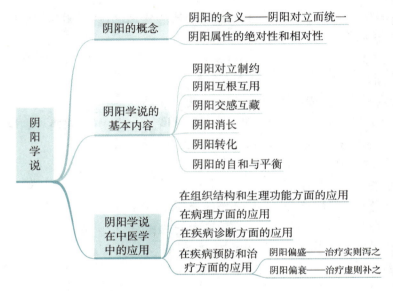

学习内容

阴阳学说是运用阴阳对立统一关系研究、解释物质世界一切事物和现象相互对立、相互依存及其消长变化规律的学说，是中医基础理论的重要组成部分，是古人用以认识自然和解释自然现象的一种世界观和方法论。它具有朴素的唯物论和自发的辩证法思想，属于古代哲学的范畴。我国古代医家在长期医疗实践的基础上，用阴阳学说来说明人体的生理功能和疾病的病理变化，并指导疾病的预防、治疗和护理。

一、阴阳的基本概念与特性

（一）阴阳的基本概念

阴阳，是对自然界相互关联的某些事物和现象对立双方属性的概括，它既可代表两个相互对立的事物，也可代表同一事物内部相互对立的两个方面。

阴阳的原始含义是日光的向背，即向日为阳，背日为阴。宇宙间一切事物都包含着阴阳相互对立的两个方面，如白昼与黑夜、晴天与雨天、炎热与寒冷等。由于阴阳的变化构成了一切事物，并推动着事物的发生发展，故《素问·阴阳应象大论》说："阴阳者，天地之道也，万物之纲纪,变化之父母,生杀之本始,神明之府也。"阴阳的抽象含义是明代张介宾在《类经·阴阳类》中概括的"阴阳者,一分为二也"。阴阳学说认为,世界本身是阴阳二气对立统一的结果。

阴阳是对自然界一切事物对立统一双方的概括,并不局限于某一特定的事物。一般来说,凡是明亮的、温暖的、上升的、运动的、外在的、无形的事物都属于阳;晦暗的、寒冷的、下降的、静止的、内在的、有形的都属于阴。阴和阳的相对属性引入医学领域,将人体上部的、外部的、背部的,具有推动、温煦、兴奋等作用的物质和功能,统属于阳;将人体下部的、内部的、腹部的、内守的、形体的,具有凝聚、滋润、抑制等作用的物质和功能,统属于阴。

(二)阴阳的特性

1. 阴阳的普遍性　是指阴阳属性并不局限于某一特定的事物和现象,而是普遍存在于自然界各种事物或现象之中,代表着相互对立而又相互联系的两个方面,凡属于相互关联的一对事物或现象,或一个事物的两个方面,都可以用阴阳对其各自的属性加以概括分析,如天与地、热与冷、男与女、动与静等。

2. 阴阳的相关性　是指用阴阳所分析的事物或现象,应该是在同一范畴、同一层次和同一交点的,即相互关联的事物或现象才可分阴阳,如:以方位而言,则上为阳,下为阴;以水火而言,则火为阳,水为阴;以性别而言,则男为阳,女为阴。因此阴阳均具有相关性,不相关的事物或现象没有比较基础,就不宜分阴阳。

3. 阴阳的相对性　是指各种事物或现象的阴阳属性不是一成不变的,而是在一定条件下可以转化。如我国中原地区十月份的气候较之七月份的炎夏,属阴;但较之十二月份的严冬,又属阳。这种认知属性的转变是比较条件(时间)发生了改变。由此可见,阴阳属性不是绝对的,而是相对的。

4. 阴阳的可分性　是指事物或现象的阴阳属性具有无限可分的特点,即无论属阴还是属阳的事物或现象,随着划分的范围或条件的变更,各自可以再分阴阳,阴阳之中复有阴阳,永无止境,以至无穷,这就是哲学上"一分为二"的观点。如昼为阳,夜为阴;白天的上午与下午相对而言,上午为阳中之阳,下午为阳中之阴;黑夜的上半夜为阴中之阴,下半夜为阴中之阳。再如,五脏属阴,六腑属阳;而五脏之中,心、肺在膈上属阳,肝、脾在膈下属阴;且每脏之中又可再分阴阳,如心阴、心阳,肾阴、肾阳等。

二、阴阳学说的基本内容

阴阳学说的基本内容主要有对立制约、互根互用、消长平衡、相互转化四个方面。

(一)阴阳对立制约

阴阳对立,是指阴阳双方在一个统一体中处于相互对立的两个方面,这是自然界普遍存在的规律。阴阳制约,是阴阳双方相互抑制,正是由于阴阳的相互制约才使事物取得统一,维持相对的动态平衡状态。在正常的生理状态下,阴阳两个对立面,不是静止地处于一个共同体内,而是一直处于相互抑制、相互斗争中完成了人的生、长、壮、老、已过程。

(二)阴阳互根互用

阴阳互根互用,是指阴阳双方具有相互依存、相互为用的关系。任何一方都不能脱离对方而单独存在。例如没有热,也无所谓寒;没有高,也无所谓低。阴阳双方都以对方的存在作为自己存在的前提和条件。正如《素问·阴阳应象大论》所言"阴在内,阳之守也;阳在外,阴之使也"就是对阴阳互根互用的高度概括。

(三) 阴阳消长平衡

阴阳消长是指阴阳的对立、依存不是静止不变的,而是始终处于阴阳消长变化之中。如用四季气候变化为例,从冬季到夏季,气候逐渐变热,即所谓"阴消阳长"的过程。从夏季到冬季,气候逐渐变冷,即所谓"阳消阴长"的过程,维持了一年四季的动态相对平衡。阴阳消长是绝对的,阴阳平衡是相对的。在正常的生理状态下阴阳平衡、阴平阳秘,说明人体生命活动正常。在疾病状态下,阴阳消长变化超过一定范围,阴阳平衡遭到破坏,称为阴阳失调、阴阳失衡,说明人体生命活动失常处于疾病状态,见图1-2-1、图1-2-2。

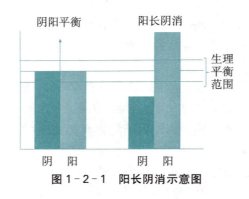
图1-2-1 阳长阴消示意图

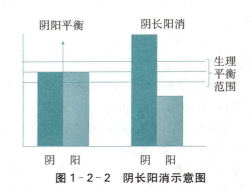
图1-2-2 阴长阳消示意图

(四) 阴阳相互转化

阴阳相互转化,是指阴阳双方在一定条件下各自向其对立面转化。如果说"阴阳消长"是一个量变过程,那么"阴阳转化"就是一个质变过程,也可以称作"物极必反"的现象。《素问·阴阳应象大论》曰"重阴必阳,重阳必阴""寒极生热,热极生寒"即是此意。

三、阴阳学说在中医护理学中的应用

阴阳学说奠定了中医学理论体系的基础,并贯穿于中医护理学的各个领域,指导着中医临床护理实践。

(一) 说明组织结构

人体的组织结构可用阴阳学说加以说明。从人体部位来分,上部为阳,下部为阴。体表为阳,体内为阴。背部为阳,腹部为阴。从脏腑来分,六腑为阳,五脏为阴。五脏分阴阳,心为阳中之阳,肺为阳中之阴,肝为阴中之阳,肾为阴中之阴,脾为阴中之至阴。从经络来分,十二正经中有手足三阴三阳经,属腑的行于肢体外侧面的为阳经,属脏的行于肢体内侧面的为阴经。从气血来分,气为阳,血为阴。气还可再分阴阳,卫气为阳,营气为阴。

总之,人体组织结构上下、内外、表里、前后各部分之间,以及内脏之间,无不包含着阴阳的对立统一。

(二) 概括生理功能

人体的正常生命活动,是阴阳两个方面保持着对立统一的协调关系的结果。人体的生理功能活动属阳,物质基础属阴,生理功能要依赖物质基础,而生理功能又不断促进物质基础的新陈代谢,也就是阴阳的相互依存、相互消长的关系。生理功能与物质基础之间的对立制约和互根互用,使人体的阴阳保持相对平衡,维持着正常的生命活动。如果人体的阴阳不能相互依存、阴阳分离,人的生命活动就停止。

(三)阐释病理变化

阴阳平衡人体就健康,阴阳失调就会产生疾病,这是疾病发生的基本原理之一。疾病的过程,多为正邪斗争的过程,其结果则引起机体的阴阳偏盛偏衰,所以无论疾病的病理变化如何复杂,都不外乎阴阳的偏盛偏衰。

阴阳偏盛包括阳偏盛和阴偏盛,是指人体内的阳或阴超过正常水平的病理变化。阳盛是指阳邪侵犯人体,而使机体阳气亢盛,出现阳盛则热的临床特征。又由于阳气亢盛损耗机体的阴气,出现阳盛则阴病的病理本质。阴盛是指阴邪侵犯人体,而使机体阴气亢盛,出现阴盛则寒的临床特征。又由于阴气亢盛损耗机体的阳气,出现阴盛则阳病的病理本质,见图1-2-3、图1-2-4。

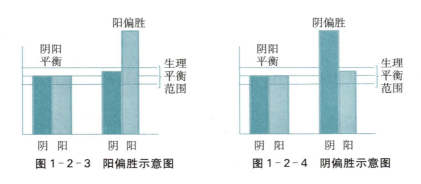

图1-2-3 阳偏胜示意图　　图1-2-4 阴偏胜示意图

阴阳偏衰包括阳偏衰和阴偏衰,是指人体内的阳或阴低于正常水平的病理变化。由于体内阳虚不能制约阴寒,而出现阳虚则寒的临床特征和病理本质;由于体内阴虚无力制约阳热,而出现阴虚则热的临床特征和病理本质。见图1-2-5、图1-2-6。

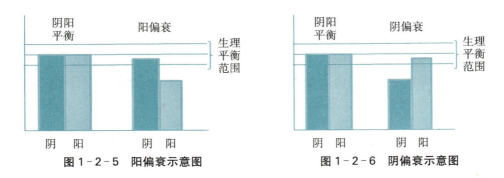

图1-2-5 阳偏衰示意图　　图1-2-6 阴偏衰示意图

阴阳互损是阴阳偏衰的另一种表现形式,是阴阳互根互用关系的失调。阳虚到一定程度会出现阴虚,为阳损及阴。同样,阴虚到一定程度会出现阳虚,为阴损及阳。无论是阳损及阴或阴损及阳,最终都会导致阴阳两虚。见图1-2-7、图1-2-8。

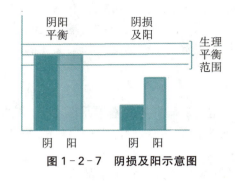

图1-2-7 阴损及阳示意图

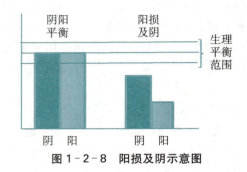

图1-2-8 阳损及阴示意图

总之,尽管疾病的病理变化复杂多端,但均可以阴阳失调(偏盛偏衰)加以概括。"阳胜则热,阴胜则寒;阳虚则寒,阴虚则热",是中医学的病机总纲。

(四)指导疾病诊断

《素问·阴阳应象大论》说:"善诊者,察色按脉,先别阴阳",即诊断疾病时首先要将望、闻、问、切四诊所收集的各种资料,用阴阳学说来辨析其阴阳属性。如:色泽鲜明属于阳,色泽晦暗属于阴;呼吸气粗属于阳,呼吸微弱属于阴;语声高亢者多属于阳,语声低微无力者多属于阴;脉象浮大洪滑为阳,脉象沉涩细小为阴。所以任何疾病,尽管它的临床表现错综复杂,千变万化,但都可以用阴阳加以概括,并通过分析临床证候的阴阳属性,判断病证的本质所在。

(五)确立护治原则

由于疾病发生、发展的根本原因是阴阳失调,因此,调整阴阳,泻其有余,补其不足,恢复阴阳之间的协调平衡是疾病护治的基本原则。

对于阴阳偏盛者,宜泻其有余,如阳盛则热属于实热证,用寒凉的药物来治其热,即所谓"热则寒之";如阴盛则寒属于实寒证,用温热的药物来治其寒,即所谓"寒则热之"。对于阴阳偏衰者,宜补其不足。如阴虚不能制约阳而致阳亢,属于虚热证,用滋阴液的方法,以抑制阳亢火盛;若阳虚不能制约阴而造成阴盛,属于虚寒证,用扶阳益火的方法,以消退阴盛。

阴阳互根互用原理在护治原则中的意义在于阴中求阳和阳中求阴。对阳虚为主的虚证,在补阳的基础上兼以补阴,以更好地发挥补阳的作用;对阴虚为主的虚证,在补阴的基础上兼以补阳,以更好地发挥补阴的作用。中医护理最根本的原则就是"法于阴阳",即遵循自然界阴阳的变化规律来调养人体之阴阳,使人体中的阴阳与四时阴阳的变化相适应,以保持人与自然界的协调统一。对阳虚阴盛体质者,夏天可用温热之药培护其阳,则冬不易发病;对阴虚阳亢体质者,冬宜用凉润之品预养其阴,则夏不易发病。此即所谓冬病夏护、夏病冬养之法。

阴阳学说还用来概括食物、药物的性能,根据食物的性能确定饮食护理和用药护理的原则。寒性或凉性的药物、食物属阴,能清热泻火,阳热证多用之。热性或温性的药物、食物属阳,能散寒温里,阴寒证多用之。五味中辛、甘属阳,酸、苦、咸属阴。升降浮沉是指药物在体内发挥作用的趋势和方向。其中升是向上、浮是向外,属阳;降是向下、沉是向内,属阴。

(六)指导养生保健

中医学认为,人与自然界息息相通,自然环境的阴阳消长必然影响到人体的阴阳变化。

人体内部的阴阳变化如果能与自然界的阴阳变化协调一致,就能祛病延年。《素问·至真要大论》说:"谨察阴阳所在而调之,以平为期",提出调整人体阴阳是治疗、护理及养生的最终目标,主张顺应四时,必须适应自然界的阴阳变化规律,即"春夏养阳""秋冬养阴""冬病夏治""夏病冬养"。春夏季节要保养阳气,秋冬季节需固护阴精,并采取相应的护理措施,维持体内外环境的统一,达到养生防病健身的目的。与之相反,如果不能顺应四时,便会导致疾病的发生。

任务评价

1. 自然界的事物品类繁多,形形色色,不断产生和消亡,说明了下列中的哪一项(　　)
   A. 气是构成世界的本原
   B. 气是运动变化的
   C. 气是天地万物之间的中介
   D. 天地之精气化生为人
   E. 气是人体生命的动力

2. 世界万物的构成本原是(　　)
   A. 精气　　　　　　　B. 云气　　　　　　　C. 天气
   D. 地气　　　　　　　E. 阴阳二气

3. 阴阳的最初含义是指(　　)
   A. 日月　　　　　　　B. 动静　　　　　　　C. 天地
   D. 昼夜　　　　　　　E. 寒热

4. "阴阳者,天地之道也,万物之纲纪"体现了阴阳的什么特性(　　)
   A. 相关性　　　　　　B. 普遍性　　　　　　C. 可分性
   D. 转化性　　　　　　E. 规定性

5. "阴在内,阳之守也;阳在外,阴之使也。"主要说明了阴阳的哪一关系(　　)
   A. 对立制约　　　　　B. 互根互用　　　　　C. 消长平衡
   D. 阴阳自和　　　　　E. 相互转化

6. 《内经》认为"阴中有阴,阳中有阳",体现了阴阳的哪一特性(　　)
   A. 相关性　　　　　　B. 普遍性　　　　　　C. 可分性
   D. 转化性　　　　　　E. 规定性

7. 中医学将人体具有温煦、推动、兴奋作用的物质及其功能确定为阳,这一认识体现了阴阳的哪一特性(　　)
   A. 相对性　　　　　　B. 普遍性　　　　　　C. 可分性
   D. 转化性　　　　　　E. 规定性

8. 属于阴中之阴的时间段是(　　)
   A. 上午　　　　　　　B. 前半夜　　　　　　C. 下午
   D. 后半夜　　　　　　E. 以上都不是

9. 属于阳中之阴的时间段是(　　)

A. 上午   B. 前半夜   C. 下午

D. 后半夜   E. 以上都不是

10. 属于阳中之阳的时间段是（　　　）

A. 下午   B. 后半夜   C. 前半夜

D. 上午   E. 以上都不是

11. 属于阴中之阳的时间段是（　　　）

A. 上午   B. 前半夜   C. 下午

D. 后半夜   E. 以上都不是

12. "寒者热之"的治病方法是阴阳哪一关系的具体应用（　　　）

A. 对立制约   B. 互根互用   C. 消长平衡

D. 相互转化   E. 相互交感

13. 言人身脏腑之阴阳,则肾为（　　　）

A. 阳中之阴   B. 阳中之阳   C. 阴中之阳

D. 阴中之阴   E. 阴中之至阴

14. 言人身脏腑之阴阳,则肝为（　　　）

A. 阳中之阴   B. 阳中之阳   C. 阴中之阳

D. 阴中之至阴   E. 阴中之阴

15. 言人身脏腑之阴阳,则肺为（　　　）

A. 阳中之阴   B. 阳中之阳   C. 阴中之阳

D. 阴中之阴   E. 阴中之至阴

16. 言人身脏腑之阴阳,则心为（　　　）

A. 阳中之阴   B. 阳中之阳   C. 阴中之阳

D. 阴中之至阴   E. 阴中之阴

17. 脾的阴阳属性是（　　　）

A. 阳中之阳   B. 阳中之阴   C. 阴中之阳

D. 阴中之阴   E. 阴中之至阴

18. 根据阴阳学说,下列属阳的是（　　　）

A. 寒凉   B. 凝聚   C. 兴奋

D. 固摄   E. 向下

19. 下列属阴的事物现象是（　　　）

A. 黄、赤   B. 青、白   C. 鲜明

D. 呼吸有力   E. 声高气粗

20. 预防和治疗疾病的基本原则是（　　　）

A. 补益正气   B. 补虚泻实   C. 清除邪气

D. 泻阴损阳   E. 调理阴阳

（黄健勇）

任务三　五行学说

学习目标

1. 知识目标　描述五行学说的概念和基本内容，掌握五行学说在中医护理学中的应用。
2. 能力目标　运用推演的方法解释五行与人体及自然界的归类方法。
3. 素质目标　通过对五行的学习，获得对中医传统文化的认同感和自豪感。

任务导入

任务描述：五行学说的最早记载在《尚书·洪范》："五行：一曰水，二曰火，三曰木，四曰金，五曰土。水曰润下，火曰炎上，木曰曲直，金曰从革，土爰稼穑。润下作咸，炎上作苦，曲直作酸，从革作辛，稼穑作甘。"

问题：古文中的木、火、土、金、水分别有什么含义？如何应用？

学习导航

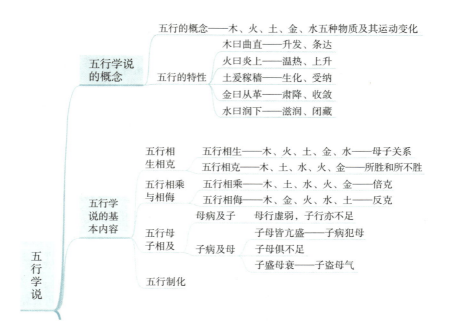

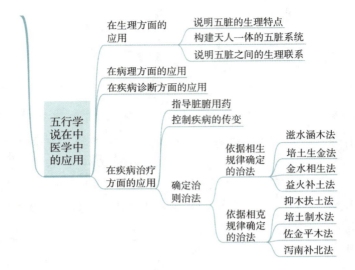

学习内容

五行学说是用来解释宇宙间各种事物和现象发展变化的一种古代朴素的哲学思想。它认为物质世界是由木、火、土、金、水五种基本要素组成的,五要素之间存在相生、相克的关系,通过这种关系,维系和推动着客观世界的生存与发展。五行学说运用于中医学领域,主要是阐述人体脏腑生理功能、病理变化及其与外在环境的相互作用,从而指导临床诊断、治疗和护理。

一、五行的基本概念与特性

(一)五行的基本概念

五行是指木、火、土、金、水五类物质的运动。其中"五"是指木、火、土、金、水五种构成世界的基本物质;"行"是指这五种物质的运动变化。人们用五行来概括、归纳自然界的各种事物和现象,使五行成为一个抽象的哲学范畴。五行学说是中医基础理论的重要组成部分,它是用木、火、土、金、水五种物质的特性及其相互之间的关系解释和认识宇宙的一种世界观和方法论。

(二)五行的基本特性

五行特性是古人在长期的生活和生产实践中,对木、火、土、金、水五种物质朴素认识的基础上,进行抽象而逐步形成的抽象概念,用以分析各种事物的五行属性和研究事物之间相互联系的基本法则。因此,五行的特性实际上已超越了木、火、土、金、水这五种物质的本身,而具有更加广泛的含义。《尚书·洪范》曰:"水曰润下,火曰炎上,木曰曲直,金曰从革,土爰稼穑",就是对五行特性的高度概括。

1. 木的特性 "木曰曲直" "曲直"是指树木主干挺直向上、枝条曲折向外舒展的生长势态,进而引申为凡具有升发、生长、条达、舒畅等作用或性质的事物和现象,均归属于木。

2. 火的特性 "火曰炎上" "炎上"是指火具有温热、上升、光明的特性,进而引申为凡具有温热、升腾、光明等作用或性质的事物和现象,均归属于火。

3. 土的特性 "土爱稼穑" "稼穑"是指庄稼的播种与收获,所谓"春种曰稼,秋收曰穑"。指土有播种和收获庄稼,生长万物的作用,进而引申为凡具有受纳、承载、生化等作用或性质的事物和现象,均归属于土。

4. 金的特性 "金曰从革" "从革"是指顺从、变革的意思,指金具有肃杀、收敛、潜降、清洁的特性,进而引申为凡具有肃杀、沉降、收敛、清洁等作用或性质的事物和现象,均归属于金。

5. 水的特性 "水曰润下" "润下"是指水具有滋润、向下的特性,进而引申为凡具有寒凉、滋润、向下、闭藏等作用或性质的事物和现象,均归属于水。

二、五行学说的基本内容

五行学说的基本内容包括五行的归类推演、五行的生克乘侮。

(一) 五行的归类推演

自然界和社会中的各种事物和现象都可根据五行特性进行归类,由此而构成五行系统。归类的方法主要有取象比类法和推演络绎法两种。取象比类法是从事物现象中找出能反映本质的属性,直接与五行特性比较,以确定其五行属性的一种方法,如方位、四时、五脏的五行属性的确定。推演络绎法是根据已知的某事物的五行属性,推断与此事物相关的其他事物的五行属性,如五色、五味、五腑、五官、五体、五志等五行属性的确定,见表1-3-1。

表1-3-1 五行的归类表

自然界							五行	人体					
五音	五味	五色	五化	五气	五方	五季		五脏	五腑	五官	五体	五志	五声
角	酸	青	生	风	东	春	木	肝	胆	目	筋	怒	呼
徵	苦	赤	长	暑	南	夏	火	心	小肠	舌	脉	喜	笑
宫	甘	黄	化	湿	中	长夏	土	脾	胃	口	肉	思	歌
商	辛	白	收	燥	西	秋	金	肺	大肠	鼻	皮	悲	哭
羽	咸	黑	藏	寒	北	冬	水	肾	膀胱	耳	骨	恐	呻

事物以五行的特性来分析、归纳和演绎,把自然界的千变万化事物,归结为木、火、土、金、水的五行系统。对人体来说,也即是将人体的各种组织和功能,归结为以五脏为中心的五个生理、病理系统。以上这种归类方法有其合理性的一面,同时还必须注意到它局限性的一面。

(二) 五行的生克乘侮

1. 五行生克 五行生克是五行之间关系的正常状态,用于阐释自然界的正常变化和人体的生理活动。五行相生是指五行之间存在着有序的依次资生、助长的关系,相生的次序是木生火、火生土、土生金、金生水、水生木。在五行相生关系中,生我者为母,我生者为子。五行相克是指五行之间存在着有序的克制、制约关系,相克的次序是木克土、土克水、水克火、火克金、金克木。在五行相克关系中,克我者为所不胜,我克者为所胜,见图1-3-1。

2. 五行乘侮 五行乘侮是五行之间的异常克制现象,用于阐释自然界的异常变化和人体的病理变化。五行相乘是指按相克次序的过度克制，即木乘土、土乘水、水乘火、火乘金、金乘木。五行相侮是指与相克次序相反方向的反克，即反侮，相侮的次序与相克次序相反，即木侮金、金侮火、火侮水、水侮土、土侮木。相乘与相侮有联系，相乘时可同时出现相侮，相侮时亦可同时伴有相乘，见图1-3-2。

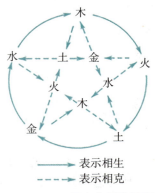

图1-3-1 五行生克规律示意图

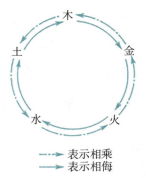

图1-3-2 五行乘侮规律示意图

三、五行学说在中医护理学中的应用

五行学说是解释各种事物和现象发展变化的一种古代哲学思想，它是中医学理论体系的基础，用五行之间的生克制化来分析研究机体脏腑、经络之间以及各生理功能之间的相互关系；用五行之间乘侮来阐释病理情况下的相互影响，指导临床诊断治疗和护理实践。

（一）说明组织结构

五行学说，将人体的内脏分别归属于五行，以五行的特性来说明五脏的生理功能。说明人体组织结构主要体现在天人相应的整体观与以五脏为中心的系统观等方面。首先，五行学说将自然界的五方、五时、五气、五色等分别归属于五行，认为同一行中的事物之间存在着相互感应的现象，这样把自然界与五脏联系起来，形成了人与天地相应的整体观。其次，五行学说将人体的脏、腑、形、窍等组织结构，分别配属于五行，构成了以五脏为中心的五个生理病理系统。如人体五脏中的肝，在五行属木，与自然界的春季、东方、风气、青色等相通，与人体中的胆、目、筋等相联系。又如人体五脏中的心，在五行属火，与自然界的夏季、南方、暑气、赤色等相通，与人体中的小肠、舌、脉等相联系。

（二）概括生理功能

五行学说概括人体生理功能，主要体现在五脏各自生理功能特点与五脏之间相互关系两方面。首先，五行学说将人的五脏分别归属于五行，用五行的特性来说明五脏的生理功能特点。如木的特性是生长、舒展，肝喜条达舒畅，表现出疏泄的功能特点，故肝属木。其次，五行学说运用五行生克关系说明五脏之间的相互滋生关系与相互制约关系，如木生火，肝属木而心属火，故肝生心，肝藏血可以济心。又如水克火，肾属水而心属火，故肾克心，肾水可上济于心而制约心火。

（三）阐释病理变化

五行学说不仅可以用于说明在生理情况下脏腑之间的相互关系，而且也可用于说明在病理情况下脏腑间的相互影响。人体病理变化主要体现在本脏有病可以传至他脏与他脏有病可以传至本脏。五脏在病理上的相互影响也可以称为传变,传变可分为相生关系的传变和相克关系的传变两类。

相生关系的传变,又称母子相及,是五行之间相生关系的异常变化。母病及子,是指母脏有病传及子脏,如肾有病传及肝。子病及母,是指子脏有病传及母脏,如心病及肝。相克关系的传变,包括相乘和相侮。太过相乘,指某脏过盛而致其所胜之脏受到过分克制,如木旺乘土。不及相乘,指某脏过弱不能耐受其所不胜之脏的正常克制,从而出现相对克制太过,如土虚木乘。太过相侮,指某脏过于亢盛而导致其所不胜无力克制而被反克,如木火刑金。不及相侮,指由于某脏过于虚弱而导致其所胜之脏出现反克,如土虚水侮。

(四) 指导疾病诊断

五行学说指导疾病诊断主要用于确定病位与判断病情的预后。运用五行特性和生克乘侮关系确定五脏病变的部位。根据本脏所主之色、味、脉来诊断本脏主病,如面见黄色,喜食甘味,脉缓,可诊断为脾病。面见黑色,口味咸,脉沉,可诊断为肾病。根据本脏是否具有他脏所主之色、味、脉来确定本脏兼病,若本来是脾虚的患者,而面见青色,可诊断为土虚木乘病。

运用五行的生克关系推测病情的预后。以色诊为例,"主色"是指五脏的本色,"客色"为应时之色。"主色"胜"客色",其病为逆,如肝病色青,不随四季而变者,预后较差;反之,"客色"胜"主色",其病为顺,如肝病色青,但随四季而变者,预后较好。

(五) 确立护治原则

根据五行相生规律确定的疾病护治基本原则是虚则补其母,实则泻其子。补母,主要用于母子两脏虚弱之证,即通过补母以治疗子脏虚弱之证与母子两脏皆虚之证。泻子,主要用于母子两脏盛实之证,即通过泻子以治疗母脏盛实之证与母子两脏皆实之证。

根据五行相克规律确定的疾病护治基本原则是抑强扶弱。抑强,抑制其强盛一行而使虚弱一行易于恢复。扶弱,扶助其虚弱一行而使其免受乘侮,例如:抑土扶木、培土制水、佐金治水、泻南补北等,以控制其传变,有利于恢复正常的生理功能活动。

(六) 指导养生保健

五行生克关系,对于情志调适与养生有一定的指导意义,可用于由情志所伤导致的各种疾病。由于在生理上人的情志变化有着相互抑制的作用,在病理上和内脏有密切关系,故在临床上可以根据情志的相互制约关系来达到治疗和护理的目的,称为"情志相胜法"。如《素问·阴阳应象大论》说:"怒伤肝,悲胜怒……喜伤心,恐胜喜……思伤脾,怒胜思……忧伤肺,喜胜忧……恐伤肾,思胜恐。"此外,五行学说还可用于指导选择脏腑用药和针灸取穴。

五行学说作为中国古代哲学思想,对中医护理学的理论及临床的发展,起着积极的促进作用。但由于受到当时生产力发展水平的限制,不可避免地存在一定的局限性。对于五行学说,不能生搬硬套,而应从临床实际出发,灵活应用。

任务评价

1. 五行学说中"木"的特性是(　　)
   A. 炎上　　　　　　　B. 稼穑　　　　　　　C. 润下

D. 从革　　　　　　　　E. 曲直

2. 下列哪一项不属于五行之"金"（　　　）
   A. 六腑之大肠　　　　B. 五体之皮毛　　　　　C. 五志之惊
   D. 五化之收　　　　　E. 五色之白

3. 下列除哪项外，均属五行之"土"（　　　）
   A. 五脏之脾　　　　　B. 六腑之胃　　　　　　C. 五官之舌
   D. 五志之思　　　　　E. 五气之湿

4. 下列属于母子关系的是（　　　）
   A. 水和火　　　　　　B. 土和金　　　　　　　C. 金和木
   D. 木和土　　　　　　E. 金和火

5. 下列归属五行之"土"的是（　　　）
   A. 耳　　　　　　　　B. 舌　　　　　　　　　C. 口
   D. 鼻　　　　　　　　E. 目

6. 下列归属于五行之"金"的是（　　　）
   A. 筋　　　　　　　　B. 骨　　　　　　　　　C. 肉
   D. 皮　　　　　　　　E. 脉

7. 下列归属于五行之"水"的是（　　　）
   A. 恐　　　　　　　　B. 脉　　　　　　　　　C. 目
   D. 皮　　　　　　　　E. 怒

8. 在五行学说中，"长夏"的五行属性是（　　　）
   A. 木　　　　　　　　B. 火　　　　　　　　　C. 土
   D. 金　　　　　　　　E. 水

9. 五脏中的"脾"属土，主要采用的是下列何种方法归类的（　　　）
   A. 取象比类法　　　　B. 推演络绎法　　　　　C. 以表知里法
   D. 反证法　　　　　　E. 试探法

10. 五官中的"目"属木，主要采用的是下列何种方法归类的（　　　）
    A. 比较　　　　　　　B. 试探　　　　　　　　C. 类比
    D. 演绎　　　　　　　E. 反证

11. 下列五行生克关系中哪项表述是错误的（　　　）
    A. 木克土　　　　　　B. 金克木　　　　　　　C. 火克水
    D. 金生水　　　　　　E. 火生土

12. 按五行生克的关系，脾为肝之（　　　）
    A. 母　　　　　　　　B. 子　　　　　　　　　C. 所不胜
    D. 所胜　　　　　　　E. 以上都不是

13. 按五行生克规律，木的所不胜之子是（　　　）
    A. 木　　　　　　　　B. 火　　　　　　　　　C. 土
    D. 金　　　　　　　　E. 水

14. 下列不属五行相生关系转变的是（　　　）

A. 肝火犯肺　　　　　B. 肾病及肝　　　　　C. 心病及肝
D. 脾病传肺　　　　　E. 肺病及肾
15. "肝火犯肺"属于(　　)
A. 子病犯母　　　　　B. 相乘　　　　　　　C. 相克
D. 相侮　　　　　　　E. 母病及子
16. 脾病传肾属于(　　)
A. 相侮　　　　　　　B. 相克　　　　　　　C. 母病及子
D. 相乘　　　　　　　E. 子病及母
17. 按五行生克规律,肺的"所不胜"之脏是(　　)
A. 肝　　　　　　　　B. 心　　　　　　　　C. 肾
D. 脾　　　　　　　　E. 以上都不是
18. 按五行生克规律,肾的"所不胜"之脏是(　　)
A. 心　　　　　　　　B. 肺　　　　　　　　C. 脾
D. 肝　　　　　　　　E. 膀胱
19. 按五行生克规律,肝的"所胜"之脏是(　　)
A. 肺　　　　　　　　B. 心　　　　　　　　C. 肾
D. 胆　　　　　　　　E. 脾
20. 属于五行相生规律转变的是(　　)
A. 木旺乘土　　　　　B. 土虚木乘　　　　　C. 木火刑金
D. 水不涵木　　　　　E. 土虚水侮

(黄健勇)

任务四　藏象学说

学习目标

1. 知识目标　掌握五脏六腑的组成及其生理功能。熟悉五脏与体、窍、志、液的对应关系。
2. 能力目标　对接护士资格考试中藏象部分的内容,在理解基础上掌握知识点。
3. 素质目标　通过对藏象的学习,获得对中医传统文化的认同感和自豪感。

任务导入

任务描述:王某,男,40岁。纳差、便溏2年。患者2年前因"胃溃疡"行"胃大部分切除术"。术后身体日益衰弱,胃纳不佳,口淡乏味,食后脘腹部胀满,大便溏薄,每日3～4次,体重渐减,伴四肢乏力,头昏眼花,清晨牙龈经常出血。检查:周身轻度水肿,以下肢为甚,面色萎黄,口唇淡白,舌淡,脉细弱。

问题:本病以哪一脏腑病变为主？请运用藏象学说理论分析、解释每个症状发生的机制。

学习导航

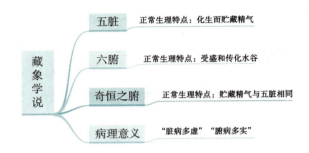

学习内容

藏象一词,出自《素问·六节藏象论》。藏与脏同,指藏于体内的脏腑;象,形象也,指脏腑在体外的生理表现和病理现象。藏象学说是通过对人体表现在外的各种现象的观察来探究人体内在脏腑的生理功能、病理变化及其相互关系的学说。古代的解剖知识、长期的医疗实践经验积累及哲学思想的影响是藏象学说形成的基础。藏象学说的主要特点是以五脏为中心的整体观,主要体现在:五脏与六腑相互配合,五脏与形体诸窍相互联系,五脏生理活动与精神情志相互影响。而且,五脏又相互为用。

脏腑,是内脏的总称,包括五脏、六腑、奇恒之腑。五脏,即心、肝、脾、肺、肾;六腑,即胆、胃、小肠、大肠、膀胱、三焦;奇恒之腑,即脑、髓、骨、脉、胆、女子胞。五脏的主要生理功能是化生和贮藏精气。六腑的主要生理功能是受盛和传化水谷。奇恒之腑,既异于五脏,又别于六腑,其功能似五脏,具有贮藏精气的作用,而形态似六腑。藏象学说中的脏腑,不仅是解剖学概念,而且是人体某一系统的生理和病理学概念。中医某一个脏腑的生理功能,可能包含西医学多个脏器的生理功能,而西医学某一个脏器的生理功能,亦可分散在中医几个脏腑的生理功能之中。

一、五脏

五脏,即心、肝、脾、肺、肾的合称。其共同的生理特点是化生和贮藏精气,藏而不泄。五脏功能各司其职,又相互协调。五脏的生理活动与外界自然、社会环境密切相关,见图1-4-1。

(一) 心

心位于胸中,两肺之间,膈膜之上,有心包卫护于外。心为阳中之阳,五行属火,与小肠相表里。心主宰着整个人体生命活动,故称为"君主之官""五脏六腑之大主"。

1. 主要生理功能　主血脉,主神志。

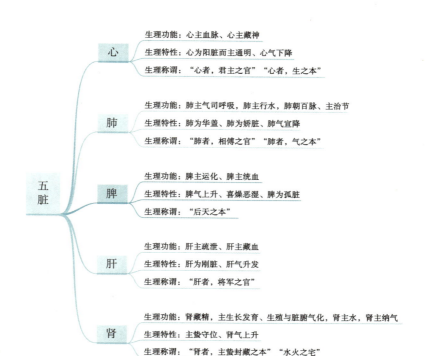

图 1-4-1　五脏

（1）心主血脉：是指心气推动血液在脉中运行，周流不息，循环无端，发挥濡养作用。心气是推动血液运行的动力。脉为血之府，是血液循行的通道。心气充沛、脉管通畅、血液充盈是心正常发挥主血脉功能的前提条件。心主血脉功能外在表现于面色、舌色、脉象、心胸部的感觉等方面。心主血脉功能正常，则面色红润有光泽，舌色淡红，脉和缓有力，胸部舒畅。心主血脉功能异常，如心血虚，则面色淡白无华，舌色淡白，脉细无力，心悸；如心血瘀阻，则面色晦暗，舌色紫黯或有瘀斑，脉涩或结代，胸前区憋闷刺痛。

（2）心主神志：亦称心藏神。心藏狭义之神，是指心具有主宰人体生命活动和精神、意识、思维活动的功能。人的精神意识思维活动是在心主宰下的五脏共同参与完成的。由于血液是神的主要物质基础，因此，心主血脉与心主神志密切相关。心主血脉是心藏神的基础，而心藏神则是心主血脉的主宰。心血充盈，则精力充沛，意识清楚，思维敏捷；心血不足，则精神萎靡，心神不宁，思维迟钝。

2. 心与体、窍、志、液的关系　心在体合脉，其华在面，开窍于舌，在志为喜，在液为汗。

（1）在体合脉，其华在面：在体合脉是指全身的血脉均归属于心。其华在面是指心的功能是否正常，可以从面部色泽的变化反映出来。如心气足，心血充盈，则面部红润光泽；心气血虚，则面白无华；心脉瘀阻，则面色青紫。

（2）开窍于舌：是指舌为心之外候，舌为心之苗。舌的味觉、言语功能有赖于心主血脉和心藏神的功能。心经的别络上系于舌，故舌的色泽反映心主血脉的功能，舌的运动反映心藏神的功能。心功能异常，可从舌反映出来。如心气血足，则舌红润，运动自如，味觉灵敏，言语流利；心火上炎，则舌尖红，口舌生疮。

1-029

(3) 在志为喜：是指心的功能与喜的情志密切相关。一般而言，喜有益于心的功能。但喜乐过度，则可使心神涣散，甚至心神错乱等而出现"喜伤心"的病理现象。

(4) 在液为汗：是指心功能与汗液有密切关系。汗为津液化生，津液又是血液的重要组成部分，血为心所主，故称"汗为心之液"。心功能正常与否直接影响汗液的排出。心气不足，卫表不固，则自汗；心阴虚，火热内扰，则盗汗。

心 包 络

心包络，又称心包，是心外的包膜，其上附有脉络，是通行气血的经络，合称心包络。心包络有保护心的作用。外邪侵袭于心，则心包络受病。心包与三焦相表里。心包受邪所表现的病证与心一致，在诊疗与护理上大体相同。

(二) 肺

肺位于胸中，上通于喉咙，左右各一。肺为阳中之阴，五行属金，与大肠相表里。肺为气之本。在脏腑中，肺位置最高，故称"华盖"。肺通过鼻与外界相通，易受邪，又称"娇脏"。

1. 主要生理功能　主气、司呼吸，主宣发、肃降，宣散卫气，通调水道，朝百脉，主治节。

(1) 主气、司呼吸：肺主气的功能，包括主一身之气和呼吸之气两方面。肺主一身之气，是指肺有主持、调节全身之气的作用。一方面体现在宗气的生成，宗气是由肺吸入的清气与脾胃运化的水谷精气相结合而成，因此，呼吸功能健全与否，直接影响宗气的生成；另一方面体现在对全身气机的调节，肺有节律地呼吸运动，调节着全身之气的升降出入运动。呼吸是机体与外界环境进行气体交换的过程。肺主呼吸之气，是指肺是体内外气体交换的场所。通过肺的呼吸，吸入自然界的清气，呼出体内的浊气，实现了体内外气体的交换。肺不断地呼浊吸清，吐故纳新，从而保证人体新陈代谢的正常运行。

肺主气和肺司呼吸密不可分。肺主一身之气，是指肺有主宰全身之气的功能。肺吸入的清气是人体之气的来源之一，肺的呼吸运动对全身气机运动起重要的调节作用。可见，肺司呼吸是肺主气功能的基础，肺的呼吸功能正常，则全身之气生成充足，气机调畅。

(2) 主宣发、肃降：是肺气运动的两种基本形式。宣发是肺气向上、向外的运动，肃降是肺气向下、向内的运动。肺的宣发和肃降，在生理上相互配合，在病理相互影响。肺主宣发主要表现在：排出体内浊气；将脾转输来的水谷精微布散全身；宣发卫气，司腠理开合，化津液为汗液，排出体外。肺主肃降主要表现在：吸入自然界清气；将清气和水谷精微向下布散；清肃肺和呼吸道内异物，保持肺和呼吸道洁净通畅。肺的清肃特性是保证肺气宣降运动正常进行的重要条件。

(3) 通调水道：指肺的宣发肃降对体内水液的输布和排泄起着疏通和调节的作用。肺通过宣发运动，将水液向上、向外布散全身，外达皮毛，最终以汗的形式由汗孔排出；通过肃降运动，将水液向下、向内输布，后经肾和膀胱的气化，以尿液的形式排出体外。由于肺位置最高，又在水液代谢中发挥重要作用，故称"肺为水之上源"。如肺失宣发，则出现无汗、水肿等症；如肺失肃降，则出现小便不利、水肿等症。

(4) 朝百脉，主治节：全身的血液通过百脉会聚于肺，经肺的呼吸，进行体内外清浊之气的交换，将富有清气的血液通过百脉输送全身。肺朝百脉的功能是肺气宣降运动的具体体现,同时也是肺助心行血功能的证据。说明全身的血和脉虽统属于心,但血液运行有赖于肺气的敷布和调节。若肺气壅塞,则致血脉瘀滞,出现心悸胸闷、唇舌青紫等症。主治节是指肺对全身各脏腑组织器官的生理功能起着治理调节的作用。肺的治节作用主要表现在:一是肺司呼吸,肺一呼一吸,呼浊吸清,对完成体内外气体交换起着调节作用;二是调节气机,肺的呼吸运动是气的升降出入的具体表现,使气机协调通畅;三是肺朝百脉,而助心行血,能推动和调节血液的运行;四是调节水液,肺通过宣肃运动,推动和调节水液的输布和代谢。故肺主治节,是对肺主要生理功能的高度概括。

2. 肺与体、窍、志、液的关系　肺在体合皮,其华在毛,开窍于鼻,在志为悲(忧),在液为涕。

(1) 在体合皮,其华在毛:在体合皮是指全身的皮肤都归属于肺,由肺宣发的卫气温养和润泽。其华在毛,是指肺具有润泽皮毛的作用,皮毛为一身之表,有防御外邪、调节津液代谢、调节体温和辅助呼吸的作用。肺的生理功能正常,则皮肤、毛发光泽,抵御外邪能力较强。

(2) 开窍于鼻:是指鼻与喉相通而连于肺,是呼吸的门户,是气出入肺的通道,鼻的通气和嗅觉均依赖肺气的功能。因此,肺气宣畅则呼吸平和、嗅觉灵敏。如肺失宣肃则鼻塞、呼吸不利、嗅觉失灵。

(3) 在志为悲(忧):是指肺与悲或忧的情志关系密切。悲与忧为肺之志,均可影响肺的宣肃功能而损伤肺气。如悲忧过度则出现呼吸气短等肺气虚之证,即中医所称"悲忧伤肺"。反之,当肺气虚时,易产生悲忧的情绪。

(4) 在液为涕:涕指鼻涕,生理状态下,鼻涕有润泽鼻窍的作用。鼻为肺窍,肺的功能状态可从涕的变化中反映出来,故肺在液为涕。若肺寒则鼻流清涕,肺热则鼻流黄涕,肺燥则鼻干。

(三) 脾

脾位于中焦,在膈之下。脾为阴中之至阴,五行属土,与胃相表里。脾为后天之本,为气血生化之源。脾与胃共为"仓廪之官"。

1. 主要生理功能　主运化,主升清,主统血。

(1) 主运化:是指脾具有将水谷化为精微并转输至全身的功能。脾的运化功能包括运化水谷和运化水液两个方面。

运化水谷是指脾对饮食物的消化、吸收及输布作用。饮食入胃,脾先助胃肠将饮食物消化分解成精微和糟粕两个部分,再助胃肠道吸收水谷精微,最后将水谷精微转输到全身,以濡养脏腑组织器官。由于水谷精微是人出生后气血生成的主要物质基础,故称脾为"后天之本""气血生化之源"。如脾运化水谷功能旺盛,则气血充沛,身体健康;若脾失健运,则出现食欲不振、腹胀便溏、消瘦、倦怠等气血不足之证。

运化水液是指脾对水液具有吸收、输布的功能,可防止水液在体内停滞。人体全身水液代谢主要通过脾、肺、肾三脏的协调配合来完成。饮入于胃,脾将水液之清者吸收后,转输于肺,经肺布散全身;将水液之浊者,输布于肺和肾,经肺的宣发、通调及肾的气化,化为汗液和尿液排出体外。脾运化水液功能正常,则全身脏腑组织器官得到水液的滋养,可防止水液在体内停滞。脾运化水液功能减退,则水湿停聚,产生痰饮。

(2) 主升清:是指脾气的运化特点以上升为主,故称"脾气主升"。脾气将水谷精微向上输送至心、肺、头、目,通过心肺的功能化生气血而濡养全身。水谷精微等营养物质,称为

"清",故又称"脾主升清"。若脾不升清,则见头晕目眩、神疲乏力、腹胀便溏等症;脾主升清,还可维持内脏位置的相对恒定。若脾气虚,升举无力,则中气下陷,可见内脏下垂、久泄、脱肛等症。

（3）主统血：是指脾有统摄血液在脉中运行,防止其逸出脉外的功能。脾主统血实为气的固摄作用,脾气健运,则气血充盈,气的固摄力强,血液不致外溢。脾失健运,则气血不足,气的固摄力弱,血不归经,导致出血,称为脾不统血。

2. 脾与体、窍、志、液的关系　脾在体合肉,主四肢,开窍于口,其华在唇,在志为思,在液为涎。

（1）在体合肉,主四肢：在体合肉是指全身的肌肉、四肢靠脾运化和输布的水谷精微来濡养。若脾气健运,气血充足,则肌肉壮实丰满,四肢运动灵活敏捷。脾失健运,营养不足,则肌肉瘦削,痿软无力。

（2）开窍于口,其华在唇：是指饮食口味、食欲与脾的运化功能相关。如脾能健运则食欲旺盛。若脾失健运则口淡无味、不思饮食,或出现口甜、口腻等异常感觉。其华在唇,是指口唇的色泽反映脾的功能状态。脾气健运,则口唇红润有光泽;脾失健运,则口唇淡白无华或萎黄。

（3）在志为思：是指脾与思的情志有关。思虑太过会影响脾的运化和升清功能,而出现不思饮食、肮腹胀满、头目眩晕等症,称为"思伤脾"。

（4）在液为涎：是指脾与口中涎液有密切关系。涎有助于食物吞咽和消化。脾的运化功能正常则津液上注于口而为涎,而不溢出口外。若脾功能异常,则涎液分泌增加,出现流涎等症。

（四）肝

肝位于胁部。肝为阴中之阳,五行属木,与胆相表里。肝为罢极之本,魂之处,血之藏,筋之宗,将军之官。

1. 主要生理功能　主疏泄,主藏血。

（1）主疏泄：是指肝具有保持全身气机疏通、畅达、升发,通而不滞,散而不郁的作用,反映了肝主升、主动、主散的生理特点。气机是指气的升降出入运动。气的升降出入运动协调平衡,即为气机调畅。肝主疏泄对于气机调畅具有重要的调节作用。肝主疏泄功能表现有：①调畅气机,协调气血运行。肝疏泄正常,则气血和调;疏泄太过,可致肝气上逆,出现面红目赤、烦躁易怒,甚至发生血证;若疏泄不及,可致肝气郁结,出现胁肋、乳房胀痛、症积、臌胀等。②调节脾胃升降,促进消化。肝主疏泄还可调节胆汁的分泌与排泄。肝失疏泄,则脾不升清,出现腹胀痛、飧泄;胃气不降,则出现嗳气、呃逆、呕吐、恶心、脘腹胀痛,称肝胃不和;肝气郁结,胆汁分泌排泄异常,则出现胁肋苦满、黄疸等。③调节情志。肝的疏泄功能正常则气机调畅,气血和调,心情舒畅;若肝失疏泄,气机郁滞,则郁闷、抑郁、多愁善感。情志异常,气机失调,也能影响肝的疏泄功能。在七情中,直接影响肝主疏泄功能的是怒,称为"怒伤肝"。郁怒伤肝,致肝气郁结,进而影响脾胃功能,导致肝脾不和或肝胃不和。④调理冲任,调节男性排精、女子行经。肝的疏泄与肾的封藏协调合作,可使男子排精和女性月经正常。若肝失疏泄,则出现排精不畅或经行不畅等症。

（2）主藏血：是指肝有贮藏血液、调节血量的生理功能。肝贮存一定量的血液,既可濡养肝自身,制约肝阳,防止过亢,保证血液不逸出脉外,以防止出血,又可以贮藏血液为前提,调节血量,满足人体活动所需。如肝气虚弱,肝藏血失职,或肝火旺盛,灼伤脉络,迫血妄行,则可致各种出血,如吐血、衄血、咯血、月经过多、崩漏等,称为肝不藏血。

2. 肝与体、窍、志、液的关系　肝在体合筋,其华在爪,开窍于目,在志为怒,在液为泪。

(1) 在体合筋,其华在爪:在体合筋是指筋司运动的功能有赖于肝血的濡养。筋附于骨而聚于关节,筋的收缩和舒张影响人的运动功能。若肝血充足,筋有所养,则肢体运动灵活有力;肝血不足则筋失所养,肢体运动不利,甚则手足震颤、肢体麻木。由于肝血亏虚而筋骨活动无力,易疲劳,故称"肝者罢极之本"。其华在爪,是指爪甲的情况可以反映肝的功能。爪即爪甲,肝血的盛衰可影响爪甲的荣枯。肝血充足则爪甲坚韧光亮;反之,则爪甲软薄、色枯脆裂。故称"爪为筋之余"。

(2) 开窍于目:是指肝的经脉上连目系,有赖于肝的疏泄和藏血功能。肝的功能是否正常,可以从目反映出来。如肝阴血不足,则两目干涩、视物昏花或夜盲;肝火上炎,则目赤肿痛,甚至生翳;肝阳上亢则头晕目眩;肝风内动则两目斜视等。

(3) 在志为怒:是指肝与怒的情志有关。怒为肝之志。如大怒伤肝,肝气上逆,甚则气血上逸于头部而突发昏厥,故怒伤肝。而肝火上炎、肝阳上亢者往往急躁易怒。

(4) 在液为泪:是指肝开窍于目,泪从目出,肝与泪有密切的关系。在正常情况下,泪液滋养目而不外逸。但在病理情况下,肝的病变可以从泪的分泌情况反映出来,如肝阴血不足则两目干涩;肝经风热,则目眵增多、迎风流泪等。

(五) 肾

肾位于腰部,在脊柱两侧,左右各一。肾为阴中之阴,五行中属水,与膀胱相表里。肾为先天之本,精之处,又称为"作强之官""水脏"等。腰为肾之府。

1. 主要生理功能　主藏精,主水,主纳气。

(1) 主藏精:是指肾对精气有封藏、贮存的功能,为精气发挥其生理功能创造良好的条件。精是构成人体和推动人体生命活动的基本物质,有广义和狭义之分。肾中所藏之精,是指狭义的精,一是来源于先天之精,即父母的生殖之精,禀赋于父母;二是来源于后天之精,即饮食物经脾胃运化生成的水谷之精。两者藏于肾中,相互依存,相互为用,统称肾精。先天之精依赖后天之精的培育和充养,后天之精依赖先天之精的活力资助。肾精与肾气是同一物质的两种状态,肾精是有形的,肾气是无形的。精能化气,气能生精,肾精和肾气相互转化,相辅相成,合称为肾中精气。肾中精气是人体生命活动的根本。其主要功能有两个方面:一是促进人体的生长发育和生殖。人体的生长发育包括先天和后天两个阶段。从父母生殖之精形成胚胎至出生前,人在母体内的生长发育依靠先天之精的濡养和母体提供营养。人出生后,由于先天之精得到后天之精的不断充养,肾中精气发展到一定阶段,人体就产生一种叫作"天癸"的物质,具备了生殖能力。人体生长壮老已的规律与肾中精气及其天癸盛衰密切相关,并以齿、骨、发的生长状况,作为判断精气盛衰和人体发育阶段的标志。二是调节机体的生理活动,是通过肾阴和肾阳来实现的,肾阴和肾阳是肾中精气所含的两种相反相成的功能。肾阳具有促进机体温煦、运动、兴奋和化气的功能,又称"真阳""元阳"。肾阴具有滋养机体、制约阳热和成形的功能,又称"真阴""元阴"。全身脏腑经络及组织器官的阳和阴均根于肾阳和肾阴。肾阴、肾阳的平衡对人体阴阳平衡起着至关重要的调节作用。

(2)主水：是指肾有主持和调节人体津液代谢的功能。肾主水的功能主要靠肾精对水液的蒸腾气化作用。肾的蒸腾气化对水液具有升清降浊的作用。当水液通过肾时，肾阳会将水液大部分蒸腾气化，重新回到全身，而将小部分代谢后的废液化为尿液，向下注入膀胱，排出体外。津液的代谢有肺、脾、肾、肝、胃、小肠、大肠、膀胱、三焦等脏腑的参与，也有皮肤、鼻、前后二阴等体窍的参与。肾精对参与津液代谢的各个器官均具有调节作用，主宰着津液代谢的全过程。肾阳主开，肾阴主合，若肾的阴阳平衡，则开合有度，水液代谢正常；肾的阴阳失衡，则开合失调，水液代谢异常。若肾阳虚，气化无力，则出现尿少、尿闭、水肿等症；肾阳虚，不能固摄，则出现小便清长、夜尿多等症。

(3)主纳气：是指肾摄纳肺所吸入之清气而调节呼吸功能，有助于保持肺的吸气深度，防止呼吸表浅的功能。肾主纳气的功能是肾主封藏功能在呼吸运动中的具体表现，其物质基础是肾中精气。肾精充沛，则封藏有权，肺的吸气有深度。如肾精不足，则封藏无力，肺的吸气表浅，或呼多吸少，出现气喘，称为肾不纳气。

2. 肾与体、窍、志、液的关系　肾主骨生髓，其华在发，开窍于耳和二阴，在志为恐，在液为唾。

(1)主骨生髓，其华在发：是指骨髓、脊髓和脑髓等由肾中精气所化生，故肾精与骨骼的生长发育、智力发育等密切相关。如肾精充盈则能充养骨髓，骨骼生长发育正常；反之，骨髓空虚，骨骼生长发育迟缓，出现小儿囟门迟闭、骨软无力、骨质疏松、脆弱易折等症。其华在发，是指头发的生长有赖于精血的滋养。由于肾藏精，肝藏血，精血相互转化，故又称"发为血之余"。如肾精不足，发失所养，则出现脱发、白发、发枯易脱等症。

(2)开窍于耳和二阴：肾与耳、二阴有密切的关系。耳的听觉功能有赖于脑髓的充养，而脑髓则为肾中精气所化。如肾精充盈，则脑髓充盈，耳得所养而听觉灵敏；若肾中精气虚衰则脑髓虚衰，耳失所养而听力减退、耳鸣、耳聋。二阴指前阴和后阴，前阴包括尿道和外生殖器，是排尿和生殖的器官；后阴指肛门，是排泄粪便的通道。其功能依赖肾的气化，因此肾开窍于二阴。肾藏精和肾气的固摄作用还与生殖功能密切相关。若肾气亏虚，则致二便、生殖功能异常；肾阴不足，则肠燥津枯而便秘；肾阳虚损，则气化无权而阳虚便秘或阳虚泄泻。

(3)在志为恐：是指肾与恐的情志有密切关系。恐为肾之志。肾藏精而居下焦，恐则气下，气迫于下而伤肾，肾气不固，出现下焦胀满，甚至二便失禁，故称恐伤肾。

(4)在液为唾：是指肾与唾液关系密切。唾为肾精所化，循肾经而上行于舌。若肾阴不足、肾精亏虚则出现口燥、咽干、唾液分泌不足等症；若平时多唾或久唾，则易耗伤肾精。因此，常以舌抵上腭，待津唾渗出至满后再咽下，可以养肾精。

命 门 之 说

命门一词，首见于《黄帝内经》，指"目"。《难经》提出了命门与肾的关系。中国历代对命门所在部位争论颇多，如有两肾总称命门说、右肾命门说、两肾之间为命门说、肾间动气为命门说等。但对命门的生理功能及与肾的关系，各学术流派及其医家主张基本一致，均认为命门与肾关系密切。对命门的生理功能阐述有：命门为阳气之根，为原气之所系，是生命的原动力；命门藏精藏神，与生殖关系密切；命门为水火之宅等。总之，命门一词是强调肾阴肾阳的重要性。命门之火为肾阳，是一身阳气的根本；命门之水为肾阴，是一身阴精的根本。命门之说在临床医疗与护理中具有重要的指导意义。

二、六腑

六腑,是胆、胃、小肠、大肠、膀胱、三焦的合称。《素问·五脏别论》曰:"六腑者,传化物而不藏,故实而不能满也。"六腑多为管腔性器官,共同的生理功能特点是受盛和传化水谷,泄而不藏,实而不满,见图1-4-2。

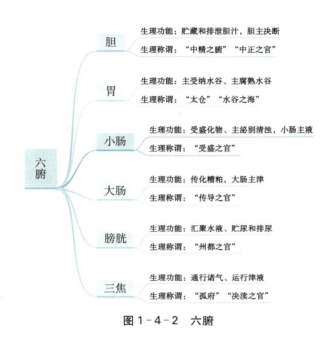

图1-4-2 六腑

(一) 胆

胆附于肝,肝与胆有经脉相络属。胆居六腑之首,形态似腑,但因胆藏精汁,而无传化水谷的功能,又称为奇恒之腑。胆内所藏胆汁为肝血所化生。胆的主要生理功能是贮存与排泄胆汁,主决断。

1. **贮存与排泄胆汁**　胆汁源于肝,聚于胆。贮存于胆内的胆汁,经胆排泄至小肠,助消化。胆的排泄功能依靠肝的疏泄功能调节。肝疏泄正常则胆汁排泄通畅,脾胃健运;肝疏泄失常则胆汁排泄不利,脾胃失运,则出现胁肋胀痛、纳呆、厌油腻、腹胀、泄泻等症;胆汁随肝气上逆则见口苦、呕吐黄绿色苦水等症;胆汁随肝气横逆外溢肌肤,出现黄疸。

2. **主决断**　是指胆与人的勇怯以及决断能力相关。肝胆相为表里,胆亦喜升发调畅。若胆气壮,则善于判断与应变;胆气虚则善恐,易惊悸,善太息,遇事谋虑不决等。

(二) 胃

胃位于中焦,上口为贲门接食管,下口为幽门通小肠,又称胃脘,分上脘、中脘、下脘等三部分。胃与脾称为"仓廪之官""后天之本"。胃又称"太仓""水谷之海"等。胃的主要生理功能有主受纳、腐熟水谷,主降浊。

1. **主受纳、腐熟水谷**　是指胃接受、容纳饮食物,并进行初步消化,形成食糜,经胃下传于小肠,其精微经脾的运化与转输而濡养全身。中医所说的胃气,实际上包括脾与胃的功能。如胃功能失常,则出现胃脘胀痛、纳呆或消谷善饥。

2. 主降浊　胃气以降为和,以通为用。是指胃将饮食物腐熟成食糜后,食物残渣必须由胃下输于小肠和大肠,进而不断消化吸收。胃通降是胃受纳的前提。胃不受纳则无以通降,胃不通降则不能受纳。胃失和降,浊气上泛,可出现食欲不振、口臭、脘腹胀满、腹痛、便秘等症;胃气上逆,则出现嗳气、呃逆、恶心、呕吐等症。胃的降浊与脾的升清保持协调平衡,才能保证正常的消化功能。

(三) 小肠

小肠位于腹中,上与胃相接,下与大肠相连。小肠称为"受盛之官"。小肠主要的生理功能有受盛化物,主泌别清浊。

1. 受盛化物　是指小肠具有接受胃初步消化之食糜和将食糜进一步消化为水谷精微的功能。如小肠受盛化物功能失常,则出现肠鸣、腹胀、腹痛、泄泻等症。

2. 主泌别清浊　是指小肠将消化后的水谷精微与食物残渣分开,并将水谷精微吸收,由脾转输于全身,称为"分清";将食物残渣下输大肠,同时吸收大量的水液,称为"别浊"和"小肠主液"。若小肠清浊不分,水液不能渗入膀胱而入大肠,则出现便溏、小便短少等症。小肠泌别清浊的功能是脾胃升降功能的具体体现。

(四) 大肠

大肠居于腹中,上端在阑门处与小肠相接,下端紧接肛门。大肠主要的生理功能是传化糟粕。大肠传化糟粕,是指大肠接受小肠下传的食物残渣,再吸收其中的水分,形成粪便后传送至大肠末端,由肛门排出体外。因大肠可以重吸收水液,又称"大肠主津"。如大肠传化糟粕功能失常,则出现泄泻、便溏或便秘等排便异常之症。如大肠湿热下注,则见里急后重、下利脓血等症。大肠传导功能与胃的和降、肺气肃降、肾的气化密切相关。如胃失和降、肺失肃降、肾的气化不利均可影响大肠传化糟粕的功能。

(五) 膀胱

膀胱位于下腹中央,称为"州都之官"。膀胱的主要生理功能是贮尿和排尿。膀胱的贮尿功能必须依赖肾气的固摄作用,如肾气不固,则膀胱失约,出现遗尿、小便失禁等症。膀胱的排尿功能依赖肾和膀胱的气化作用,如肾气化失司,则出现癃闭等现象。

(六) 三焦

三焦是上焦、中焦、下焦的总称。三焦的概念有两种,一是为六腑之一,又称为"决渎之官""孤腑"等;二是指按部位划分的概念。上焦指横膈以上,功能特点是宣发、布散,即心、肺输布水谷精微和气血的功能,有如雾露之溉,称"上焦如雾";中焦指横膈以下至脐上,功能特点是"泌糟粕,蒸津液",即脾升胃降的运化功能,有如酿酒,称"中焦如沤";下焦指脐以下部位,包括肝、肾、小肠、大肠、膀胱、女子胞和阴部等。肝在部位上虽居中焦,但因功能与肾密切相关,因此,亦与肾一同划归下焦。下焦的功能特点是排泄糟粕和尿液,有如浊水向下疏通和向外排泄,称"下焦如渎"。

作为六腑之一的三焦,其主要的生理功能有通行元气,运行水液。三焦通行元气,是指三焦作为元气的通道使根于肾的元气充沛全身,以推动、激发各脏腑组织器官的功能活动。故《难经》称三焦为"原气之别使"。三焦通利则元气通畅,全身气机运行正常。三焦运行水液,是指全身水液的输布代谢虽然是在许多脏腑共同作用下完成的,但必须以三焦为通道。

如三焦水道不通，则影响肺、脾、肾等脏腑调节水液的功能。"三焦气化"就是指三焦对水液代谢具有协调平衡的作用。三焦运行水液功能与通行元气功能是相辅相成的，气行则水行，气停则水阻；反之，水行则气行，水聚则气滞。

三、奇恒之腑

奇恒之腑包括脑、髓、骨、脉、胆与女子胞。奇恒之腑形态似六腑，功能似五脏。因其似腑非腑，似脏非脏，故称为奇恒之腑。因髓、骨、脉、胆在前面已经论述，故此处仅介绍脑与女子胞，见图1-4-3。

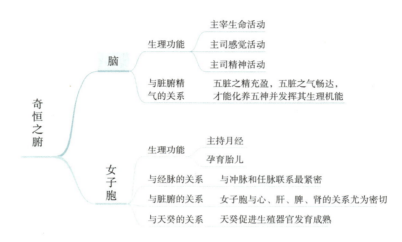

图1-4-3 奇恒之腑

（一）脑

脑，居于颅内，由髓汇集而成，称为髓海。脑的主要生理功能有主精神活动，主感觉运动。

1. 主精神活动　是指脑为精髓汇聚之处，是精神的发源地，故又称"脑为元神之府"。脑主宰人的生命活动，是与生命休戚相关的重要器官。《素问·刺禁论》云："刺头，中脑户，入脑立死。"

2. 主感觉运动　是指脑与听觉、视觉、嗅觉及思维、记忆、言语等功能相关。《灵枢·海论》中指出髓海不足，则出现脑转耳鸣、目无所见等症。清代汪昂在《本草备要》中有"人之记忆，皆在脑中"之说。清代王清任在《医林改错》中对脑与思维、记忆及视、听、嗅、言的功能等做了较为详细的记载。

（二）女子胞

女子胞，又称为"胞宫""子宫"，位于小腹部，在膀胱之后，直肠之前，呈"倒梨形"。女子胞主要的生理功能是主月经和孕育胎儿。

女子胞的生理功能主要与天癸、冲任二脉、心肝脾三脏有密切相关。天癸是肾中精气充盈到一定阶段的产物，是促进生殖器官发育和维持生殖功能的物质。天癸的至与竭取决于肾中精气的盛衰。冲脉和任脉同起于胞中，冲脉为血海，十二经脉之海；任脉为阴脉之海，主胞胎。冲任二脉气血充足,脉道通畅,月事以时下,女子胞才有孕育胎儿的作用。冲任的盛衰受天癸的调节,天癸又受肾中精气的调节,因此,肾精充盈是维持正常月经和孕育胎儿的基本条件。心肝脾三脏调节全身血液的产生与运行。心主血脉,肝主藏血,脾主运化而生血,又主统血。"女子以血为本",月经的来潮和胎儿的孕育皆需要血的濡养和运行。

四、脏腑之间的关系

人体是一个有机的整体,脏腑之间在生理上相互依存,在病理上相互影响。脏腑之间的关系主要包括脏与脏的关系、脏与腑的关系、腑与腑的关系。

(一)脏与脏的关系

1. 心与肺　心肺同居膈上,心主行血,肺主气司呼吸,主治节。心与肺的关系,主要表现为气和血的关系。气能行血,血能载气。心气的推动和肺气的辅助,是血液正常循行的必备条件,正常血运又能维持肺主气功能的正常进行。积于胸中的宗气是连接心之搏动和肺之呼吸的中心环节。若心肺功能失调,则出现胸闷、气短、咳喘等气血运行失调、心血瘀阻之证。

2. 心与脾　心主行血,脾主生血统血。心与脾的关系,主要表现在血液的生成和运行方面。心血依赖脾气健运而化生,脾主运化有赖心血滋养和心气的推动。血在脉中循行,既需要心气的推动,又需要脾气的统摄。心脾功能正常,血亦充足,行于脉中而不溢出脉外。心脾功能异常,常相互影响而易出现失眠、健忘、心悸、纳呆、便溏等心脾两虚之证。

3. 心与肝　心主行血,肝主藏血;心藏神,肝主疏泄、调情志。心与肝的关系,主要表现在血液及精神情志方面。心主行血,既需肝藏血提供物质基础,又赖肝之疏泄协助推动;心行血正常,肝才有血可藏,疏泄正常,血行不致瘀滞。心肝功能正常,血液运行才能正常。反之,则相互影响,出现心肝血虚、心肝血瘀等证。人体的精神情志既由心所主,又受肝主疏泄的调节。心肝功能正常,气血运行平和,则精神情志安和,反之则易出现心烦、失眠、急躁易怒或悲忧善虑、抑郁不快等表现。

4. 心与肾　心位于上焦,五行属火,属阳;肾位于下焦,五行属水,属阴。心藏神,肾藏精。心与肾的关系主要表现为"心肾相交"和精神互用方面。自然界水火升降规律是在上者以降为和,在下者以升为顺,升已而降,降已而升。故心肾之间的关系是心火下降以温肾水,使肾水不寒;肾水上升以制约心火,使心火不亢,心肾这种协调的关系称为"心肾相交"或"水火既济"。如此关系失衡,则"心肾不交"或"水火失济",则出现失眠、男子遗精、女子梦交等症。精能生神,神能御精,所以心与肾之间还存在着精神互用的关系。

5. 肺与脾　肺主气司呼吸,脾主运化;肺主行水,脾主运化水液。肺与脾的关系,主要表现在气的生成与水液的输布方面。肺主气司呼吸,摄纳自然界之清气,脾主运化水谷之精气,二气在胸中形成宗气。肺脾功能正常,宗气生成充足,则促进血行、协助呼吸,故有"肺为主气之枢,脾为生气之源"之说。如肺脾功能障碍,影响气的生成,则致肺脾气虚之证。脾主运化水液,上输于肺,肺主宣降,通调水道而布散全身,可见肺脾在水液代谢上的相互关系和重要性。如肺脾功能失调,则出现痰饮、水肿等证,故有"脾为生痰之源,肺为贮痰之器"之说。

6. 肺与肝　肝主升发,肺主肃降。肺与肝的关系,主要表现在气机升降的调节方面。

"肝生于左,肺藏于右",是指肝气、肺气的升降方位。肝气以升为主,升于左,肺气以降为主,并由右肃降。肝升肺降,升降协调,对全身气机的调畅起着重要的调节作用。在病理上,常可相互影响。如肝郁化火,或肝气上逆,肝火上炎,则耗伤肺阴,致肺失肃降,而出现咳嗽、胸痛、咯血等肝火犯肺之证,称为"木火刑金"或"木旺侮金"。若肺热壅盛,亦可耗损肝阴,致肝阳过亢,而出现易怒、头痛、胁肋胀痛等肺病及肝的表现。

7. 肺与肾　肺属金,肾属水。肺主行水,肾主水;肺主气司呼吸,肾主纳气;肺与肾的关系,主要表现在水液代谢和呼吸运动及阴阳互资方面。肺为水之上源,肾为主水之脏,肺的肃降和通调水道功能有赖于肾的蒸腾气化。反之,肾之主水亦有赖于肺的宣降和通调水道功能。肺肾功能协调,全身水液代谢正常。如肺肾功能失调,常出现咳逆、水肿等症。在呼吸方面,肺肾协调,相互为用,共同完成呼吸的生理活动,故称"肺为气之主,肾为气之根"。肺之阴阳与肾之阴阳相互资助、相互为用,病理上亦相互影响。

8. 肝与脾　肝主疏泄,脾主运化;肝主藏血,脾主统血。肝与脾的关系,主要表现在饮食物的消化和血液调控方面。肝主疏泄,调畅气机,协调脾胃升降,并能化生和排泄胆汁,促进脾升清、胃降浊对饮食物的消化。若肝病及脾,则见肝脾不调之证。脾为气血生化之源,化生气血,保障血液来源充足,使肝藏血和疏泄功能正常。脾统血、肝主疏泄,则可促进血行。肝脾协调,不仅血液化生充足,而且运行正常。

9. 肝与肾　肝与肾的关系主要表现在精血互生与阴液相通方面。肝藏血,肾藏精,肝血肾精相互资生、相互转化,故有肝肾同源、精血同源之说。如肾精亏损可致肝血不足,肝血不足可致肾精亏损等。肝主疏泄,肾主封藏,两者相互制约,相互协调,调节男子排精或女子月经来潮。若肝肾功能失衡,则调节失灵,可出现排精和月经方面的病变。肝肾阴阳相通,若肾阴不足则不能滋养肝木,出现肝阳上亢之证。肝阴不足则可累及肾阴,出现相火妄动之证。肝火亢盛则下劫肾阴,致肾阴不足。

10. 脾与肾　脾与肾的关系主要表现在先天与后天的关系。脾主运化而化生精微,为后天之本,肾主藏精而主水纳气,为先天之本。脾的运化功能有赖于肾阳的温煦,肾藏精有赖于脾运化的水谷精微充养。如肾阳不足则脾阳亏虚,脾阳久虚则损及肾阳,出现腹部冷痛、下利清谷或五更泻、水肿等症。

(二) 脏与腑的关系

由于脏为阴、腑为阳,脏为里、腑为表,通过经络的相互络属,脏腑之间形成了阴阳表里的密切联系。

1. 心与小肠　心与小肠通过经络相互络属构成表里关系,两者关系主要表现在病理方面。如心火可以下移小肠,出现尿少、尿赤、尿痛等症。小肠有热也可循经上炎于心,出现心烦、舌赤、口舌生疮等症。

2. 肺与大肠　肺与大肠通过经络相互络属构成表里关系。肺的肃降有助于大肠的传导,大肠的传导又有助于肺气的肃降。如大肠实热则腑气不通,影响肺的肃降,出现胸满、咳喘等症。若肺失清肃则津液不能下行,出现大便秘结等症。

3. 脾与胃　脾与胃通过经络相互络属构成表里关系。在生理上,两者阴阳相合,相互协调。脾主运化而胃主受纳,脾主升清而胃主降浊,脾喜燥恶湿而胃喜润恶燥。两者阴阳纳运协调,升降平衡,燥湿相济,共同完成饮食物的传化过程,故合称后天之本。在病理上,两者相互影响,如脾为湿困则运化失司,影响胃的受纳和降,出现恶心、呕吐、食少、腹胀等症;如胃失和降则食滞胃脘,影响脾的运化升清,出现泄泻、腹痛、头晕、目眩等症。

4. 肝与胆　胆附于肝,肝胆通过经络互相络属构成表里关系。肝血化生胆汁,胆贮存和排泄胆汁,有赖于肝的疏泄功能。肝失疏泄则影响胆汁的分泌与排泄。胆汁排泄不畅则影响肝的疏泄。肝病常累及胆,胆病亦影响于肝,而出现肝胆火旺、肝胆湿热等肝胆同病之证。

5. 肾与膀胱　肾与膀胱通过经络相互络属构成表里关系。膀胱的贮尿和排尿功能有赖于肾的气化固摄,肾气充足则膀胱开合有度。若肾气不足则膀胱失约,开合失司,出现尿频、尿失禁等症,也可导致膀胱气化不利,出现小便不畅、尿少、癃闭等症。

（三）腑与腑的关系

腑与腑的关系主要体现在六腑对饮食物的消化、水谷精微的吸收以及糟粕的排泄过程中。饮食入胃,经胃的受纳、腐熟形成食糜,通过胃的通降将食糜下传入小肠。经过小肠进一步消化和泌别清浊,其清者,即水谷精微经脾转输全身发挥濡养作用;其浊者,渗入膀胱,经肾的气化而成尿液排出体外。食物残渣下传大肠,经燥化形成粪便,由大肠的传导作用排出。胆排泄胆汁注入小肠以助消化,三焦则为水液运行的通道。因此,六腑在生理上是相互联系的。整个六腑的功能特点是以通为用。六腑之间在病理上相互影响,任何一腑功能失常,都会影响整个消化系统对饮食物的消化、吸收和排泄,出现各种病变。如大肠传导失司,腑气不通,影响胃的通降,则胃气上逆,或胃失和降。胃气上逆,影响大肠的传导,可出现恶心呕吐、腹胀、便秘等症。

任务评价

1. 具有"满而不实"生理特点的脏腑是（　　）
   A. 五脏　　　　　　　B. 六腑　　　　　　　C. 奇恒之腑
   D. 三焦　　　　　　　E. 以上都不是
2. 具有调节女子行经,男子排精功能的两脏是（　　）
   A. 心肾　　　　　　　B. 肝肾　　　　　　　C. 肝脾
   D. 肺肝　　　　　　　E. 心肝
3. 古人称"生痰之源"的脏为（　　）
   A. 脾　　　　　　　　B. 肺　　　　　　　　C. 肾
   D. 肝　　　　　　　　E. 心
4. 脾统血的主要作用是（　　）
   A. 控制血液的流速
   B. 控制内脏的血容量
   C. 控制外周血流量
   D. 控制血液在脉道内运行
   E. 以上都不是
5. 肺主一身之气,取决于（　　）

A. 生成宗气   B. 肺主呼吸   C. 宣发卫气

    D. 调节全身气机   E. 肺主治节

6. 心神的物质基础是（　　）

    A. 血   B. 气   C. 精

    D. 津   E. 液

7. 人体情志发生之处和主宰者是（　　）

    A. 心   B. 肝   C. 肾

    D. "精明之府"   E. 肺

8. 六腑中与情志有关的是（　　）

    A. 大肠   B. 小肠   C. 三焦

    D. 胆   E. 膀胱

9. 有"主液"作用的是（　　）

    A. 脾   B. 胃   C. 大肠

    D. 小肠   E. 三焦

10. 下列各项中,哪一项最确切地说明了脏与腑的区别（　　）

    A. 实质性器官与空腔性器官

    B. 实而不满与满而不实

    C. 化生贮藏精气与受盛传化水谷

    D. 与水谷直接接触与不直接接触水谷

    E. 只藏不泻与只泻不藏

11. "水火既济"属于下列哪项脏与脏的关系（　　）

    A. 心与肾   B. 肝与肾   C. 心与肝

    D. 肺与肾   E. 心与脾

12. 以下最能概括肝的生理特点是（　　）

    A. 喜条达而恶抑郁   B. 主升,主动   C. 调畅气机

    D. 为罢极之本   E. 将军之官

13. 心与脾的关系主要表现在（　　）

    A. 血液的生成和运行

    B. 主行血和主运化

    C. 津液的输布和代谢

    D. 先后天的关系

    E. 心藏神和脾主思

14. 脾主运化是指（　　）

    A. 运化水液   B. 运化水湿   C. 运化水谷

    D. 运化水谷和水液   E. 化生血液

15. 下列哪项有误（　　）

    A. 心在体合脉   B. 肺在体合鼻   C. 脾在体合肉

    D. 肝在体合筋   E. 肾在体合骨

16. 在肝主疏泄各种功能表现中,最根本的是（　　）
    A. 调畅情志 B. 调畅气机 C. 调节血量
    D. 疏通水道 E. 促进脾胃运化功能
17. 五脏六腑之大主是（　　）
    A. 心 B. 肺 C. 脾
    D. 肝 E. 肾
18. 全身"元气"和"水液"运行的通道是（　　）
    A. 三焦 B. 肺、脾、肾 C. 十二经脉
    D. 奇经八脉 E. 以上均不是
19. "水火既济"是指哪两脏的关系（　　）
    A. 心肺关系 B. 心肾关系 C. 肝肾关系
    D. 肺肾关系 E. 脾肾关系
20. 先后天相互资生是指哪两脏的关系（　　）
    A. 心肺关系 B. 心肾关系 C. 肝肾关系
    D. 肺肾关系 E. 脾肾关系

（黄健勇）

任务五　精、气、血、津液

学习目标

1. 知识目标　掌握精、气、血、津液的基本概念,生成及功能;熟悉精、气、血、津液之间的关系。

2. 能力目标　对接护士资格考试中精、气、血、津液部分的内容,在理解基础上掌握知识点。

3. 素质目标　通过对精、气、血、津液的学习,获得对中医传统文化的认同感和自豪感。

任务导入

任务描述:病毒性肺炎患者一般有干咳、乏力、发热、鼻塞以及咽喉肿痛、腹泻、肌肉酸痛等症状,在康复后不同人群可能伴有不同程度的后遗症状。

问题:精、气、血、津液在病毒性肺炎患者体内如何体现？在发病时、发病后人体的精、气、血、津液发生了什么变化？精、气、血、津液对身体的康复有哪些影响呢？

学习导航

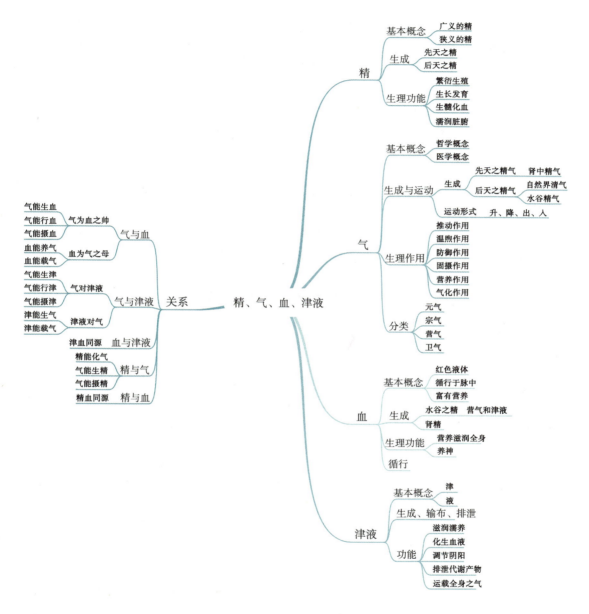

学习内容

精、气、血、津液在中医学中的概念源自中国古代的哲学,是构成人体和维持人体生命活动的精微物质。针对护理专业学生在中医知识比较薄弱,将从基本的知识点及用图表进行分析和解释。

一、精

(一) 精的基本概念

精在中医学中的含义有广义和狭义之分。广义的精,指藏于体内的一切液态精华物质,包含先天之精和后天之精,是构成人体和维持人体生命活动的精微物质;狭义的精,指具有繁衍后代作用的生殖之精,即先天之精,肾所藏的精。

(二) 精的生成

1. 先天之精　禀受于父母,由父母生殖之精结合并转化而成,是构成人体的原始物质。
2. 后天之精　来源于肺吸入的自然界清气和脾胃运化水谷所化生的水谷精微,是维持人体生命活动的基本物质。

(三) 精的生理功能

1. 繁衍生殖　生殖之精禀受于父母,是形成胚胎的原始物质,是繁衍后代的物质基础,具有繁衍生殖后代的作用。
2. 生长发育　先天之精是胚胎形成的原始物质,也是胚胎在母体内发育的物质基础。人出生后,又赖后天之精的持续供养,维持人体的正常生长发育。
3. 生髓化血　肾藏精生髓,髓化生血液,为血生成的来源之一。
4. 濡润脏腑　精是滋润濡养人体脏腑组织器官的主要物质。

二、气

(一) 气的基本概念

在中国传统哲学概念中,认为气是存在于宇宙中的运动不息且无形可见的极细微物质,是构成天地万物的最基本的元素,是宇宙的本源。在中医学中,气是指体内活力最强,不断运动着的极细微物质,是构成人体和维持人体生命活动的基本物质之一。

(二) 气的生成和运动

1. 气的生成　气来源于先天之精气和后天之精气。先天之精气指肾中精气禀受于父母,藏于肾中。后天之精气包括由肺吸入的自然界清气和由脾胃受纳、运化水谷得来的水谷精气组成,见图 1-5-1。

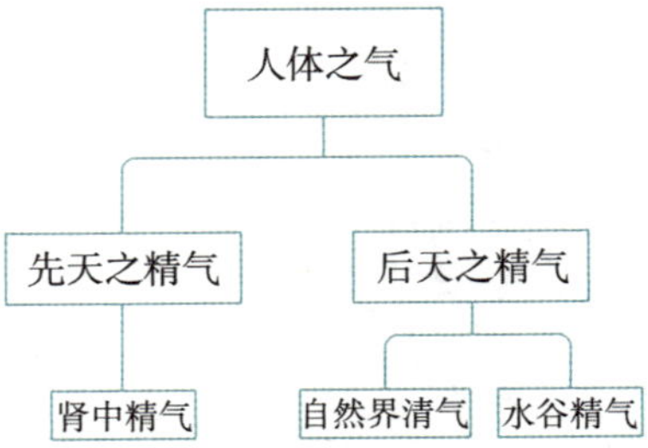

2. 气的运动　气的运动称为气机,气的运动形式是升、降、出、入。人体脏腑经络的生理活动,是气升降出入运动的具体体现。如脾气主升清,胃气主降和;肺司呼吸,呼气为出,吸气为入。全身各脏腑功能活动正常,升降出入运动处于协调平衡的状态,则气机调畅;若气的升降出入运动不能协调平衡时,则气机失调。

图 1-5-1　气的生成示意图

(三) 气的生理功能

气的生理功能可概括为以下六个方面,见表 1-5-1。

表 1-5-1 气的功能

作用分类	含义	生理作用	病理表现
推动作用	气具有激发和促进人体生长发育、脏腑经络生理功能和精血津液的生成、运行、输布	1. 激发和促进人体生长发育、生殖 2. 激发和促进各脏腑经络等组织器官的生理功能 3. 推动血液的生成运行 4. 推动精的生成、施泄 5. 推动津液的生成、输布和排泄	1. 机体的生长发育迟缓、生殖功能衰退或早衰 2. 脏腑、经络组织的生理功能减退：气虚 3. 血液的生成不足、运行输布迟缓：血虚、血瘀 4. 精的化生不足、施泄障碍 5. 津液的生成不足、输布和排泄障碍：痰饮
温煦作用	气具有温暖和熏蒸作用	1. 维持人体的体温 2. 温煦各脏腑组织器官 3. 温运血脉、温化水液	1. 畏寒肢冷,体温低下 2. 脏腑、组织器官功能低下 3. 血和津液运行迟缓
防御作用	气具有护卫肌表、抗御病邪入侵的作用	1. 抵御外邪入侵 2. 驱邪外出 3. 促进机体康复	抗病力下降,外邪易侵入人体而致病,患病后难愈
固摄作用	气对体内的血、津液等液态物质具有统摄和控制的作用	1. 固摄血液,防止血液溢出脉外 2. 固摄汗液、尿液等一切正常水液 3. 固摄精液	1. 气不摄血的出血证 2. 气不摄津的自汗、小便失禁 3. 气不摄精的滑精、早泄 4. 气虚久泻脱肛
营养作用	气对人体脏腑、经络等组织器官具有营养作用	水谷精气是化生气血的主要物质	营养缺乏,出现消瘦、津亏血少
气化作用	通过气的运动而产生各种变化	1. 精、气、血、津液各自的生成、输布 2. 精、气、血、津液之间的相互转化	影响人体新陈代谢,产生各种代谢异常的复杂病变

(四) 气的分类、分布与作用

1. 气的分类 见图 1-5-2。

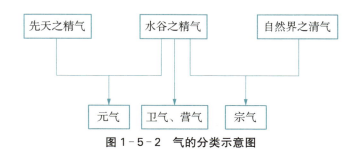

图 1-5-2 气的分类示意图

2. 气的分布与作用 见表 1-5-2。

中医护理——教学一体化工作页

表1-5-2 气的分布与作用

	概念	生成分布	功能
元气	又称"原气""真气",是人体最根本、最重要的气,是人体生命活动的原动力	1. 由肾中精气所化,又赖水谷之精培育和充养 2. 发于肾,经三焦分布全身,内而脏腑,外而肌肤腠理,无处不到	1. 推动和调节人体的生长、发育和生殖功能 2. 推动和调控各脏腑、经络的生理活动
宗气	积聚于胸中之气	1. 由脾胃运化的水谷之精所化生的水谷之气与肺吸入的自然界清气结合而成 2. 宗气聚于胸中,走息道、贯心脉,沿三焦下蓄丹田,以资元气,注入气街,下行于足	1. 行呼吸,上走息道,推动和协助肺的呼吸(与呼吸、语言、发声有关) 2. 行血气,贯注心脉,助心行血(与气血运行、心脉搏动、肢体寒温运动,以及人的视、听、言、动等有关) 3. 资先天,对元气有重要的资助作用
营气	营气是行于脉中而具有营养作用的气,营气属阴,又称营阴	营者,水谷之精气也,行于脉中	1. 化生血液 2. 营养全身
卫气	卫气是行于脉外而具有保卫作用的气,卫气属阳,又称卫阳	卫者,水谷之悍气也,行于脉外	1. 防御外邪 2. 温养全身 3. 调控腠理

三、血

(一)血的基本概念

血是流动在血管内的富含营养成分的红色液体,是构成人体和维持人体生命活动的基本物质之一。

(二)血的生成

血,主要由营气和津液所组成。营气和津液,来自所摄入的饮食物经脾和胃的消化吸收而生成水谷精微,所以说脾和胃是气血生化之源。饮食营养不足与脾胃的运化功能失调,可直接导致血液的生成不足而产生血虚的病变。此外,肾藏精生髓,髓可生血;肾精归于肝,经肝的作用亦可化生血液。

(三)血的生理功能

1. 营养滋润全身　血在脉中循行,内至脏腑,外达皮肉筋骨,对全身各脏腑组织器官起着营养和滋润的作用。如果血虚失养,则可出现视物不清、两眼干涩、四肢麻木、关节屈伸不利等症。

2. 养神　血液是神志活动的物质基础。血脉充盈,则精力充沛,神志清晰,思维敏捷;血脉空虚,则易致惊悸、失眠、多梦等症。

(四)血的循行

血液运行于脉道之中,循环不已,流布全身。心、肺、脾、肝四脏对于维持血液的正常循行起到重要作用。心主血脉,心气推动血液在脉中运行;肺朝百脉,调节全身气机,辅助心脏

1－046

推动和调节血液的运行;肝主疏泄,肝藏血,调节血量,维持血液循环及流量的平衡,还能防止血溢脉外;脾主统血,控制血在脉中运行,防止血溢脉外。

四、津液

(一)津液的基本概念

津液是机体一切正常水液的总称,包括各脏腑组织的内在体液及其正常分泌物,如胃液、肠液、涕、泪、唾等。其中性质较清稀,流动性较大,不散于体表皮肤、肌肉和孔窍,并渗注于血脉,起滋润作用的,称之为津;性质较稠厚,流动性较小,灌注于骨节、脏腑、脑、髓等组织,起濡养作用的,称之为液。

(二)津液的生成、输布和排泄

津液通过脾、胃、小肠和大肠吸收饮食物所化生,津液的输布和排泄主要依赖脾的运化水液,肺的宣降、通调水道,肾的气化,肝的调畅气机,三焦的疏通水道等多脏腑协调完成,代谢产物最终以汗、尿、便等形式排出体外,见图1-5-3。

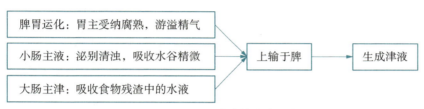

图1-5-3 津液的生成示意图

(三)津液的生理功能

津液有滋润和濡养的功能。津液布散于肌表,具有滋润皮毛肌肤的作用;津液流注于孔窍,具有滋润和保护眼、鼻、口等孔窍的作用;津液渗入于血脉,具有充养和滑利血脉的作用,而且也是组成血液的基本物质;津液注入于内脏组织器官,具有濡养和滋润各脏腑组织器官的作用;津液渗入于骨,具有充养和濡润骨髓、脊髓和脑髓等作用。

五、精、气、血、津液之间的关系

精、气、血、津液虽然有各自的功能与特点,但都是构成人体与维持人体生命活动的基本物质,它们之间互相渗透、互相促进、互相转化,同时存在着互相依存、互相制约与互相为用的关系,见图1-5-4。

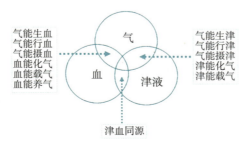

图1-5-4 气、血、津液关系的示意图

（一）气与血的关系

1. 气能生血　血液生成的物质基础是精与水谷精微，而精与水谷精微转化为血液，均有赖于气的运动变化。故气旺则血充，气虚则血少。

2. 气能行血　血液的正常循行，有赖于心气的推动、肺气的敷布、肝气的疏泄。气是血液循行的推动力，气行则血行。而气虚或气滞，推动血液运行不力，均可引起血行不畅，导致血瘀。

3. 气能摄血　血液能正常循行在脉管中而不外逸，有赖于脾气的统摄。如果脾气亏虚，不足以统摄血液，可导致血液逸出脉外，而出现各种出血之证。

4. 血能载气　气在生成与运行之中离不开血。血是气的载体，气要依附于血才可以运行至全身。血盛气则旺，血衰气则少。

5. 血能养气　血不断地为气的生成与功能活动提供营养成分，使气得到补充。

（二）气与津液的关系

1. 气能生津　气是津液生成的动力和物质基础。津液的生成依赖脾气的运化、肺气的通调水道以及肾的气化功能。气化功能正常，津液充足；气化异常，津液则亏少。

2. 气能行津　气的运动是津液输布和排泄的动力。津液的输布、排泄依赖气的推动与激发，通过脾、肺、肾和三焦等脏腑的气化作用，使津液输布至全身，亦可使津液的代谢产物汗和尿等排泄出体外，从而维持代谢的平衡。气的升降出入异常时，津液的输布和排泄过程也会随之受阻。气虚、气滞导致的津液停滞，为气不行水。

3. 气能摄津　气的固摄作用能控制和调节津液的排泄。在气的调控下，津液的生成与排泄维持着动态平衡，有利于津液的功能正常发挥。如气虚不固，易发生多汗、多尿等津液流失的病理现象。

4. 津能化气　津液通过脾的运化布散全身，能在元阳之气推动下化为气，在脏腑经络中发挥着濡养作用。

5. 津能载气　津液对气有着运载的作用。若伤津耗气，除可见口渴喜饮，亦可见少气懒言、肢倦乏力等气虚之症。

（三）血与津液的关系

血和津液都来源于脾胃所化生的水谷精微，血行脉中，渗于脉外可化生为津液；津液不断渗于脉中，成为血液的组成部分，故有"津血同源"之说。失血时，可导致脉外的津液不足，出现口渴、尿少、皮肤干燥等耗血伤津表现；而汗、吐、下太过，耗伤津液，可导致血脉空虚，出现津枯血燥的病变。

（四）精与气的关系

精与气的关系表现为精能化气，气能生精、气能摄精。精依赖于气的化生，气化为精，而精的生理活动依赖于气的推动和激发。故精足则气盛，精亏则气虚。

（五）精与血的关系

精与血的关系为"精血同源"的关系。精与血均由肾中精气及水谷精微化生和充养，都具有濡养人体脏腑组织器官的作用。在生理上，精与血之间互相转化，互相资生，精可化生为血，血能变化为精，精足则血足，血旺则精充。在病理上，双方则相互影响，精亏可致血虚，血虚又常引起精亏。

任务评价

1. 能使血液不逸出于脉外的气的（　　　）
   A. 推动作用　　　　　　　B. 温煦作用　　　　　　C. 防御作用
   D. 固摄作用　　　　　　　E. 气化作用

2. 脉内的气是指（　　　）
   A. 元气　　　　　　　　　B. 宗气　　　　　　　　C. 营气
   D. 卫气　　　　　　　　　E. 中气

3. 人体最根本、最重要的气是（　　　）
   A. 元气　　　　　　　　　B. 宗气　　　　　　　　C. 营气
   D. 卫气　　　　　　　　　E. 以上均非

4. 与语言、声音、呼吸强弱有关的气是（　　　）
   A. 元气　　　　　　　　　B. 宗气　　　　　　　　C. 营气
   D. 卫气　　　　　　　　　E. 以上均非

5. 生化血液的气是（　　　）
   A. 元气　　　　　　　　　B. 宗气　　　　　　　　C. 营气
   D. 卫气　　　　　　　　　E. 中气

6. 气随血脱的生理基础是（　　　）
   A. 气能生血　　　　　　　B. 气能行血　　　　　　C. 气能摄血
   D. 血能载气　　　　　　　E. 以上均非

7. 治疗血虚配伍补气药的理论基础是（　　　）
   A. 气能生血　　　　　　　B. 气能行血　　　　　　C. 气能摄血
   D. 血能载气　　　　　　　E. 以上均非

8. 气随汗脱的理论依据是（　　　）
   A. 气能生津　　　　　　　B. 气能化津　　　　　　C. 气能摄津
   D. 津能载气　　　　　　　E. 以上均非

9. 灌注于骨节、脏腑、脑髓的是（　　　）
   A. 精　　　　　　　　　　B. 气　　　　　　　　　C. 血
   D. 津　　　　　　　　　　E. 液

10. 具有调节汗孔开合作用的气是（　　　）
    A. 元气　　　　　　　　　B. 宗气　　　　　　　　C. 营气
    D. 卫气　　　　　　　　　E. 以上均非

11. 易于感冒是气的哪一种功能减退的表现（　　　）
    A. 推动作用　　　　　　　B. 温煦作用　　　　　　C. 防御作用
    D. 固摄作用　　　　　　　E. 气化作用

12. 与生长发育有关的是（　　　）
    A. 推动作用　　　　　　　B. 温煦作用　　　　　　C. 防御作用

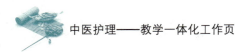

  D. 固摄作用   E. 气化作用
13. 主管脏腑功能活动的是(   )
  A. 推动作用   B. 温煦作用   C. 防御作用
  D. 固摄作用   E. 气化作用
14. 精血转化依靠气的(   )
  A. 推动作用   B. 温煦作用   C. 防御作用
  D. 固摄作用   E. 气化作用
15. 肾所藏之气是指(   )
  A. 宗气   B. 水谷之气   C. 营气
  D. 精气   E. 元气
16. 三焦所通行的气是(   )
  A. 宗气   B. 水谷之气   C. 营气
  D. 精气   E. 元气
17. 脉外之气是指(   )
  A. 元气   B. 宗气   C. 营气
  D. 卫气   E. 中气
18. 胸中之气是(   )
  A. 元气   B. 宗气   C. 营气
  D. 卫气   E. 以上均非
19. 脾肺共同化生的气是(   )
  A. 宗气   B. 水谷之气   C. 卫气
  D. 精气   E. 营气
20. "夺血者无汗"的理论基础是(   )
  A. 气能生津   B. 气能化津   C. 气能摄津
  D. 津能载气   E. 津血同源

（吴双）

任务六   病因病机

学习目标

  1. 知识目标   掌握六淫的概念、致病特点，内伤疾病的致病特点，邪正盛衰、阴阳失调、气血津液失常的基本病机变化；了解痰饮、结石、瘀血的致病特点。
  2. 能力目标   学会通过临床表现正确分辨是何种原因致病及阐述人体发病机制。
  3. 素质目标   通过学习，引导学生思考，培养学生兴趣。

任务导入

任务描述:李某,男,50岁。自述腹泻反复发作 5 年,每日清晨必泻一次,伴有腹痛,泻后痛减。神疲乏力,食少,腹胀,畏寒肢冷,腰膝酸软,面色㿠白,舌淡胖,苔白滑,脉沉细。

问题:请做出病因病机分析。

学习导航

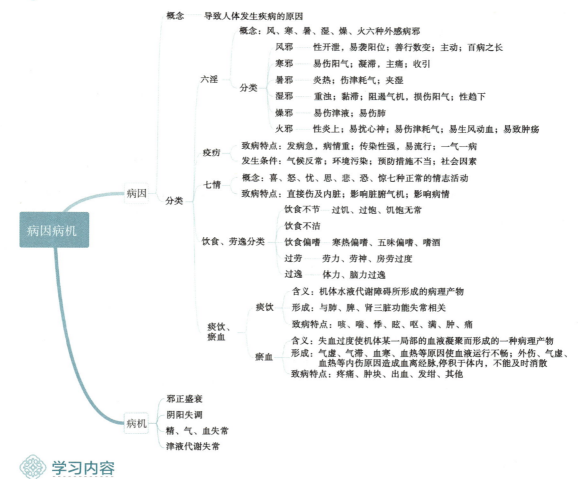

学习内容

病因学说是研究各种致病因素的概念、形成、性质、致病特点及其所致病证临床表现的学说;病机学说是阐明疾病发生、发展、变化及其转归规律的系统理论。二者都是中医学理论体系的重要组成部分。针对护理学专业特点,将从基本的知识点进行分析和解释。

一、病因

导致人体发生疾病的原因,称之为病因,又称作"致病因素""病原""病邪"。中医学病因种类繁多,包括六淫、疬气、七情内伤、饮食、劳倦、外伤、痰饮、瘀血、结石等。

(一)六淫

所谓六淫,是风、寒、暑、湿、燥、火六种外感病邪的统称。阴阳相移,寒暑更作,气候变化都有一定的规律和限度。如果气候变化异常,六气发生太过或不及,或非其时而有其气(如春天当温而反寒,冬季当凉而反热),以及气候变化过于急骤(如暴寒、暴暖),超过了一定的限度,使机体不能与之相适应的时候,就会导致疾病的发生。于是,六气由对人体无害而转化为对人体有害,成为致病的因素。能导致机体发生疾病的六气便称为"六淫"。

1. 风邪　风为春季主气。风邪发病,四季常见,以春季居多,是外感病的主要病因。风邪的性质和致病特点如下。

(1)风为阳邪,其性开泄,易袭阳位:风邪善动不居,易使腠理疏泄而开张,属阳邪,易侵犯人体头面阳经肌表,多见头痛、汗出、恶风等症。

(2)风性善行而数变:"善行"指风邪致病具有病位游移行无定处的特点,如游走性关节疼痛;"数变"指风邪致病发病迅速、变幻无常,如风疹,发病急,皮疹发无定处,时隐时现,此起彼伏。

(3)风性主动:风邪致病动摇不定,多见眩晕震颤、四肢抽搐等症状。

(4)风为百病之长:风居六淫之首,风邪致病常兼他邪合而致病,为外邪致病的先导。如外感风寒、风湿、风燥、风热等。

2. 寒邪　寒为冬季的主气。寒邪发病多在冬季,其他季节也可发生。寒邪伤于肌表者,阻遏卫阳,称为"伤寒";寒邪直中脏腑者,伤及脏腑阳气,称为"中寒"。寒邪的性质和致病特点如下。

(1)寒为阴邪,易伤阳气:寒邪致病最易损伤阳气。若外寒袭表,卫阳被遏则恶寒;若寒邪直中脾胃,脾阳受损则脘腹冷痛、呕吐、腹泻等。

(2)寒性凝滞,主痛:寒邪侵入,可使经脉气血津液凝滞不通,"不通则痛",故疼痛是寒邪致病的主要症状,如头身肢节疼痛,或关节剧烈冷痛,或脘腹冷痛。

(3)寒性收引:寒邪侵袭机体,可使气机收敛,腠理、经络、筋脉收缩而挛急,可见恶寒、无汗脉浮紧,或肢体拘挛疼痛、屈伸不利,或麻木不仁等。

3. 暑邪　暑为夏季的主气,具有明显的季节性。暑邪的性质和致病特点如下。

(1)暑为阳邪,其性炎热:暑邪伤人可见高热烦渴、汗多、脉洪大等一系列阳热症状。

(2)暑性升散,伤津耗气:暑为阳邪,易升散,故暑邪致病易致汗孔开泄而多汗,耗伤津液,可见心烦、口渴、小便短赤等。大汗时,气随津耗而致气虚,可见身倦乏力、气短懒言等。严重者气随津脱,可见猝然昏倒、不省人事等症状。

(3)暑多夹湿:暑季人们多贪凉饮冷,加之雨季地湿蒸腾故暑邪伤人,常兼夹湿邪,可见四肢困倦、胸闷呕恶、不思饮食、便溏不爽等症。

4. 湿邪　湿为长夏的主气。长夏正当夏秋之交,湿气最盛,故长夏多湿病。此外,地处潮湿,或从事水中作业均可致湿邪为病。湿邪的性质和致病特点如下。

(1)湿性重浊:重即沉重重浊之意,浊即秽浊不清。故湿邪致病的特点是头重如裹、周身困重、关节疼痛重着、排泄物秽浊不清等。

(2)湿性黏滞:黏滞即黏腻停滞之意,指湿病症状的黏滞性和病程的缠绵难愈性。

（3）湿为阴邪，易阻遏气机，损伤阳气：湿性类水，故为阴邪。湿邪侵犯人体，留滞于脏腑经络，最易阻碍气机，使气机升降失常，出现胸闷脘痞、恶心呕吐、二便不爽等。由于湿为阴邪，阴胜则阳病，故湿邪致病易损伤人体阳气，且最易困阻脾阳，出现腹泻、尿少，甚则水肿、腹水等。

（4）湿性趋下：湿邪类水而趋下，致病易伤及人体下部，如湿邪为病的水肿，多以下肢为重；湿邪下注，可见淋浊、带下泻痢等病。

5. 燥邪 燥为秋季主气。初秋夏末暑热之气尚未消散，多感温燥；深秋冬天寒气渐起，多感凉燥。燥邪的性质和致病特点如下。

（1）燥性干涩，易伤津液：外感燥邪最易伤人体的津液，可见口鼻干燥、咽干渴饮、皮肤干涩，甚至皲裂、毛发不荣、小便短少、大便干结等。

（2）燥易伤肺：肺为娇脏，喜润恶燥，燥伤肺津，表现为干咳少痰，或痰黏难咯，甚则痰中带血。

6. 火邪 火为阳盛之气，包括温、热之邪，两者性质相同，程度有异。温为热之渐，火为热之极。火热旺于夏季，但不同于暑邪有明显的季节性，且不受季节气候的限制，四季均可发生。火邪的性质和致病特点如下。

（1）火为阳邪，其性炎上：火热之性燔灼升腾，故为阳邪，其伤人易出现高热烦渴、汗出、脉洪数等阳胜则热之证。火性炎上，故火热病证多发生于头面部，如口舌生疮、目赤肿痛。

（2）火热易扰心神：火热与心相通应，故火热之邪入营血扰心神，可见心烦失眠、狂躁妄动、神昏谵语等症。

（3）火易伤津耗气：火热之邪消灼津液，病证除热象外，常见口渴喜冷饮、咽干舌燥、小便短赤、大便秘结等。火邪损伤人体的正气，表现为全身性的功能减退，即所谓"壮火食气"。

（4）火易生风动血：火邪热极最易生风，常见高热、神昏谵语、四肢抽搐、颈项强直等症。火邪灼伤脉络，可致各种出血，如吐血衄血、皮肤发斑，以及妇女月经过多、崩漏等。

（5）火易致肿疡：火邪聚于局部腐蚀血肉，发为痈肿疮疡，症见疮疡局部红肿热痛。

（二）疫疠

疠气是一类具有强烈传染性的病邪，又名戾气、疫疠之气、毒气、异气、杂气、乖戾之气等。

1. 疫疠的性质及其致病特点

（1）发病急骤，病情严重：疫疠之气，其性急速、燔灼，且热毒炽盛。故其致病具有发病急骤、来势凶猛、病情险恶、变化多端、传变快的特点。

（2）传染性强，易于流行：疫疠之气具有强烈的传染性和流行性，可通过口鼻等多种途径在人群中传播。当处在疠气流行的地域时，无论男女老少，体质强弱，凡触之者，多可发病。疫疠之气致病可散在发生，也可大面积流行。

（3）一气一病，症状相似：不同疠气作用何腑何脏，发为何病，具有一定的特异选择性，从而在不同部位上产生相应的病证。因而疠气种类不同，所致之病各异，每种疠气所致之疫病，均有各自的临床特征和传变规律，所谓"一气致一病"。

2. 疫疠的发生与流行条件

（1）气候反常：自然气候的反常变化，如久旱、酷热洪涝、湿雾瘴气等，均可滋生疠气而导致发病。

(2) 环境污染：空气、水源、食物等受到污染。

(3) 预防措施不当：预防隔离工作不力，预防措施不当。

(4) 社会因素：社会动荡不安，工作环境恶劣，生活极度贫困，也是疫疬发生和流行的因素。只有国家安定，做好卫生防疫工作，采取积极有效的预防和治疗措施，才能防止疬的发生和流行。

（三）七情

1. 七情的概念　七情是指喜、怒、忧、思、悲、恐、惊七种情志活动，是人的精神意识对外界事物的反应。七情是人对客观事物的不同反应，在正常的活动范围内，一般不会使人致病。只有过于强烈、持久或突然的情志变化，超过人体本身的正常生理活动范围，使人体气机紊乱，脏腑阴阳气血失调，才会导致疾病的发生。七情致病是造成内伤病的主要致病因素之一，故又称"内伤七情"。

2. 七情内伤的致病特点

(1) 直接伤及脏腑：七情过激可影响脏腑之活动而产生病理变化。不同的情志刺激可伤及不同的脏腑，产生不同的病理变化，即喜伤心、怒伤肝、思伤脾、悲伤肺、恐伤肾。在临床上最常见的以影响心、肝、脾三脏多见。

(2) 影响脏腑气机：七情损伤，使脏腑气机紊乱，血行失常，阴阳失调。不同的情志变化，其气机逆乱的表现也不尽相同，表现为怒则气上、喜则气缓、悲则气消、思则气结、恐则气下、惊则气乱。

(3) 影响病情：异常情志波动，可使病情加重或迅速恶化，如眩晕患者，因阴虚阳亢，肝阳偏亢，若遇恼怒，可使肝阳暴涨，气血并走于上，出现眩晕欲仆，甚则突然昏仆不语、半身不遂、口眼歪斜，发为中风。

（四）饮食、劳逸

饮食、劳逸是生存和维持健康的基本条件。平素饮食应有一定节制，劳逸需要合理安排，否则会影响人体的生理功能，甚至产生疾病。

1. 饮食　饮食主要是依赖脾的运化水谷和胃的受纳腐熟水谷的作用，故饮食失宜主要损伤脾胃，称为"饮食内伤"。

(1) 饮食不节：即过饥过饱，或饥饱无常。过饥则摄食不足，气血生化乏源，变生各种疾病；过饱，或暴饮暴食则脾胃难以消化转输而致病；饥饱无常，也易致脾胃损伤，尤以大病初愈阶段或小儿时期多见。

(2) 饮食不洁：即进食不洁净的食物而导致胃肠道疾病和肠道寄生虫病的发生。如进食腐败变质的食物，或进食被寄生虫污染的食物，或进食被疫毒污染的食物，或进食、误食有毒食物。

(3) 饮食偏嗜：即饮食偏寒偏热，或饮食五味有所偏嗜或嗜酒成癖等，久之可导致人体阴阳失调或导致某些营养物质缺乏而引起疾病的发生。

2. 劳逸　即劳倦和安逸，劳逸要适度，过劳或过逸都会导致疾病的发生。

(1) 过劳：即过度劳累，包括劳力过度、劳神过度和房劳过度三个方面。劳力过度可伤气，久之则气少力衰，神疲消瘦；劳神过度可耗伤心血，损伤脾气，出现心悸、健忘、失眠、多梦,或纳呆、腹胀、便溏等;房劳过度则耗伤肾精,出现腰膝酸软、眩晕耳鸣、精神萎靡、性功能减退等。

(2) 过逸:即过度安逸,包括体力过逸或脑力过逸。过逸可使人体气血运行不畅,脾胃功能减弱,可见精神不振、食少乏力、肢体软弱;或形体肥胖,动则心悸、气喘、汗出等;或继发其他疾病。

(五) 痰饮、瘀血

痰饮、瘀血均是疾病过程中形成的病理产物,其形成之后反作用于人体,成为致病因素。

1. 痰饮

(1) 痰饮的含义:痰饮是机体水液代谢障碍所形成的病理产物。这种病理产物一经形成,就作为一种致病因素作用于机体,导致脏腑功能失调而引起各种复杂的病理变化,故痰饮是继发性病因之一。一般说来,痰得阳气煎熬而成,炼液为痰,浓度较高,其质稠黏;饮得阴气凝聚而成,聚水为饮,浓度较低,其质清稀。故有"积水为饮,饮凝为痰""饮为痰之渐,痰为饮之化""痰热而饮寒"之说。

(2) 痰饮的形成:痰饮多由外感六淫,或饮食及七情所伤等,使肺、脾、肾及三焦等脏腑气化功能失常,水液代谢障碍,以致水津停滞而成。

(3) 痰饮的致病特点:痰饮形成后,由于停聚部位的不同,引起的病证和临床表现亦不同。痰饮致病广泛,变化多端,且易影响水液代谢,阻滞气血运行,蒙蔽心神,其病证特点可概括为咳、喘、悸、眩、呕、满、肿、痛八大症,同时结合舌苔厚腻、脉弦滑等进行综合辨证。

2. 瘀血

(1) 瘀血的含义:所谓瘀血,是指因血行失度,使机体某一局部的血液凝聚而形成的一种病理产物,这种病理产物一经形成,就成为某些疾病的致病因素而存在于体内。

(2) 瘀血的形成:主要有两个方面。一是因气虚、气滞、血寒、血热等原因,使血液运行不畅,阻滞于脏腑经络而成;二是由于外伤出血,或气虚失血,或血热妄行等内外伤原因造成血离经脉,停积于体内,不能及时消散或排出体外而成。

(3) 瘀血的致病特点:瘀血致病,易于阻滞气机,影响血脉运行和新血生成,病位固定,病证繁多。

(4) 瘀血的病证特点

疼痛:多为刺痛,痛处固定不移,拒按,且多有昼轻夜重的特点。

肿块:为固定不移的肿块,在体表多为局部青紫肿胀,在体内多为癥积,按之质硬,坚固不移。

出血:瘀血性出血,血色多呈紫黯,或兼夹血块,如咯血、呕血、崩漏等。

发绀:瘀血日久,多见唇甲青紫,甚则皮肤发绀,舌紫黯,有瘀斑或瘀点。

其他:面色黧黑,肌肤甲错,脉涩或结代。

二、病机

病机是指疾病发生、发展与变化的机制。邪正盛衰阴阳失调和精气血津液的病理变化等是常见的基本病机,是机体对致病因素所产生的最基本的病理反应。

（一）邪正盛衰

是指在疾病过程中，机体的抗病能力与致病邪气之间相互斗争所发生的盛衰变化。邪气侵犯人体后正邪相争：一方面是邪气损伤机体的正气；另一方面是正气对邪气的抗御、祛除作用，以及正气的康复能力。邪正斗争及其盛衰变化的过程即是疾病过程。

（二）阴阳失调

即阴阳之间失去平衡协调。是指在疾病发生、发展过程中由于各种致病因素的影响，导致机体阴阳失去相对平衡协调而出现的阴阳偏盛、偏衰、互损、格拒、亡失等一系列的病理变化。阴阳失调作为疾病的基本病机之一，是脏腑、经络、营卫等相互关系失调及气机升降出入失常的概括。

（三）精气血失常

精气血失常，包括精、气和血的不足及其各自生理功能的异常，精、气、血互根互用关系失常等病理变化。精、气、血是构成人体的基本物质，也是人体各种生理活动的物质基础。如果人体精、气、血失常，必然会影响机体的各种生理功能而发病。

（四）津液代谢失常

津液代谢是一个复杂的生理过程，主要与肺、脾、肾、三焦等的生理功能有关，其核心是气对津液的作用。如果肺、脾、肾等有关脏腑生理功能失常，气的升降出入运动失去平衡，气化功能失常即可导致津液代谢失常，主要包括津液不足及津液在体内滞留的病理变化。

任务评价

1. 常为外感病致病先导的邪气是（　　　）
   A. 热邪　　　　　　　　B. 风邪　　　　　　　　C. 寒邪
   D. 暑邪　　　　　　　　E. 燥邪

2. 在六淫中最易伤肺的邪气是（　　　）
   A. 风邪　　　　　　　　B. 寒邪　　　　　　　　C. 暑邪
   D. 湿邪　　　　　　　　E. 燥邪

3. 下列哪项属于湿邪的性质（　　　）
   A. 凝滞　　　　　　　　B. 黏滞　　　　　　　　C. 涩滞
   D. 瘀滞　　　　　　　　E. 动血

4. 寒性收引可导致（　　　）
   A. 阻滞气机　　　　　　B. 损伤阳气　　　　　　C. 耗气伤津
   D. 气机收敛　　　　　　E. 凝滞经脉

5. 在六淫中独见于夏季的邪气是（　　　）
   A. 风邪　　　　　　　　B. 寒邪　　　　　　　　C. 暑邪
   D. 湿邪　　　　　　　　E. 燥邪

6. 过怒主要影响（　　　）
   A. 肺的呼吸功能　　　　B. 肝的疏泄功能　　　　C. 肝的藏血功能
   D. 肾的纳气功能　　　　E. 脾的运化功能

7. 疾病发生的内在因素是（　　）
   A. 邪气偏盛　　　　　B. 正气不足　　　　　C. 邪胜正衰
   D. 正胜邪退　　　　　E. 邪正相持

8. 具有"善行数变"特点的邪气是（　　）
   A. 风　　　　　　　　B. 寒　　　　　　　　C. 湿
   D. 燥　　　　　　　　E. 火

9. 六淫邪气侵犯人体最易引起疼痛的邪气是（　　）
   A. 风　　　　　　　　B. 燥　　　　　　　　C. 湿
   D. 寒　　　　　　　　E. 火

10. 火邪、暑邪共同的致病特点是（　　）
    A. 易耗气伤津　　　　B. 易于动血　　　　　C. 易于夹湿
    D. 易于生风　　　　　E. 易于伤肺

11. 可致首如裹的邪气是（　　）
    A. 风　　　　　　　　B. 寒　　　　　　　　C. 暑
    D. 湿　　　　　　　　E. 火

12. 邪正盛衰决定着（　　）
    A. 病证的寒热　　　　B. 病位的表里　　　　C. 脏腑的盛衰
    D. 病证的虚实　　　　E. 气血的盛衰

13. 关于七情致病影响脏腑气机的表述，不正确的是（　　）
    A. 思则气结　　　　　B. 恐则气乱　　　　　C. 怒则气上
    D. 喜则气缓　　　　　E. 悲则气消

14. 患者，男，40岁。腰膝酸软，眩晕耳鸣，精神萎靡，性功能减退，并有遗精、早泄。其病因是（　　）
    A. 劳力过度　　　　　B. 房劳过度　　　　　C. 劳神过度
    D. 劳心过度　　　　　E. 安逸过度

15. 不属于瘀血常见症状的是（　　）
    A. 肿块　　　　　　　B. 胀痛　　　　　　　C. 出血
    D. 唇甲青紫　　　　　E. 肌肤甲错

16. 某一疠气致病并流行，"无论老少强弱，触之者即病"，在此情形下，下列何项起着主导作用（　　）
    A. 正胜邪负　　　　　B. 正气虚衰　　　　　C. 正邪两者
    D. 邪气致病　　　　　E. 正气旺盛

17. 燥邪最易伤（　　）
    A. 肺　　　　　　　　B. 心　　　　　　　　C. 肝
    D. 脾　　　　　　　　E. 肾

18. 疠气与六淫邪气的主要区别是（　　）
    A. 体外入侵　　　　　B. 具有强烈传染性　　C. 多从皮毛口鼻而入
    D. 多与季节气候有关　E. 多与地理环境有关

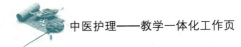

19. 患者久病湿疹,面垢多眵,大便溏泄,时发下痢脓血,小溲浑浊不清,湿疹浸淫流水,舌苔白厚腻,脉濡滑。病属湿邪为患,此证反映了湿邪的哪种性质(   )
    A. 重着   B. 黏腻   C. 趋下
    D. 秽浊   E. 类水

20. 易生风动血,伤津耗气的邪气是(   )
    A. 风   B. 湿   C. 寒
    D. 火   E. 燥

(廖爱妮)

项目二 经络及常用腧穴

任务一 经络

 学习目标

1. 知识目标 掌握经络的基本概念、生理功能,熟悉经络系统的组成。
2. 能力目标 对接护士资格考试中经络的内容,在理解基础上掌握知识点。
3. 素质目标 通过学习,培养学生的职业素养,具有关心、爱护、尊重患者的高尚品德。

 任务导入

任务描述:刘某,男,30岁,自述多梦易醒,小指及中指频发湿疹,同侧腋下汗斑瘙痒难忍。

问题:请运用经络知识分析该患者病位。

学习导航

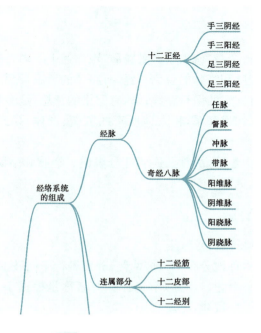

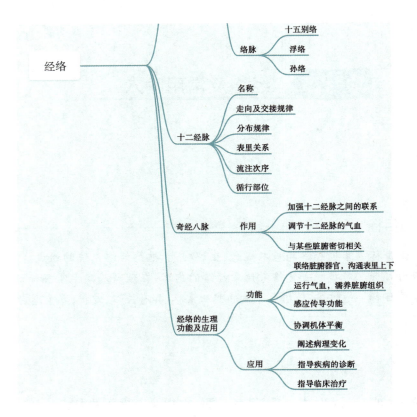

学习内容

经络与腧穴是中医学理论体系的重要组成部分,指导中医临床各科的诊断与治疗。针对护理学专业特点,将从基本的知识点及用图表进行分析和解释。

一、经络系统的组成

经络是运行全身气血、联络脏腑肢节、沟通上下内外的通路。

经络,是经脉和络脉的总称。经,有路径的意思,经脉是经络系统中纵行的主干线,大多循行于深部,有固定的循行路线;络,有网络的意思,是经脉的分支,纵横交错,网络全身。经脉和络脉,相互沟通联系,将人体所有的脏腑、形体、孔窍等紧密地联结成一个统一的有机整体。

经络系统由经脉、络脉及连属部分组成。经脉和络脉是主体,在内连属于脏腑,在外连属于筋肉皮肤,见图 2-1-1。

二、十二经脉

(一) 十二经脉的名称

十二经脉对称地分布于人体两侧,分别循行于四肢的内(阴)外(阳)侧,每一条经脉分别属于一个脏或一个腑。因此,十二经脉的名称是根据手足、阴阳、脏腑三个方面而命名的。其命名有以下一些规律,见表 2-1-1。

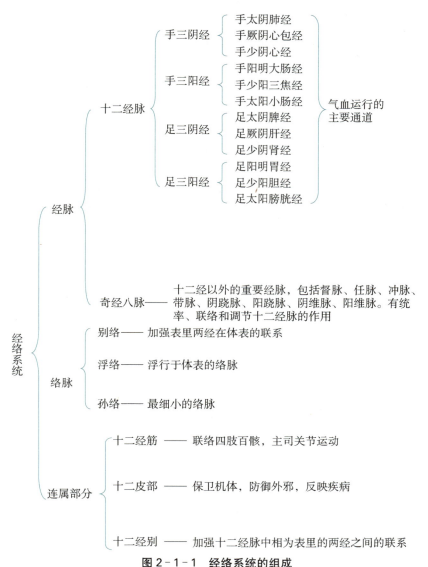

图 2-1-1 经络系统的组成

表 2-1-1 十二经脉名称分类

	阴经 （属脏）	阳经 （属腑）		循行部位 （阴经行内侧，阳经行外侧）
手	手太阴肺经	手阳明大肠经	上肢	前缘
	手厥阴心包经	手少阳三焦经		中线
	手少阴心经	手太阳小肠经		后缘
足	足太阴脾经*	足阳明胃经	下肢	前缘
	足厥阴肝经*	足少阳胆经		中线
	足少阴肾经	足太阳膀胱经		后缘

*：在小腿下半部和足背部，肝经在前缘，脾经在中线。至内踝上八寸处交叉后，脾经在前缘，肝经在中线。

1. 上为手，下为足　循行在上肢的经脉为手经；循行在下肢的经脉为足经。
2. 脏为阴，腑为阳　凡是隶属于脏的经脉为阴经；隶属于腑的经脉为阳经。
3. 内为阴，外为阳　循行在肢体内侧面的经脉为阴经；循行在肢体外侧面的经脉为阳经。内侧面有前、中、后之分，分别为太阴、厥阴、少阴；外侧面也有前、中、后之分，分别为阳明、少阳、太阳。

（二）十二经脉的走向与交接规律

1. 十二经脉的走向规律　十二经脉的走向，《灵枢·逆顺肥瘦》中提到："手之三阴，从脏走手；手之三阳，从手走头；足之三阳，从头走足；足之三阴，从足走腹。"意思是：手三阴经起于胸中，从胸走向手，交于手三阳经；手三阳经起于手指，从手走向头，交于足三阳经；足三阳经起于头面部，从头走向足，交于足三阴经；足三阴经起于足趾，从足走向腹、胸，交于手三阴经。如此构成一个"阴阳相贯，如环无端"的循环路径，见图2-1-2。

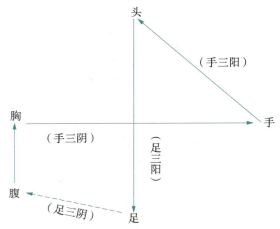

图2-1-2　十二经脉走向与交接规律

2. 十二经脉的交接规律

（1）相为表里的阴经与阳经在四肢末端交接：相为表里的阴经与阳经共6对，都在四肢末端交接。其中相为表里的手三阴经与手三阳经交接在上肢末端（手指），相为表里的足三阴经与足三阳经交接在下肢末端（足趾）。如手太阴肺经与手阳明大肠经在食指端交接，手少阴心经与手太阳小肠经在小指端交接，手厥阴心包经与手少阳三焦经在无名指端交接；足阳明胃经与足太阴脾经在足大趾交接，足太阳膀胱经与足少阴肾经在足小趾交接，足少阳胆经与足厥阴肝经在足大趾爪甲后交接。

（2）同名的手足阳经在头面部交接：同名的手、足阳经有3对，都在头面部交接。如手阳明大肠经与足阳明胃经交接于鼻翼旁，手太阳小肠经与足太阳膀胱经交接于目内眦，手少阳三焦经与足少阳胆经交接于目外眦。

（3）手足阴经在胸部交接：足、手阴经，又称"异名经"，也有3对，交接部位皆在胸部内脏。如足太阴脾经与手少阴心经交接于心中，足少阴肾经与手厥阴心包经交接于胸中，足厥阴肝经与手太阴肺经交接于肺中。

(三) 十二经脉的分布规律

1. 头面部的分布　手三阳经从手走头,足三阳经从头走足,手足六阳经均行经头面部,故《难经·四十七难》说:"人头者,诸阳之会也。诸阴脉皆至颈、胸中而还,独诸阳脉皆上至头耳。"诸阳经在头面部的分布特点是:阳明经主要分布于面部,其中足阳明经分布于额部;少阳经主要分布于侧头部(耳颞部);手太阳经主要分布于面颊,足太阳经分布于头顶和头后部(枕项部)。另外,足厥阴经从颅内止于头顶部。

2. 四肢部的分布　十二经脉在四肢的分布特点是:阴经分布于内侧面,阳经分布于外侧面。上肢内侧为太阴在前缘,厥阴在中线,少阴在后缘;上肢外侧为阳明在前缘,少阳在中线,太阳在后缘。下肢内侧,内踝上八寸以下,厥阴在前缘,太阴在中线,少阴在后缘;内踝上八寸以上,太阴在前缘,厥阴在中线,少阴在后缘;下肢外侧为阳明在前缘,少阳在中线,太阳在后缘。

3. 躯干部的分布　十二经脉在躯干部的分布特点是:手三阴经均从胸部行于腋下,手三阳经行于肩部和肩胛部。足三阳经中,阳明经行于前(胸、腹面),太阳经行于后(背面),少阳经行于侧面。足三阴经均行于腹面。循行于腹面的经脉,自内向外依次为足少阴肾经、足阳明胃经、足太阴脾经和足厥阴肝经。

十二经脉循行于躯干胸腹面、背面及头面、四肢,均是左右对称地分布于人体两侧,每侧十二条。左右两侧经脉除特殊情况外(如手阳明大肠经在头面部走向对侧),一般不走向对侧。相为表里的阴阳两经在体内与脏腑相互络属,在四肢则行于内外相对应的部位,并在手足末端相交接。

(四) 十二经脉的表里关系

手足三阴三阳经脉通过各自的经别和别络互相沟通,组成六对"表里相合"关系,见表2-1-2。

表2-1-2　十二经脉表里关系

表	手阳明大肠经	手少阳三焦经	手太阳小肠经	足阳明胃经	足少阳胆经	足太阳膀胱经
里	手太阴肺经	手厥阴心包经	手少阴心经	足太阴脾经	足厥阴肝经	足少阴肾经

相为表里的两条经脉,都在四肢末端交接,均循行分布于四肢内外相对应的位置上(足厥阴肝经与足太阴脾经在内踝上八寸以下交叉变换前后位置),并各自络属于相为表里的脏或腑,即阴经属脏络腑,阳经属腑络脏。如手阳明大肠经属大肠络肺,手太阴肺经属肺络大肠,等等。如此既加强了表里两经的联系,又促进了相为表里的脏与腑在生理功能上的相互协调和配合。表里两经及其络属的脏腑之间在病理上也可相互影响,如肺经受邪影响大肠腑气不通而便秘,心火亢盛循经下移小肠而见尿痛尿赤等。治疗时,可根据表里经的经气互相沟通的原理,交叉使用相为表里的两经腧穴。

(五) 十二经脉的流注次序

十二经脉是气血运行的主要通道,它们首尾相贯、依次衔接,因而脉中气血的运行也是循经脉依次传注的。由于全身气血皆由脾胃运化的水谷之精化生,故十二经脉气血的流注从起于中焦的手太阴肺经开始,依次流注各经,最后传至足厥阴肝经,复再回到手太阴肺经,从而首尾相贯,如环无端,见图2-1-3。

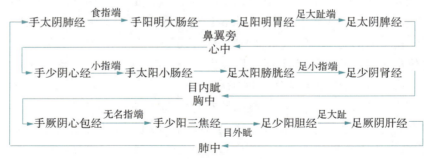

图2-1-3 十二经脉流注次序表

三、奇经八脉

奇经八脉是督脉、任脉、冲脉、带脉、阴跷脉、阳跷脉、阴维脉、阳维脉的总称。奇经是与正经相对而言的,由于其分布不如十二经脉那样有规律,与五脏六腑没有直接的络属联系,相互之间也没有表里关系,有异于十二正经,故称"奇经"。又因其数有八,故曰"奇经八脉"。

奇经八脉纵横交错于十二经脉之间,主要作用如下。

1. 加强十二经脉之间的联系　奇经八脉在循行过程中,与其他各经交叉相会,加强了各经脉之间的相互联系。如十二经脉中的阳经,通过阳维脉相互联系,而阴经则由阴维脉将它们联系在一起;任脉与足三阴经交会于关元、中极;督脉与手足三阳经交会于大椎穴;冲脉通行上下,渗灌三阴、三阳;带脉则"约束诸经"。

2. 调节十二经脉的气血　奇经八脉纵横交错、循行于十二经脉之间,当十二经脉气血旺盛有余时,则流注于奇经八脉,以蓄积备用;当人体活动需要或十二经脉气血不足时,则由奇经八脉"溢出",渗灌于周身组织。

3. 与某些脏腑密切相关　奇经八脉与肝、肾等脏及女子胞、脑、髓等奇恒之腑的联系较为密切,在生理和病理方面有一定的联系。

四、经络的生理功能和应用

(一) 经络的生理功能

经络的生理功能主要表现如下。

(1) 联络脏腑器官,沟通表里上下。
(2) 运行气血,濡养脏腑组织。
(3) 感应传导作用。
(4) 协调机体平衡。

(二) 经络学说的应用

1. 阐释病理变化　在正常生理情况下,经络有运行气血、感应传导的作用。所以在发生病变时,经络可能成为传递病邪和反映病变的途径。《素问·皮部论》说:"邪客于皮则腠理开,开则入客于络脉,络脉满则注于经脉,经脉满则入舍于腑脏也。"可见,经络是外邪从皮毛腠理内传于五脏六腑的传变途径。由于脏腑之间有经脉沟通联系，所以经络还可成为脏腑之间病变相互影响的途径。如足厥阴肝经挟胃、注肺中，所以肝病可犯胃、犯肺；足少阴肾经入肺、络心，所以肾虚水泛可凌心、射肺。至于相为表里的两经，更因络属于相同的脏腑，因而使相为表里的一脏一腑在病理上常相互影响，如心火可下移小肠，大肠实热，腑气不通，可使肺气不利而喘咳胸满等。

经络不仅是外邪由表入里和脏腑之间病变相互影响的途径，而且也是脏腑与体表组织之间病变相互影响的途径。通过经络的传导，内脏的病变可以反映于外，表现在某些特定的部位或与其相应的官窍。如肝气郁结常见两胁、少腹胀痛，这就是因为足厥阴肝经抵小腹、布胁肋；真心痛，不仅表现为心前区疼痛，且常引及上肢内侧尺侧缘，这是因为手少阴心经行于上肢内侧后缘。其他如胃火炽盛见牙龈肿痛，肝火上炎见目赤等。

2. 指导疾病的诊断　由于经络有一定的循行部位和络属的脏腑，它可以反映所属经络脏腑的病症，因而在临床上，就可以根据所出现的症状，结合经络循行的部位及所联系的脏腑，作为诊断疾病的依据。例如：两胁疼痛，多为肝胆疾病；缺盆中痛，常是肺的病变。又如头痛一症，痛在前额者，多与阳明经有关；痛在两侧者，多与少阳经有关；痛在后头部及项部者，多与太阳经有关；痛在巅顶者，多与厥阴经有关。《伤寒论》的六经分证，也是在经络学说基础上发展起来的辨证体系。在临床实践中，还发现在经络循行的通路上，或在经气聚集的某些穴位处，有明显的压痛，或结节状、条索状的反应物，或局部皮肤的形态变化，也常有助于疾病的诊断。如肺脏有病时可在肺俞穴出现结节或中府穴有压痛，肠痈可在阑尾穴有压痛，长期消化不良的患者可在脾俞穴见到异常变化等。《灵枢·官能》说："察其所痛，左右上下，知其寒温，何经所在"，指出了经络对于指导临床诊断的意义和作用。

3. 指导临床治疗　经络学说被广泛地用以指导临床各科的治疗，尤其是对针灸、按摩和药物的治疗，具有较大的指导意义。

针灸与按摩疗法，主要是根据某一经或某一脏腑的病变，而在病变的邻近部位或循行的远膈部位上取穴，通过针灸或按摩，以调整经络气血的功能活动，从而达到治疗的目的。而穴位的选取，必须按经络学说进行辨证，断定疾病属于何经后，根据经络的循行分布路线和联系范围来选穴，这就是"循经取穴"。

药物治疗也要以经络为渠道，通过经络传导转输，才能使药到病所，发挥其治疗作用。在长期临床实践的基础上，根据某些药物对某一脏腑经络的特殊作用，确定了"药物归经"理论。金、元时期的医家，发展了这方面的理论，张洁古、李杲还按照经络学说，提出"引经"药，如治头痛，属太阳经的可用羌活，属阳明经的可用白芷，属少阳经的可用柴胡。羌活、白芷、柴胡，不仅分别归手足太阳、阳明、少阳经，且能使其他药归入上述各经而发挥治疗作用。

此外，当前被广泛用于临床的针刺麻醉，以及耳针、电针、穴位埋线、穴位结扎等治疗方法，都是在经络学说指导下进行的，并使经络学说得到一定的发展。

任务评价

1. 手足三阴经在四肢部的分布规律一般是（　　　　）

A. 太阴在前,厥阴在中,少阴在后　　　　　B. 太阴在前,少阴在中,厥阴在后
C. 少阴在前,厥阴在中,太阴在后　　　　　D. 少阴在前,太阴在中,厥阴在后
E. 厥阴在前,太阴在中,少阴在后

2. 十二经脉中阳经与阳经(同名经)的交接部位在(　　　)
   A. 头面部　　　　　　B. 上肢末端　　　　　C. 胸中
   D. 下肢末端　　　　　E. 以上都不是

3. 下列经脉排列中,没有按照十二经脉循行流注次序的是(　　　)
   A. 胆、肝、肺经　　　　B. 大肠、胃、脾经　　　C. 心、小肠、肾经
   D. 肾、心包、三焦经　　E. 三焦、胆、肝经

4. 以下关于经络的作用,哪项是错误的(　　　)
   A. 联系脏腑　　　　　B. 沟通内外　　　　　C. 运行气血
   D. 营养全身　　　　　E. 保健治病

5. 足厥阴经所属的脏腑是(　　　)
   A. 心　　　　　　　　B. 肝　　　　　　　　C. 肾
   D. 脾　　　　　　　　E. 胆

6. 下列有表里关系的是(　　　)
   A. 手太阴与手少阳　　B. 足厥阴与足少阳　　C. 手少阴与手阳明
   D. 足太阴与足太阳　　E. 手厥阴与手太阳

7. 循行于腰背部正中线的是(　　　)
   A. 任脉　　　　　　　B. 肾经　　　　　　　C. 督脉
   D. 膀胱经　　　　　　E. 肝经

8. 与手厥阴经相表里的经脉是(　　　)
   A. 足厥阴　　　　　　B. 足少阳　　　　　　C. 足阳明
   D. 手太阳　　　　　　E. 手少阳

9. 肾的经脉名称是(　　　)
   A. 足太阴经　　　　　B. 足厥阴经　　　　　C. 足阳明经
   D. 足少阴经　　　　　E. 足少阳经

10. 手少阴心经循行于(　　　)
    A. 上肢内侧后缘　　　B. 上肢内侧前缘　　　C. 上肢外侧后缘
    D. 上肢内侧中线　　　E. 上肢外侧前缘

11. 足太阳膀胱经的循行部位是(　　　)
    A. 下肢内侧中线　　　B. 下肢内侧后缘　　　C. 下肢外侧中线
    D. 下肢外侧后缘　　　E. 下肢外侧前缘

12. 十二经脉中相表里的阴经与阳经的交接部位在(　　　)
    A. 胸中　　　　　　　B. 腹中　　　　　　　C. 头面部
    D. 手足末端　　　　　E. 以上都不是

13. 下列关于十二经脉错误的说法是(　　　)
    A. 有一定的起止　　　　　　　　　　　　　B. 与脏腑有直接络属关系

C. 相互之间有表里关系 D. 没有交接次序
E. 气血运行的主要通道

14. 手太阳经分布在（ ）
    A. 上肢内侧前缘   B. 上肢外侧前缘   C. 上肢内侧后缘
    D. 上肢外侧中线   E. 上肢外侧后缘

15. 手厥阴经分布在（ ）
    A. 上肢内侧前缘   B. 上肢外侧前缘   C. 上肢内侧中线
    D. 上肢外侧中线   E. 上肢外侧后缘

16. 循行于上肢外侧中线的是（ ）
    A. 手少阴心经   B. 手厥阴心包经   C. 手太阳小肠经
    D. 手少阳三焦经   E. 手太阴肺经

17. 分布在面额部的经脉是（ ）
    A. 太阳经   B. 阳明经   C. 少阳经
    D. 厥阴经   E. 太阴经

18. 分布在头部两侧的经脉是（ ）
    A. 太阳经   B. 阳明经   C. 少阳经
    D. 厥阴经   E. 太阴经

19. 分布在后头部的经脉是（ ）
    A. 太阳经   B. 阳明经   C. 少阳经
    D. 厥阴经   E. 太阴经

20. 分布在胸腹部的经脉是（ ）
    A. 足少阳胆经   B. 手少阴心经   C. 手太阴肺经
    D. 足太阳膀胱   E. 足阳明胃经

（廖爱妮）

任务二　常用腧穴

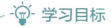

1. 知识目标　掌握腧穴的定位方法,熟悉常用腧穴定位。
2. 能力目标　对接护士资格考试中常用腧穴部分的内容,在理解基础上掌握知识点。
3. 素质目标　通过学习,培养学生的职业素养,具有关心、爱护、尊重患者的高尚品德。

任务导入

任务描述:刘某,男,30 岁,自述多梦易醒,小指及中指频发湿疹,同侧腋下汗斑瘙痒难忍。

问题：请运用经络及常用腧穴知识分析该患者病位及治疗取穴？

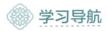 学习导航

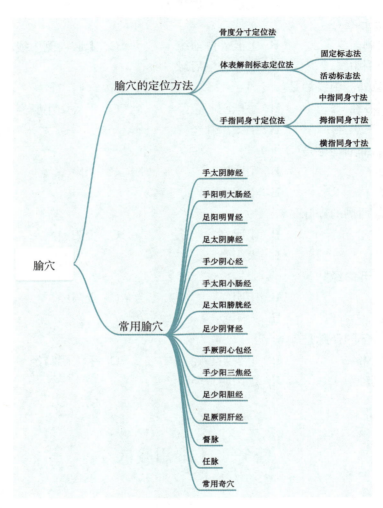

学习内容

一、腧穴的定位方法

（一）骨度分寸定位法

是指主要以骨节为标志，将两骨节之间的长度折量为一定的分寸，用于确定腧穴位置的方法。常用的骨度分寸见表 2-2-1 和图 2-2-1。

表 2-2-1 常用骨度分寸表

部位	起止点	骨度	度量法
头部	前发际正中至后发际正中	12寸	直量
	眉间(印堂)至前发际正中	3寸	直量
	第7颈椎棘突下(大椎)至后发际正中	3寸	直量
	眉间(印堂)至后发际正中第7颈椎棘突下(大椎)	18寸	直量
	前额两发角(头维)之间	9寸	横量
	耳后两乳突(完骨)之间	9寸	横量
胸腹胁部	胸骨上窝(天突)至胸剑联合中点(歧骨)	9寸	直量
	胸剑联合中点(歧骨)至脐中	8寸	直量
	脐中至耻骨联合上缘(曲骨)	5寸	直量
	两乳头之间	8寸	横量
	腋窝顶点至第11肋游离端(章门)	12寸	直量
背腰部	肩峰缘至后正中线	8寸	横量
	肩胛骨内缘(近脊柱侧点)至后正中线	3寸	横量
上肢部	腋前纹头至肘横纹(平肘尖)	9寸	直量
	肘横纹(平肘尖)至腕掌(背)侧横纹	12寸	直量
下肢部	耻骨联合上缘至股骨内上髁上缘	18寸	直量
	胫骨内侧髁下方至内踝尖	13寸	直量
	股骨大转子至腘横纹	19寸	直量
	腘横纹至外踝尖	16寸	直量

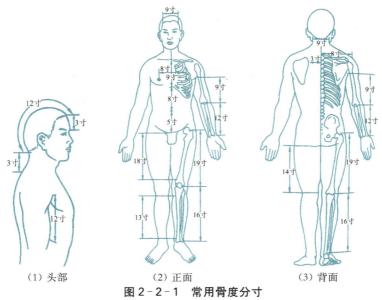

(1) 头部　　(2) 正面　　(3) 背面

图 2-2-1　常用骨度分寸

（二）体表解剖标志定位法

1. 固定标志法　借助人体各部的骨节、肌肉所形成的突起和凹陷、五官轮廓、发际、指（趾）甲、乳头、脐窝等在自然姿势下可见的标志，定取腧穴位置的方法。

2. 活动标志法　借助人体各部的关节、肌肉、肌腱、皮肤随着活动而出现的空隙、凹陷、皱纹、尖端等在活动姿势下才会出现的标志，定取腧穴位置的方法。

（三）手指同身寸定位法

是指依据患者本人手指为尺寸折量标准来量取腧穴的定位方法，又称"指寸法"。

1. 中指同身寸　是以患者中指中节桡侧两端纹头之间的距离作为1寸，见图2-2-2。

2. 拇指同身寸　是以患者拇指的指间关节的宽度作为1寸，见图2-2-2。

3. 横指同身寸　又称"一夫法"。是以患者食指、中指、无名指及小指四指并拢，以中指中节横纹为标准，其四指的宽度作为3寸，见图2-2-2。

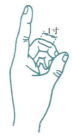
中指同身寸

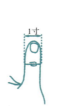
拇指同身寸

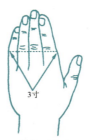
横指同身寸

图2-2-2　指寸法

二、常用腧穴

（一）手太阴肺经

见图2-2-3。

1. 尺泽

【定位】在肘横纹中，肱二头肌腱桡侧凹陷处。

【主治】咳嗽、气喘、咯血、咽喉肿痛等肺系实热性病证；肘臂挛痛；急性吐泻；中暑、小儿惊风等急症。

2. 列缺

【定位】桡骨茎突上方，腕横纹上1.5寸，当肱桡肌与拇长展肌腱之间。简便取穴法：两手虎口自然平直交叉，一手食指按在另一手桡骨茎突上，食指尖下凹陷中是穴。

【主治】咳嗽、气喘、咽喉肿痛等肺系病证；头痛、牙痛、项部强痛、口眼歪斜等头项部疾患。

3. 少商

【定位】拇指桡侧指甲根角旁0.1寸。

【主治】咽喉肿痛、鼻衄、热病、昏迷等肺系实热证；

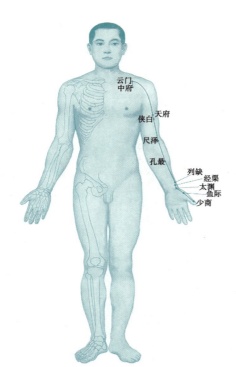
图2-2-3　手太阴肺经

癫狂。

(二) 手阳明大肠经

见图 2-2-4。

1. 合谷

【定位】在手背,第 1、2 掌骨间,当第 2 掌骨桡侧的中点处。简便取穴法:以一手的拇指指间关节横纹,放在另一手拇、食指之间的指蹼缘上,当拇指尖下是穴。

【主治】头痛、目赤肿痛、牙痛、鼻衄、口眼㖞斜、耳聋等头面五官诸疾;发热恶寒等外感病证,热病无汗或多汗;经闭、滞产等妇产科病证。

2. 曲池

【定位】屈肘成直角,在肘横纹外侧端与肱骨外上髁连线中点。

【主治】手臂痹痛、上肢不遂等上肢病证;热病;高血压;癫狂;腹痛、吐泻等胃肠病证;咽喉肿痛、齿痛、目赤肿痛等五官热性病证;瘾疹、湿疹、瘰疬等皮外科疾患。

3. 迎香

【定位】在鼻翼外缘中点旁开约 0.5 寸,当鼻唇沟中。

【主治】鼻塞、鼻衄、口眼㖞斜等局部病证;胆道蛔虫症。

三、足阳明胃经

见图 2-2-5。

1. 地仓

【定位】口角旁约 0.4 寸,上直对瞳孔。

【主治】口眼㖞斜、流涎、唇缓不收、齿痛颊肿等局部病证。

2. 颊车

【定位】在下颌角前上方约 1 横指,按之凹陷处,当咀嚼时咬肌隆起最高点处。

【主治】齿痛、牙关不利、颊肿、口眼㖞斜等局部病证。

3. 天枢

【定位】脐中旁开 2 寸。

【主治】腹痛、腹胀、便秘、泄泻、痢疾等肠胃病

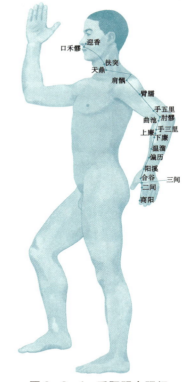

图 2-2-4 手阳明大肠经

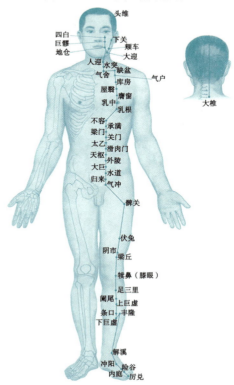

图 2-2-5 足阳明胃经

证;月经不调、痛经等妇科疾患。

4. 足三里

【定位】犊鼻穴下3寸,胫骨前嵴外1横指处。

【主治】胃痛、呕吐、噎膈、腹胀、泄泻、便秘、痢疾等胃肠病证;下肢痿痹证;癫狂等心神病;乳痈、肠痈等外科疾患;虚劳诸证,为强壮保健要穴。

四、足太阴脾经

见图2-2-6。

1. 三阴交

【定位】内踝尖上3寸,胫骨内侧面后缘。

【主治】肠鸣腹胀、腹泻;月经不调、带下、阴挺、不孕、滞产;遗精、阳痿、遗尿;心悸、失眠、高血压;下肢痿痹;阴虚诸证等病证。

2. 阴陵泉

【定位】胫骨内侧髁下方凹陷处。

【主治】腹胀、腹泻、水肿、黄疸、小便不利;膝痛等病证。

3. 血海

【定位】屈膝,在髌骨内上缘上2寸,当股四头肌内侧头的隆起处。

【主治】月经不调、痛经、闭经;瘾疹、湿疹、丹毒等病证。

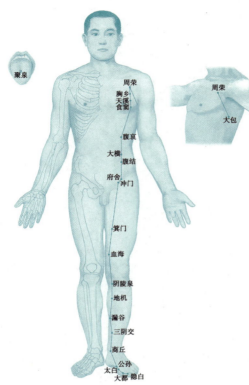

图2-2-6 足太阴脾经

五、手少阴心经

见图2-2-7。

1. 少海

【定位】屈肘,在肘横纹内侧端与肱骨内上髁连线的中点处。

【主治】心痛、癔症等心病、神志病;肘臂挛痛、臂麻手颤;头项痛,腋胁部痛;瘰疬。

2. 神门

【定位】腕横纹尺侧端,尺侧腕屈肌腱的桡侧凹陷处。

【主治】心痛、心烦、惊悸、怔忡、不寐、健忘、痴呆、癫狂病等心与神志病证;高血压;胸胁痛。

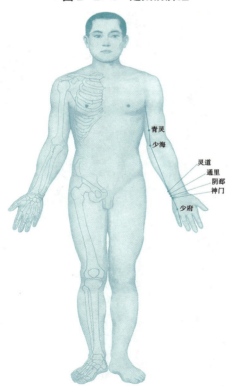

图2-2-7 手少阴心经

六、手太阳小肠经

见图2-2-8。

1. 少泽

【定位】小指尺侧指甲根角旁0.1寸。

【主治】乳痈、乳汁少等乳疾；昏迷、热病等急症、热证；头痛、目翳、咽喉肿痛等头面五官病证。

2. 天宗

【定位】肩胛骨冈下窝中央凹陷处，约当肩胛冈下缘与肩胛下角之间的上1/3折点处取穴。

【主治】肩胛痛、肩背部损伤等局部病证；气喘。

3. 听宫

【定位】耳屏前，下颌骨髁状突的后方，张口时呈凹陷处。

【主治】耳鸣、耳聋、聤耳等耳疾；齿痛。

七、足太阳膀胱经

见图2-2-9。

1. 睛明

【定位】目内眦角稍内上方凹陷处。

【主治】目赤肿痛、流泪、视物不明、目眩、近视、夜盲、色盲等目疾；急性腰扭伤、坐骨神经痛；心动过速。

2. 肺俞

【定位】第3胸椎棘突下，旁开1.5寸。

【主治】咳嗽、气喘、咳血等肺疾；盗汗、骨蒸潮热等阴虚病证。

3. 肾俞

【定位】第2腰椎棘突下，旁开1.5寸。

【主治】头晕、耳鸣、耳聋、腰酸痛等肾虚病证；遗尿、遗精、阳痿、早泄、不育等生殖泌尿系疾患；月经不调、带下、不孕等妇科病证。

4. 委中

【定位】腘横纹中点，股二头肌腱与半腱肌腱中间。

【主治】腰背痛、下肢痿痹等腰及下肢病证；腹痛、急性吐泻；小便不利、遗尿；丹毒。

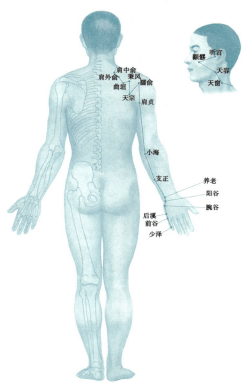

图2-2-8 手太阳小肠经

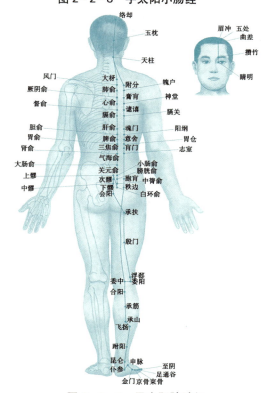

图2-2-9 足太阳膀胱经

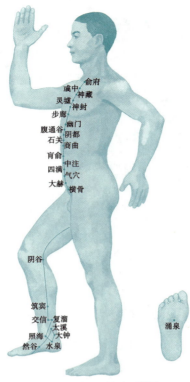

图 2-2-10　足少阴肾经

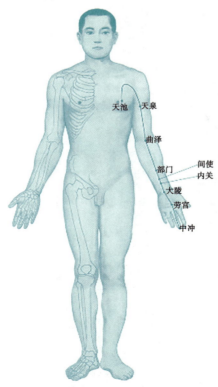

图 2-2-11　手厥阴心包经

5. 承山

【定位】腓肠肌两肌腹之间凹陷的顶端处,约在委中与昆仑之间中点。

【主治】腿痛拘急、疼痛;痔疾。

6. 至阴

【定位】足小趾外侧趾甲根角旁 0.1 寸。

【主治】胎位不正、滞产;头痛、目痛;鼻塞、鼻衄。

八、足少阴肾经

见图 2-2-10。

1. 涌泉

【定位】足趾跖屈时,约当足底(去趾)前 1/3 凹陷处。

【主治】昏厥、中暑、小儿惊风、癫狂痫等急症及神志疾患;头痛、头晕、目眩、失眠;咯血、咽喉肿痛、喉痹等肺系病证;大便难、小便不利;奔豚气;足心热。

2. 太溪

【定位】内踝高点与跟腱后缘连线的中点凹陷处。

【主治】头痛、目眩、失眠、健忘、遗精、阳痿等肾虚证;咽喉肿痛、齿痛、耳鸣、耳聋等阴虚性五官病证;咳嗽、气喘、咯血、胸痛等肺部疾患;消渴、小便频数、便秘;月经不调;腰脊痛,下肢厥冷。

九、手厥阴心包经

见图 2-2-11。

1. 内关

【定位】腕横纹上 2 寸,掌长肌腱与桡侧腕屈肌腱之间。

【主治】心痛、胸闷、心动过速或过缓等心疾;胃痛、呕吐、呃逆等胃腑病证;中风;失眠、郁证、癫狂痫等神志病证;眩晕症;肘臂挛痛。

2. 劳宫

【定位】掌心横纹中,第 2、3 掌骨之间。简便取穴法:握拳,中指尖下是穴。

【主治】中风昏迷、中暑等急症;心痛、烦闷、癫狂痫等神志疾患;口疮,口臭,鹅掌风。

十、手少阳三焦经

见图 2-2-12。

1. 外关

【定位】腕背横纹上 2 寸,尺骨与桡骨正中间。

【主治】热病;头痛、目赤肿痛、耳鸣、耳聋等头面五官病证;瘰疬;胁肋痛;上肢痿痹不遂。

2. 翳风

【定位】乳突前下方与下颌角之间的凹陷处。

【主治】耳鸣、耳聋等耳疾;口眼歪斜、面风、牙关紧闭、颊肿等面、口病证;瘰疬。

十一、足少阳胆经

见图 2-2-13。

1. 风池

【定位】胸锁乳突肌与斜方肌上端之间的凹陷中,平风府穴。

【主治】中风、癫痫、头痛、眩晕、耳鸣、耳聋等内风所致的病证;感冒、鼻塞、鼽衄、目赤肿痛、口眼歪斜等外风所致的病证;颈项强痛。

2. 肩井

【定位】在肩上,前直乳中,当大椎与肩峰连线的中点。

【主治】头项强痛、肩背疼痛、上肢不遂、难产、乳痈、乳汁不下、瘰疬。

3. 环跳

【定位】侧卧屈股,当股骨大转子高点与骶管裂孔连线的外 1/3 与内 2/3 交点处。

【主治】腰胯疼痛、下肢痿痹、半身不遂等腰腿疾患;风疹。

4. 阳陵泉

【定位】腓骨小头前下方凹陷中。

【主治】黄疸、胁痛、口苦、呕吐、吞酸等肝胆犯胃病证;膝肿痛、下肢痿痹及麻木等下肢、膝关节疾患;小儿惊风。

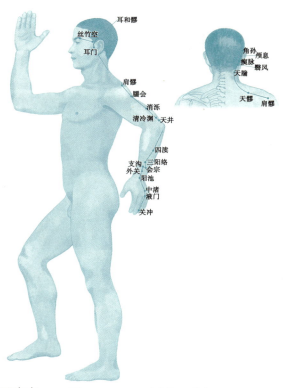

图 2-2-12 手少阳三焦经

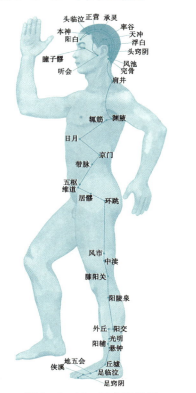

图 2-2-13 足少阳胆经

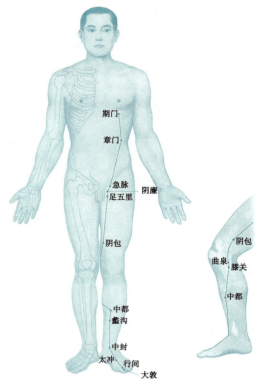

图 2-2-14 足厥阴肝经

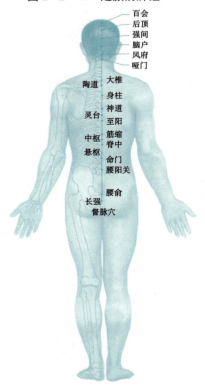

图 2-2-15 督脉

十二、足厥阴肝经

见图 2-2-14。

太冲

【定位】足背,第 1、2 跖骨结合部之前凹陷中。

【主治】中风、癫狂痫、小儿惊风;头痛、眩晕、耳鸣、目赤肿痛、口眼㖞斜、咽痛等肝经风热病证;月经不调、痛经、闭经、崩漏、带下等妇科经带病证;黄疸、胁痛、腹胀、呕逆等肝胃病证;遗尿、癃闭;下肢痿痹、足跗肿痛。

十三、督脉

见图 2-2-15。

1. 命门

【定位】在腰部,后正中线上,第 2 腰椎棘突下凹陷中。

【主治】阳痿、遗精、带下、遗尿、尿频、月经不调、泄泻、腰脊强痛、手足逆冷。

2. 大椎

【定位】后正中线上,第 7 颈椎棘突下凹陷中。

【主治】热病、疟疾、发热恶寒、咳嗽、气喘等外感病证;骨蒸潮热;癫狂痫证、小儿惊风等神志病证;项强、脊痛;风疹、痤疮。

3. 百会

【定位】后发际正中直上 7 寸,或当头部正中线与两耳尖连线的交点处。

【主治】痴呆、中风、失语、失眠、健忘、癫狂痫证、癔症等神志病证;头风、头痛、眩晕、耳鸣等头面病证;脱肛、阴挺、胃下垂等气不固摄而致的下陷性病证。

4. 水沟

【定位】在面部,人中沟的上 1/3 与中 1/3 交点处。

【主治】昏迷、晕厥、癫狂病、小儿惊风、口角㖞斜、腰脊强痛。

十四、任脉

见图 2-2-16。

1. 中极

【定位】前正中线上,脐下 4 寸。

【主治】遗尿、小便不利、癃闭等泌尿系病证;遗精、阳痿、不育等男科病证;月经不调、崩漏、阴挺、阴痒、不孕、产后恶露不尽、带下等妇科病证。

2. 关元

【定位】前正中线上,脐下 3 寸。

【主治】中风脱证、虚劳冷惫、羸瘦无力等元气虚损证;少腹疼痛、疝气;腹泻、痢疾、脱肛、便血等肠腑病证;五淋、尿血、尿闭、尿频等泌尿系病证;遗精、阳痿、早泄、白浊等男科病;月经不调、痛经、闭经、崩漏、带下、阴挺、恶露不尽、胞衣不下等妇科病证。

3. 气海

【定位】前正中线上,脐下 1.5 寸。

【主治】虚脱、形体羸瘦、脏气衰惫、乏力等气虚病证;水谷不化、绕脐疼痛、腹泻、痢疾、便秘等肠腑病证;小便不利、遗尿;遗精、阳痿、疝气;月经不调、痛经、闭经、崩漏、带下、阴挺、恶露不尽、胞衣不下等妇科病证。

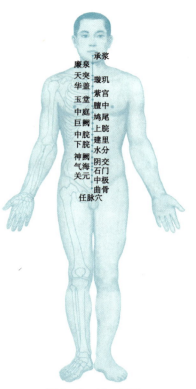

图 2-2-16 任脉

4. 神阙

【定位】脐中央。

【主治】虚脱、中风脱证等元阳暴脱;腹痛、腹胀、腹泻、痢疾、便秘、脱肛等肠腑病证;水肿、小便不利。

5. 中脘

【定位】前正中线上,脐上 4 寸,或脐与胸剑联合连线的中点处。

【主治】胃痛、腹胀、纳呆、呕吐、吞酸、呃逆、小儿疳积等脾胃病证;黄疸;癫狂、脏躁。

6. 膻中

【定位】前正中线上,平第 4 肋间隙,或两乳头连线与前正中线的交点处。

【主治】咳嗽、气喘、胸闷、心痛、噎膈、呃逆等胸中气机不畅的病证;乳少、乳痈、乳癖等乳部疾患。

十五、常用奇穴

1. 四神聪

【定位】在头顶部,当百会前后左右各 1 寸,共 4 穴。

【主治】中风、头痛、眩晕、失眠、癫痫、狂乱;目疾。

2. 印堂

【定位】在额部，当两眉头的中间。

【主治】痴呆、痫证、失眠、健忘；头痛、眩晕；鼻渊、鼻衄；小儿急慢惊风、产后血晕、子痫。

3. 太阳

【定位】在颞部，当眉梢与目外眦之间，向后约1横指的凹陷处。

【主治】头痛；目疾；面瘫。

4. 十宣

【定位】在手十指尖端，距指甲游离缘0.1寸，左右共10穴。

【主治】昏迷，晕厥，高热，中暑，癫痫，癔症；小儿惊厥；咽喉肿痛。

5. 胆囊

【定位】在小腿外侧上部，当腓骨小头前下方凹陷处（阳陵泉）直下2寸。

【主治】急慢性胆囊炎、胆石症、胆道蛔虫症等胆腑病证；下肢麻痹。

任务评价

1. 平脐水平线，距脐中2寸的腧穴是（ ）

   A. 神阙   B. 大横   C. 天枢

   D. 大巨   E. 胃俞

2. 内关穴的定位是（ ）

   A. 腕横纹上5寸，掌长肌腱与桡侧腕屈肌腱之间

   B. 腕横纹上3寸，掌长肌腱与桡侧腕屈肌腱之间

   C. 腕横纹上2寸，掌长肌腱与桡侧腕屈肌腱之间

   D. 腕横纹上1寸，掌长肌腱与桡侧腕屈肌腱之间

   E. 腕横纹中央，掌长肌腱与桡侧腕屈肌腱之间

3. 太冲穴的定位是（ ）

   A. 足背，当第1、2趾间的趾蹼缘上方纹头处

   B. 足背，当第2、3趾间的趾蹼缘上方纹头处

   C. 足背，第1、2跖骨结合部之前凹陷中

   D. 足背，第2、3跖骨结合部之前凹陷中

   E. 内踝前1寸，胫骨前肌腱内缘凹陷中

4. 下列各项中，对百会穴描述不正确的是（ ）

   A. 位于前发际正中直上7寸   B. 可主治神志病证

   C. 可主治头面病证   D. 可治疗气虚下陷诸证

   E. 可用灸法

5. 两乳头之间的骨度分寸是（ ）

   A. 8寸   B. 6寸   C. 12寸

   D. 9寸   E. 10寸

6. 前发际到大椎的骨度分寸是（ ）

A. 14寸 B. 15寸 C. 12寸
D. 13寸 E. 10寸

7. 天突至歧骨的骨度分寸是( )
   A. 6寸 B. 5寸 C. 7寸
   D. 8寸 E. 9寸

8. 在下腹部,前正中线上,脐下4寸是( )
   A. 曲骨 B. 中极 C. 关元
   D. 气海 E. 天枢

9. 在鼻翼外缘中点旁开约0.5寸,当鼻唇沟中是( )
   A. 地仓 B. 迎香 C. 禾髎
   D. 素髎 E. 四白

10. 在腰部,后正中线上,第2腰椎棘突下凹陷中是( )
    A. 命门 B. 腰阳关 C. 大肠俞
    D. 肾俞 E. 腰俞

11. 以两虎口交叉定取列缺,属于( )
    A. 动作标志取穴法 B. 食指同身寸法 C. 简便取穴法
    D. 手指同身寸法 E. 骨度分寸取穴法

12. 足三里的定位是( )
    A. 位于梁丘穴下3寸 B. 位于上巨虚上2寸
    C. 位于犊鼻穴下3寸 D. 位于膝关下3寸
    E. 位于膝阳关下3寸

13. 腕横纹上2寸,掌长肌腱与桡侧腕屈肌腱之间穴位是( )
    A. 内关 B. 外关 C. 神门
    D. 大陵 E. 支沟

14. 在小腿外侧上部,当腓骨小头前下方凹陷处直下2寸的穴位是( )
    A. 胆囊 B. 阳陵泉 C. 阴陵泉
    D. 足三里 E. 上巨虚

15. 第2腰椎棘突下,旁开1.5寸的穴位是( )
    A. 命门 B. 肾俞 C. 大肠俞
    D. 腰阳关 E. 关元

16. 既可以治疗咳嗽,又可以治疗昏迷、癫狂的是( )
    A. 少商 B. 鱼际 C. 尺泽
    D. 太渊 E. 列缺

17. 可以治疗齿痛、口噤、颊肿、口角歪斜等病证的腧穴是( )
    A. 迎香 B. 听宫 C. 地仓
    D. 颊车 E. 攒竹

18. 位于颈部,耳垂后方,乳突下端前方凹陷中的腧穴是( )
    A. 角孙 B. 翳风 C. 听宫

D. 听会 E. 头临泣
19. 下列各组腧穴中,相距1寸的是(　　)
 A. 中极、关元 B. 气海、关元 C. 气海、神阙
 D. 列缺、太渊 E. 曲池、手三里
20. 不属于四神聪主治的病证是(　　)
 A. 头痛 B. 失眠、健忘 C. 癫痫
 D. 眩晕 E. 脱肛

(廖爱妮)

项目三　养生与治则

任务一　养生

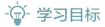

1. 知识目标　掌握中医养生的基本概念、基本原则及在生活起居、情志和饮食调护等方面的护理要求。
2. 能力目标　对接护士资格考试中养生部分的内容，在理解基础上掌握知识点。
3. 素质目标　通过中医养生原则和具体运用的学习，获得对中医传统文化的认同感和自豪感。

任务导入

任务描述：许多老年人感染病毒性肺炎后出现怕冷、全身乏力、走路容易气喘，手足冰冷等后遗症症状。

问题：这类患者在起居、饮食、情绪等方面如何进行中医护理？调护的原则是什么？

学习导航

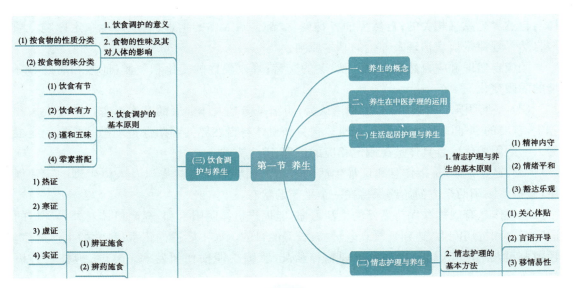

学习内容

养生在中医学中的概念和重要意义,养生是根据人的生命过程规律主动进行物质与精神的身心养护活动。为使护理学生更清晰掌握中医养生学的知识,重点从基本的起居、情志和饮食三个方面进行阐述。

一、养生的概念

早在两千多年前,祖国医学中就已具体地论述了养生保健的问题,积累了系统的理论和丰富的经验。养,即调养、保养、补养之意;生,即生命、生存、生长之意。"养生"指的是根据人的生命过程规律主动进行物质与精神的身心养护活动。

二、养生在中医护理的运用

中医护理是在中医理论的指导下,对疾病病中和病后的患者,通过辨证施护措施,以增强患者体质,提高其对外界环境的适应能力和抗病能力,促进疾病的康复。中医护理应充分理解中医养生原则,指导患者在生活起居、情志护理、饮食宜忌等方面进行自我养护,有助于患者疾病的痊愈和病后的康复。

(一) 生活起居护理与养生

1. 生活起居护理与养生的基本原则

(1) 顺应自然:即"天人相应""天人合一",《灵枢·邪客篇》:"人与天地相应也。"说明人体与自然界是息息相关的;自然界的各种变化,都会对人体的生理、病理产生一定影响。顺应自然界规律是疾病护理及养生的基本原则。

顺应自然即顺应自然界春、夏、秋、冬的交替;昼夜晨昏的变化和气候、地域和居处等环境的阴阳变化。

(2) 平衡阴阳:中国传统养生理论认为,阴阳平衡是人体健康的基本标志。护理疾病和养生,首要的都是调理阴阳,即确保机体自身和机体与自然界的阴阳保持动态的平衡。应根据人的阴阳偏盛偏衰具体情况制定相应的护理、养生方法。

(3) 起居有常:是指作息和日常生活的各个方面要合乎自然界以及人体生理的正常规律,使机体阴阳两个方面始终保持在一个平衡的状态。

起居作息有规律并保持良好的生活习惯,能促进机体阴阳平和、提高机体对外界环境的适应能力和抗病能力,达到延缓衰老、健康长寿的目的。如不能遵循正常、科学的生活规律,轻则引起人体正气虚弱,重则可出现精神紊乱、脏腑功能损伤而发病。葛洪《抱朴子·极言》："定息失时，伤也。"作息起居、日常生活规律有度是保证机体康健的重要条件之一。

（4）劳逸适度：是指合理地安排各种日常活动，包括体力活动、脑力活动和性活动。"常欲小劳，但莫大疲及强所不能堪耳""劳逸中和"，任何活动均应坚持适中有度的原则，不宜太过和不及。一旦出现太过或不及的因素，就会造成人体阴阳失衡的状态，从而导致疾病。劳逸适度对人体健康十分重要。

1）体力活动：人的体力活动包括劳动和运动两个方面，坚持适度的体力活动，可调畅气血、流通血脉、滑利关节，从而增强机体的抗病能力。

《素问·宣明五气篇》指出"五劳所伤……久卧伤气，久坐伤肉，久立伤骨，久行伤筋"。

2）精神活动：一定限度的情志活动包括脑力活动和娱乐等是正常和必要的，经常性合理用脑，不但不会加速衰老，反而可以增强智力，防止脑老化，预防老年痴呆。

情志活动过于激烈或持续时间过久，超出限度，则会引发各种疾病。

3）性活动："节阴阳而调刚柔"要调节房事，做到阴阳和合、刚柔相济。房劳过度，易耗伤肾中精气，中医提倡"惜精""节欲"。

（5）慎避外邪："虚邪贼风，避之有时"是中医护理与养生的一个基本原则。从中医学角度，提倡提高人体的抗病能力，必须有意识地防御和驱除各种污染源。从养生学角度，中医认为邪气伤人有必然性，最好做到让其在体表、体内存留时间最短，不被或少被机体吸收才是保障人体健康的有效方法。

（6）形神共养：人身有"形"有"神"。"形"指形体，包括五脏六腑、四肢百骸、五官九窍等组织器官，是人体的物质器官；"神"是指人的精神意识。形是神的物质基础，神是形的外在表现。形神共养，是指不仅要注意形体的保养，还要注意精神的摄养，使形体强健，精力充沛，身体与精神得到协调发展。

1）养形：主要是指对人的五脏六腑、气血津液、四肢百骸、五官九窍等形体的摄养，以提供良好的医疗、物质条件，加以适当的休息、运动来实现。

2）养神：主要是指对人的精神调养，即通过清静养神、四气调神、修性怡神等方法，保持精神内守、神气清静平和，增强身心健康，达到调神与强身的统一。

2. 生活起居护理与养生的基本方法

（1）环境适宜：包括自然环境和居室环境。

1）自然环境：良好的自然环境，气候适宜，阳光充足，空气清新，水源洁净，景色秀美。如绿色的环境能给人以清洁、舒畅、富有生气的感觉，对人的心理起到调节、镇静作用，有益于人体的新陈代谢活动。空气新鲜，环境美好的山地、海滨、森林、溪流等地方特别能使人与大自然协调一致。

2）居室环境：指通风整洁，适宜的温湿度，适度的光线。保持安静、避免噪声，噪声的刺激常使患者心烦意乱，尤其是心气虚患者常因突然的声响而心悸不已。护理人员应设法消除噪声（不能超过 40～60 分贝）。

保持通风整洁：通风次数和时间，应根据季节和室内空气状况而定；每天至少通风 1～2 次，并切忌对流风（素体虚弱、阳虚、易受风邪侵袭者尤甚）。病室陈设要简单、实用、易清洁、易搬动；病室内定期消毒，保持地面、床、椅等用品的清洁；患者注意个人卫生。

保持温、湿度适宜：室内温度以 18～20℃ 为宜。适宜的温度，可减少身体的消耗。

阳虚、寒证患者或年老体弱者，多恶风畏寒，室温宜稍高；阴虚、热证患者或青壮年，多燥热喜凉室温宜偏低。

湿度以50%~60%为宜。湿度过高，可使汗液蒸发受阻，患者会感到胸闷、困倦、乏力。阴虚、燥证患者，湿度可适当偏高。湿度过低，室内过于干燥，患者会感到口干唇燥、咽喉干痛。阳虚、湿证者，湿度宜偏低。

保持适度的光线：适当的光照给患者在视觉上带来舒适、欢快和明朗的感觉，对康复有利。日光不宜直射患者面部。中午休息时，应拉上窗帘，使光线偏暗，以保证患者午睡。对于感受风寒、风湿、阳虚及里寒证的患者，室内光线宜充足。对于感受暑热之邪侵犯的热证、阴虚及肝阳上亢、肝风内动的患者，室内光线应稍暗。有眼病的患者室内用深色窗帘，避免对眼睛的刺激。

（2）生活规律

1）作息定时：要因时、因地、因人、因病制定不同的作息时间。根据四季变化调整作息时间，顺应自然，能够改善睡眠质量。

春季——晚睡早起：春是万物开始生长之季，天地之气此季开始萌发，故春天的睡眠应该是"夜卧早起"。具体睡眠时间，一般保持在晚上10点半左右入睡即可；早晨要早起，6点左右为宜，这样有利于机体内阳气的生长。

夏季——晚睡早起（睡时最短）：夏季万物处于盛极状态，人体也是如此。随着活力渐入高峰，人清醒的时间也会大大增加，一般夏季睡眠只要五六个小时就可以了。与春季不同的是，因为夏季的白天是一年中最长的，所以睡眠时间应该更晚些，可在11点左右上床，但早起时间不变。

秋季——早睡早起：如果春天的"生"和夏季的"长"做得比较好，那么到了秋季，人体就会达到四季中最平衡的状态。此时的人体状态从夏季时的亢奋转变为秋季时的内敛，因此此季最好早些入睡，每天保持至少8小时的睡眠时间，以利于阴精的收敛；同时要注意早起，以顺应阳气的舒张。

冬季——早睡晚起：冬季主"藏"，此季动、植物多进入冬眠状态，以养精蓄锐，为来年生长做准备。人体也应该顺应自然界的特点而适当减少活动，以免扰动阳气，损耗阴精。这个季节的睡眠要"早卧晚起"，最好做到天明才起。但也不应起得太晚，否则阳气无法舒展升腾，不利于身体的阴阳平衡。

2）睡眠充足："服药千朝，不如独眠一宿"，一般每日睡眠时间不应少于7小时。患者更应增加睡眠和休息时间，重病患者应卧床休息。睡眠不足，易耗伤正气，赖床、昼夜颠倒，可使人精神倦怠、气血郁滞。

3）顺应四时：顺应四时季节，"春夏养阳，秋冬养阴"，昼夜晨昏的阴阳变化，人体也必须与之适应

（二）情志护理与养生

情志是指意识、思维、情感等精神活动。情志护理，主要是通过护理人员的语言、表情、姿势、态度、行为及气质等来影响和改善患者的不良情绪，解除其顾虑和烦恼，从而增强战胜疾病的意志和信心，减轻消除引起患者痛苦的各种不良的情绪和行为，以及由此产生的种种躯体症状，使患者能在最佳心理状态下接受治疗和护理，达到早期康复的目的。

中医认为"善医者先医其心,而后医其身,而后医其未病""怒伤肝,喜伤心,思伤脾,悲伤肺,恐伤肾",在护理患者时应充分关注患者情绪变化,并根据中医五行中藏象学说情绪与五脏的关系理论做出针对性的护理方案。

1. 情志护理与养生的基本原则

(1) 精神内守:是指人们通过对自己的意识思维活动和心理状态进行的自我调节,以达到思想安静、神气内守、心无杂念的状态。

我国历代医家十分重视精神的稳定对人体健康的作用。由于气血是神的物质基础,大量过分地耗散精神,可以使气血损耗,从而产生衰老;神气清净则有利于保持气血充足,可致健康长寿。因此,通过精神内守达到的"神净"为养神要达到的主要目的。

(2) 情绪平和:七情六欲是人之常情,然而情志过激可引起人体气机紊乱,导致各种疾病发生。首先要使人知道少思寡欲、心无杂念是情绪平和的重要保证,还要给患者创造良好的客观条件,避免外界事务对心神的不良刺激,如提供安静的居住环境,避免过强的噪声,养成合理的作息规律等。

(3) 豁达乐观:保持乐观愉快的情绪能使人体的气血调和,脏腑功能正常,从而有益于健康。对于患者来说,不管其病情如何,乐观的心态均可促使其病情好转。反之则可导致病情加重。

2. 情志护理的基本方法

(1) 关心体贴:患者的心理状态异于常人,产生不良情绪,应"视人犹己",同情体谅。注意自身衣着打扮、语言行为态度和病室内外环境,有的放矢,因人施护。

(2) 言语开导:指通过正面的说理,使患者认识到情志对人体健康的影响,从而使患者自觉地调和情志,提高战胜疾病的信心,积极配合治疗,早日康复。

语言开导的方法要针对患者不同的症结,做到有的放矢、动之以情、晓之以理,起到改变患者精神状态与躯体状况的目的。

(3) 移情易性:又称情绪转移法,指通过一定的方法和措施转移或改变患者的情绪及注意力,以消除和改变其不良情绪、习惯或错误认识,使其恢复正常心态及习惯以促进康复。

根据患者的个人兴趣爱好,让其进行适当的交际活动、户外活动,分散患者对疾病的注意力,减轻痛苦和不良情绪。

(4) 情志相胜:"以情胜情法",根据情志与五脏间存在的阴阳五行生克规律,有意识地用一种情志抑制另一种情志,达到淡化,甚至消除不良情绪,使其恢复正常精神状态的情志护理方法。

根据五行生克规律:怒胜思,喜胜忧,思胜恐,悲胜怒,恐胜喜。

(5) 顺情解郁:顺情是指顺从患者的意志、情绪,满足患者合理的心身需要。解郁是指根据患者存在的心理疑虑,通过一定的方法,解除患者对事物的误解、疑惑,尤其是对疾病的错误认识,去掉思想包袱,恢复健康。

患者在患病过程中,情绪多有反常,对此,先顺其情,从其意,有助于心身康健。对于患者心理上的欲望,在护理中应注意分析对待,若是合理的,条件又允许,应尽力满足之所求或所恶,如创造条件以改变其环境,或对其想法表示同情、理解和支持等,但是对那些不切实际的想法、欲望,自然不能一味地迁就和纵容,而应当善意地、诚恳地采用说服教育等方法处理。

对于新入院的患者,往往存在着陌生感和孤独感,他们渴望关怀,得到及时的诊治,此时,应热情为其介绍病室的环境和相关的制度,耐心解答患者的问题,主动为患者讲述相关的医学知识。

危重患者病情急、痛苦大,多缺乏思想准备,易产生悲观和忧伤的情绪,尤须耐心安慰和开导。讲清情志对疾病治疗的影响和利弊,使其消除顾虑,积极配合治疗。

3. 情志的自我调护

(1) 清静养神:静,主要指心静,心无邪思杂念、心态平静。神,是生命活动的主宰,是生命存亡的根本和关键。清静养神,是指采取各种措施使精神不断保持淡泊宁静的状态,不为七情六欲所干扰。

清静养神的方法很多,精神内守为清净养神的主要方法。可以用"意守"的方法将注意力完全专注于机体或外界的某一特定事物或概念,以帮助达到静神的目的。其实清净养神最重要的是调整自己的心态,心态决定状态,凡事要顺自然规律。

(2) 养性修身:"仁者寿",古人把道德和性格修养作为养生的一项重要内容,认为养生和养德是密不可分的,甚至把养性和养德列为摄生首务。

(3) 平和七情:保持积极、乐观、愉快、舒畅的心情,是情志养生的重要方法。

(三) 饮食调护与养生

1. 饮食调护的意义 饮食调护是指在治疗疾病的过程中,或在对健康人的保健方面,进行营养和膳食方面的护理和指导。饮食是维持人体生命活动必不可少的物质基础,是人体五脏六腑、四肢百骸得以濡养的源泉。

我国自古就有"寓医于食""药食同源"之说,把"美食养身"和"防病治病"相互结合,融为一体。食物与中药同源,也同中药一样,具有四气五味和升降沉浮的特性,因而许多食物具有治病、补体的作用。利用饮食调护配合治疗是中医学的一大特色。饮食调护得当,可以缩短疗程,提高疗效。反之,则可以导致病情加重,病程延长,疾病反复,甚至产生后遗症。

2. 食物的性味及其对人体的影响 所谓食物性味,即四气五味。四气是指寒热温凉四种食物属性,五味是指甘酸苦辛咸五种滋味。

(1) 按食物的性质分类:食物的"四气"即寒、热、温、凉"四性"分类。寒和凉同属一种性质,仅是程度上的差异。寒凉食物具有清热、泻火、解毒的作用,医学上常用于热证和阳证的辅助治疗。凡是表现为面红耳赤、口干口苦、渴喜冷饮、小便短赤、大便干结、舌红苔黄燥、脉数等症的患者,均可以选用。

温与热同属一种性质,温热类食物都有温阳、散寒的作用,医学上常用于寒证和阴证的辅助治疗。凡是表现为面色苍白、口淡不渴、或渴喜热饮、畏寒肢冷、小便清长、大便溏泄、舌质淡、脉沉迟等症的患者,均可以使用。

寒凉性食物:具有清热、泻火或解毒的作用,如粮食中的小米、高粱、大麦、赤小豆、绿豆等;温热性的食物,具有温中、祛寒之功效,如糯米、黄米、小麦等甘温食物。平性食物,不偏寒,也不偏热,具有健脾、开胃、补益的作用,适宜于常食久食,一般热证和寒证都可配合食用,尤其对那些身体虚弱,或久病阴阳亏损,或病症寒热错杂,或内有湿热邪气者,较为适宜。

补益类食物:有益气、养血、壮阳、滋阴的功效。据其寒凉温热的不同,分为温补、清补和

3—006

平补三类。①清补类食物：清补即寒性食物，性味寒凉，具有清热、泻火、解毒的作用。此类食物含热量较低，能减缓人体代谢，增进免疫功能，消除慢性炎症，从而增强体质，如鸭、鹅、甲鱼、豆腐、莲子、冰糖等。②温补类食物：一般具有温热性质，有温中、助阳、散寒的功效，适用于阳虚证、寒证或久病体弱，禀赋不足者。热证和阴虚火旺者慎用或禁用，如羊、狗肉、核桃、桂圆等。③平补类食物：所谓"平"，是指此类食物没有明显的寒凉或温热偏性，适用于各类患者，尤其常用于疾病的恢复期，也适用于正常人的补益，如鸡蛋、猪肉、鸡肉、银耳等。

发散类食物：易于诱发旧病（尤其是诱发皮肤疾病）或加重新病的食物称为发散类食物。如禽畜类的猪头、鸡头，蔬菜类的蘑菇、香椿，水产品类的虾、蟹等。

（2）按食物的味分类：食物与药物一样，既有其性，又有其味。食物的性味不同，对人体的作用有明显区别。大而言之，食味有五味：酸、苦、甘、辛、咸。

辛味食物：有发散、行气、通经脉、健胃之功，对于表寒证及气血阻滞病症应注意选用之。但辛味食物多辛香走串，易于助火伤津，耗散阳气。凡气虚自汗，或热病后期，津液亏耗及失血等证，均当慎食。

甘味食物：也就是甜味，补养身体，缓和痉挛，调和性味。绝大多数主食如米、麦、玉米等都是属于甘味。味淡的食物也附属于甘。不利的一面，过食甘甜之物容易引起中满（胃腹饱满闷胀）、泛酸、龋齿等。

酸味食物：可收敛固涩，适用于气虚、阳虚不摄而致的多汗症，以及泄泻不止、尿频、遗精、滑精等症，还能增进食欲，健脾开胃。有弊端，多食酸容易损齿。吃过酸味食物要漱口。

咸味食物：软坚散结、亦能泻下，用于治疗热结、痰核等症。

苦味食物：燥湿、清热、泻实。如：苦瓜，清热、解毒明目。苦味的食物多偏寒，因此阳虚体质，平素怕冷、少气乏力者，最好别去尝试。见表3-1-1。

表3-1-1 食物五味作用与适应证

味	特点	作用	适应证	举例
辛	能行、能散	发散、行气、行血	表证、气滞血瘀证	胡椒温里行气，适用于腹部冷痛、腹胀
甘	能补、能和、能缓	补益、和中、缓急	虚症、痛症	红糖裨益脾胃、止痛，用于脾胃虚寒的胃痛
酸（涩）	能收、能涩	收敛、固涩	虚证多汗、泄泻、尿频、遗精	乌梅涩肠止泻，用于久泻者
苦	能泄、能燥、能坚	泻热、燥湿、坚阴	热证、湿证、气逆等	苦瓜泻热，多用于口苦、口臭、大便干燥等胃肠燥热证
咸	能下、能软	软坚、散结、泻下	热结便秘、瘿瘤等	海藻软坚、消散瘿瘤
淡	能渗、能利	渗湿、利水	水肿、小便不利、湿盛等	薏苡仁渗湿利水，用于脾运失常、水湿内盛的病症

3. 饮食调护的基本原则

（1）饮食有节：所谓饮食有节，是指饮食要有节制，不能随心所欲，要讲究吃的科学和方法。饮食宜定量，饮食不可过饥、过饱，提倡未饱先止，不可暴饮暴食。进食宜定时，一日三餐,按时进食。

(2) 饮食有方:进食宜缓,细嚼慢咽,有助消化。食物宜软硬适中,冷热适宜。食后散步,饭后宜做一些从容缓和的活动,不宜立即卧床休息。饮食宜新鲜,不食腐败不洁食物。

(3) 谨和五味:五味与人体健康息息相关,祖国医学认为,人之饮食,各有适味。五脏各主其味:肝主酸、脾主甘(甜)、心主苦、肺主辛、肾主咸。饮食五味不可太偏,否则易使机体阴阳失调而发病。

正常饮食应以甘味食品为主,兼而其他四味调和口感。气候寒冷或外感风寒时,可适当增加辛热食物,以祛寒解表。气候炎热或患有热性病时,可适当增加一些苦味或寒性食物,以清热降火。饮食中略佐以酸苦味,可开胃消食。饮食中酌加咸味食品有补肾益精的功效。

(4) 荤素搭配:荤素搭配合理,是长寿健康的秘诀之一。而食荤太多,一方面会造成肥胖,使人失去体态美和增加内脏负担;一方面使机体内的胆固醇增高,引起动脉硬化和冠心病等。我们的祖先早在几千年前就认识到了"膏粱厚味,足生大疔"的道理,并指出过多食荤是造成多疾的原因,所以我们要食荤有度,适可而止。

4. 饮食宜忌 疾病有寒热虚实之分,阴阳表里之别。食物也多有偏性,有与病相宜,有与病为害,得宜则补体,为害则成疾。加之患病后所服药物也各具性味,所以,护理疾病强调饮食宜忌是十分重要的。

习惯上,在因某种原因而不宜食用某些食物时,称为"忌口"。饮食宜忌应根据患者的体质、病情、服药、季节、气候和饮食习惯等诸方面的因素综合考虑,总的原则是要有利于健康和疾病的康复。

(1) 辨证施食:病证有寒、热、虚、实之分,食物亦有四性五味之别,在饮食调护中应按病证的性质不同,选择相宜的食品。对于患者的饮食,须根据具体病证加以调配,即辨证配膳。饮食护理与用药治疗同法,当"寒者热之""热者寒之""虚则补之""实则泻之"。总的来说,食物的性味应逆于疾病性质。如虚证应补益,实证宜疏利,寒证宜温热,热证宜寒凉。应注意忌食能够加重病情的食物。

1) 热证:是指机体感受热邪,或阳盛阴虚所引起的一类病证。阳热偏盛,伤阴耗液,故宜清热、生津、养阴,宜食寒凉和平性食物,忌辛辣、温热之品。

2) 寒证:是指机体感受寒邪,或阳虚阴盛所引起的一类病证。阴寒偏盛,阳气亏虚,故宜温里、散寒、助阳,宜食温热性食物,忌寒凉、生冷之品。

3) 虚证:是指阴阳气血亏虚所引起的一类病证,宜补虚益损,食补益类食物。阳虚者宜温补,忌用寒凉;阴虚者宜清补,忌用温热;气血虚者可随病证的不同辨证施食。然虚证患者多脾胃虚弱,进补时不宜使用滋腻、硬固之品,食物以清淡而富有营养为宜。

4) 实证:是指邪气过盛所引起的一类病证,饮食宜疏利、消导。应根据病情,即表里寒热和轻重缓急辨证施食,采取急则治标、缓则治本和标本兼治的总体原则进行饮食调护,一般不宜施补。

5) 外感病证:宜饮食清淡,可食葱、姜等辛温发散之品,忌油腻厚味。

6) 其他:各类血证、阴虚阳亢证、目疾、皮肤病、痔瘘、疮疥、痈疽等病证忌辛热、发散类食物,如葱、蒜、生姜、胡椒、花椒、辣椒、白酒等;肝阳肝风患者忌吃鹅、公鸡、鲤鱼、猪头等;患有各种皮肤病及可能复发的痼疾者,忌食发散类等,以免诱发旧病或加重新病。

（2）辨药施食:即食物的性味应与患者所服药物的性能一致,忌与所服药物的性能拮抗,以免降低药效。如食物与所服药物的性味相同,甚至还可增强药物的效能,加速病情的康复。

（3）因人施食:人的体质有强弱不同,年龄有老少之分,故饮食宜忌也应有区别,如体胖之人多痰湿,宜食清淡、化痰之物,忌肥甘厚腻之品,以免助湿生痰；体瘦之人多阴虚,宜多食滋阴生津、养血补血之物,忌辛辣动火之品,以免伤阴；老年人脾胃虚弱,食宜清淡,忌油腻、硬固、黏腻食物,以免伤及脾胃；妇女妊娠期和哺乳期忌辛辣温燥之食品,以免助阳生火,影响胎儿和乳儿；小儿气血未充,脏腑娇嫩,有应注意饮食的宜忌。

（4）因时施食:四时季节的变化,对人体的生理功能产生不同的影响。因此,饮食宜忌也有所不同。应依据春夏秋冬四季阴阳消长和寒暑变化来调节饮食,以适应自然规律,保持人体阴阳的平衡协调。

春季气候由寒转暖,阳气生发,食宜清润平淡,如百合、甘蔗、香椿、藕、萝卜、黑木耳、莲子等,忌辛辣、耗气之品。

夏季阳气亢盛,天气炎热,食宜甘寒,如白扁豆、绿豆、苦瓜、西瓜、甜瓜等时鲜瓜果蔬菜等,忌温热、生火、助阳之品,并应防过食生冷或不洁食物。

秋季阳收阴长,燥气袭人,食宜滋润收敛,如梨、百合、莲子、藕、胡桃、银耳、芝麻等,忌辛燥温热之品。

冬季阳气潜藏,阴气盛极,最宜温补,如羊肉、狗肉、牛肉、胡桃、桂圆、荔枝、栗子,适量黄酒、白酒等,忌生冷寒凉之品。

（5）特殊忌口:指服用某些药物时有特别的饮食禁忌或某两种食物不宜共食。这些忌口的要求有些是前人医书中记载,有些是约定俗成。如生姜、韭薤不与蜂蜜共食,服人参等滋补药时忌萝卜,服荆芥时忌鱼蟹等。

任务评价

1. 中医学以人体自我恢复能力为依据,强调"辨证论治",主张治疗（　　）
   A. 已病　　　　　　B. 重病　　　　　　C. 小病
   D. 未病　　　　　　E. 中病
2. 中医效法自然,顺时养生的理论依据是（　　）
   A. 阴阳五行学说　　B. 天人合一学说　　C. 庄子的无为学说
   D. 黄老学说　　　　E. 藏象学说
3. 中医认为养生第一难就是（　　）
   A. 名利思想太重　　B. 喜怒不除　　　　C. 声色不去
   D. 滋味不绝　　　　E. 过饥过饱
4. 养身保健的根本目的是（　　）
   A. 延长生命　　　　B. 减少疾病　　　　C. 保持健康,养性延命
   D. 提高生活质量　　E. 预防疾病

5. 下列哪项不是形体生理健康的特征（　　）
    A. 形体壮实　　　　　B. 须发润泽　　　　　C. 牙齿坚固
    D. 记忆良好　　　　　E. 双耳聪明

6. 下列哪项不是方药养生保健的应用原则（　　）
    A. 渐进施药　　　　　B. 顺时选药　　　　　C. 因人用药
    D. 辨证遣药　　　　　E. 多用补药

7. 老年人饮食调养中哪项是错误的（　　）
    A. 品种多样　　　　　B. 每餐要饱　　　　　C. 清淡熟软
    D. 细嚼慢咽　　　　　E. 进食时心情愉悦

8. 老年人运动锻炼应注意下列哪项不适宜（　　）
    A. 加强自我监护　　　　　　　　　　B. 同时进行多种类运动方式
    C. 运动量宜小而缓　　　　　　　　　D. 持之以恒
    E. 因人而异

9. 中医护理饮食调护中符合中医养生原则的做法有（　　）
    A. 脾虚患者应多吃蔬菜水果
    B. 体寒患者应多吃煎炸类食品
    C. 妇女儿童应多吃钙片
    D. 体热患者应多吃冷冻食品
    E. 血虚患者用多吃动物肝脏和菠菜

10. 气血虚弱经常头痛的老年人适宜吃下列哪个菜肴（　　）
    A. 枸杞天麻炖猪脑　　B. 花旗参炖乌鸡　　　C. 雪梨猪肺汤
    D. 枸杞党参炖花胶　　E. 当归羊肉汤

11. 中医养生的三个层次包括（　　）
    A. 养身、养病、养心　　B. 养身、养性、养心　　C. 养病、养性、养心
    D. 养身、养性、养神　　E. 养身、养性、养病

12. 不良心理不包括（　　）
    A. 爱慕心理　　　　　B. 抑郁心理　　　　　C. 贪婪心理
    D. 嫉妒心理　　　　　E. 回归心理

13. 情志护理的基本原则不包括（　　）
    A. 诚挚体贴，全面关心　　B. 有的放矢，因人施护　　C. 注意饮食调配
    D. 清净养神，宁心寡欲　　E. 怡情畅志，乐观愉快

14. 三国演义有"望梅止渴"的典故，延伸至临床的情志护理是属于（　　）
    A. 说理开导　　　　　B. 释疑解惑　　　　　C. 暗示疗法
    D. 发泄解郁　　　　　E. 诱导疗法

15. 春季人体肝气、脾气相对不足，易精神倦怠、嗜睡，应适当控制睡眠时间，起居方面应遵循早睡早起，这符合以下哪个养生原则（　　）
    A. 因时制宜　　　　　B. 因地制宜　　　　　C. 因人制宜
    D. 因病制宜　　　　　E. 修身养性

16. 入秋后,白昼渐短,夜来提前,人身阳气渐内收,阴气渐长,秋季起居方面应遵循(　　)
    A. 早卧早起　　　　　B. 早卧晚起　　　　　C. 晚卧早起
    D. 晚卧晚起　　　　　E. 以上均不对

17. 在四季环境适宜避外邪中哪项不妥(　　)
    A. 春防风　　　　　　B. 夏防热　　　　　　C. 长夏防湿
    D. 秋防燥　　　　　　E. 冬防寒

18. 脾病患者,应忌食下列哪味食物(　　)
    A. 酸　　　　　　　　B. 苦　　　　　　　　C. 甘
    D. 辛　　　　　　　　E. 咸

19. 可以多食辛温升散之品的季节是(　　)
    A. 春季　　　　　　　B. 夏季　　　　　　　C. 长夏
    D. 秋季　　　　　　　E. 冬季

20. "生活有规律,饮食有节制,劳逸相结合"是属于(　　)
    A. 药物预防　　　　　B. 加强锻炼　　　　　C. 起居有常
    D. 调节情志　　　　　E. 劳逸结合

(廖晓林)

任务二　治则

💡 学习目标

1. 知识目标　掌握中医治则的基本概念、基本原则及基本的运用。
2. 能力目标　对接护士资格考试中中医治则部分的内容,在理解基础上掌握知识点。
3. 素质目标　通过中医治则的概念和具体运用的学习,对中医传统文化有更进一步的认识。

🎯 任务导入

任务描述:6床,女,张某,46岁,已婚。

主诉:鼻塞流涕3天。恶寒重,发热轻,无汗,肢节酸痛,鼻塞声重,时流清涕,舌苔薄白而润,脉浮或浮紧。

问题:患者属风寒型感冒,在用药和护理方面需要遵循什么原则? 为什么?

学习导航

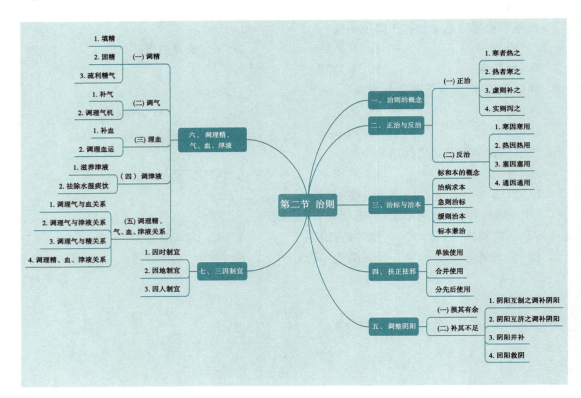

学习内容

中医治则是治疗疾病时必须遵循的法则。治则对临床治疗立法、处方、用药都具有普遍的指导意义。为了护理学生更清晰掌握中医治则的知识,从基本"正治与反治""治标与治本""调理气血津液"和"三因制宜"四个方面进行详细阐述。

一、治则的概念

治则,也称治疗原则,是治疗疾病时必须遵循的法则,是在中医学基本理论指导下,对临床治疗立法、处方、用药具有普遍指导意义的治疗学理论。

治疗原则与治疗方法同属中医学的治疗思想,但两者之间既有联系,又有区别。治则是从整体上把握治疗疾病的规律,以四诊收集的客观资料为依据,对疾病进行全面分析与比较、综合与判断,从而针对不同病情制定对应的原则。例如虚证用补法扶正、实证用泻法祛邪,扶正和祛邪属于治疗疾病的原则。治法则是医生对疾病进行辨证之后,根据辨证结果,在治则的指导下,针对具体病证拟订的直接且有针对性的治疗方法,是对治则的具体体现和实施。如在扶正治则之下,有益气、补血、滋阴、温阳等不同治法;在祛邪治则之下,又有发汗、泻下、清热、祛火等不同治法。

中医学理论体系中最高层次的治疗原则就是"治病求本"。治病求本是指治疗疾病时必须寻求病证的本质，然后针对其本质进行治疗。这是中医学治疗疾病的根本原则，反映了具有最普遍指导意义的治疗规律，是贯穿于整个治疗过程的基本方针，是任何疾病实施治疗时都必须首先遵循的原则。在此原则指导下，治则的基本内容包括以下几个方面。

二、正治与反治

正治与反治，是在"治病求本"根本原则指导下，针对病证有无假象而制定的两种治疗原则，是指所用治法的性质与病证现象之间表现出逆从关系的两种治则，《素问·至真要大论》说："逆者正治，从者反治。"

（一）正治

正治是指逆疾病的证候性质而治的一种最常用的治疗原则。采用与疾病证候性质相反的方药进行治疗，如寒者热之，故又称为"逆治"。适用于疾病的征象与其本质相一致的疾病。常用的正治法主要有以下四种。

1. 寒者热之　寒性病证出现寒象，用温热性质的方药进行治疗，称为"寒者热之"，如表寒证用辛温解表法、里寒证用辛热散寒法等。

2. 热者寒之　热性病证出现热象，用寒凉性质的方药进行治疗，称为"热者寒之"，如表热证用辛凉解表法、里热证用苦寒清热法等。

3. 虚则补之　虚性病证出现虚象，用补益扶正的方药进行治疗，如阳气虚弱证用温阳益气法、阴血不足证用滋阴养血法等。

4. 实则泻之　实性病证出现实象，用攻逐祛邪的方药进行治疗，如痰热壅滞证用清热化痰法、瘀血内阻证用活血化瘀法等。

（二）反治

反治是指顺从疾病外在表现的假象而治的一种治疗法则。其所采用的方药性质与疾病证候中假象的性质相同，故又称为"从治"。常用的反治法有以下几种。

1. 寒因寒用　系指用寒凉性质的药物来治疗具有假寒征象的病证，又称为"以寒治寒"。适用于阳盛格阴的真热假寒证。

2. 热因热用　系指用温热性质的药物治疗具有假热征象的病证，又称为"以热治热"。适用于阴盛格阳的真寒假热证。

3. 塞因塞用　系指用补益的药物治疗具有闭塞不通症状的虚证，又称为"以补开塞"。适用于因体质虚弱、脏腑精气功能减退而出现闭塞症状的真虚假实证。

4. 通因通用　系指用具有通利作用的药物治疗具有通泻症状的实证，又称为"以通治通"。适用于因实邪内阻而出现通泄症状的真实假虚证。

三、治标与治本

（一）标和本的概念

标和本是一个相对的概念，就其在治则中的运用划分：以邪正关系言，则正气为本，邪气为标。就病因与症状言，则病因为本，症状为标。以先后病言，则先病为本，后病为标；原发病为本，继发病为标。就表里病位言，则脏腑病为本，肌表经络病为标。

（二）治病求本

从治病言,总以治本为要务。但是根据疾病过程中的不同阶段、病证先后、矛盾主次和病情有缓急等又有灵活变动。

（三）急则治标

急则治标是指在标症比较急重,可能危及生命或影响本病治疗时,先治其标。如对于大出血病证,不论什么原因引起的,皆应紧急止血以治标,待血止病情稳定后,再审其病因而治其本。

（四）缓则治本

缓则治本是指在标症并不急重时,治标当求其本。如慢性病和急性病恢复期的治疗。

（五）标本兼治

标本兼治当标本并重或标本均不太急时,当标本兼治。如素体气虚,反复外感,标本俱急,治当标本兼顾,治宜益气解表。

四、扶正祛邪

疾病的过程,从邪正关系来说,是正邪斗争的过程。正邪斗争的消长盛衰决定着疾病的发生、发展变化及其转归。因而,治疗疾病的一个基本原则,就是扶助正气,祛除邪气。扶正祛邪,两者相辅相成,相互为用,应用时可有以下几种情况。

1. 单独使用　扶正,适用于纯虚证、真虚假实证,以及正虚邪不盛等,以正虚为矛盾主要方面的病证。祛邪,适用于纯实证、真实假虚证,以及邪盛正不虚等,以邪盛为矛盾主要方面的病证。

2. 合并使用　扶正与祛邪的合并使用,体现为攻补兼施,适用于虚实夹杂的病证。据虚实主次之别,又有扶正兼祛邪、祛邪兼扶正两种情况。

3. 分先后使用　先祛邪后扶正,适用邪盛为主、若扶正则助邪及正虚不甚、邪势方张、正气尚能耐攻者。先扶正后祛邪,适用于正虚为主、机体不能耐受攻伐者。

五、调整阴阳

调整阴阳,系指纠正疾病过程中机体阴阳的偏盛偏衰,损其有余而补其不足,恢复人体阴阳相对平衡的一种治疗原则。主要包括损其有余、补其不足两个方面。

（一）损其有余

损其有余,又称损其偏盛,即"实则泻之",适用于人体阴阳中任何一方偏盛有余的实证。

泻其阳盛对于"阳盛则热"的实热证,运用"热者寒之"的方法,采用寒凉药物以泻其偏盛之阳热。

损其阴盛对于"阴盛则寒"的实寒证,运用"寒者热之"的方法,采用温热药物以消解其偏盛之阴寒。

（二）补其不足

补其不足,又称补其偏衰,即"虚则补之",适用于人体阴阳中任何一方虚衰不足的病证。调补阴阳有以下几个方面的内容。

1. 阴阳互制之调补阴阳　一是滋阴以制阳,对阴虚阳亢的虚热证,采用滋阴的方法以制约阳亢,又称"阳病治阴""壮水之主,以制阳光"。二是扶阳以制阴,对阳虚阴盛的虚寒证,采用扶阳的方法以消退阴盛,又称"阴病治阳""益火之源,以消阴翳"。

2. 阴阳互济之调补阴阳　一是根据阴阳互根的原理,治疗阳气偏衰的虚寒证时,在扶阳剂中适当佐用滋阴药,使"阳得阴助而生化无穷",称为"阴中求阳"。二是根据阴阳互根的原理,治疗阴气偏衰的虚热证时,在滋阴剂中适当佐用扶阳药,使"阴得阳升而泉源不竭",称为"阳中求阴"。

3. 阴阳并补　对于阴阳互损所表现的阴阳两虚证,须分清主次而阴阳双补。一是阳损及阴者,则应在充分补阳的基础上辅以滋阴之剂;二是阴损及阳者,则应在充分滋阴的基础上辅以补阳之品。

4. 回阳救阴　适用于阴阳亡失证。亡阳者,重在益气回阳固脱;亡阴者,又当以益气救阴固脱。

六、调理精、气、血、津液

精、气、血、津液是人体生理活动的物质基础,虽然生理功能有异,但彼此间相互为用。因此,病理上会出现各自的功能失调及互用关系失调,而调理精、气、血、津液就是针对失调所制定的治疗原则。

(一) 调精

1. 填精　填精补髓主要适用于肾精亏虚证。精为病多以亏虚为主,其主要表现为生殖功能低下或不孕不育,生长发育迟缓及气血神的生化不足等。

2. 固精　适用于失精,见滑精、遗精、早泄及精泄不止的精脱证。

3. 疏利精气　适用于精瘀证,常见生殖器脉络阻塞导致的败精、浊精郁结滞留;或肝失疏泄、气机郁滞以致男子不排精之证。

(二) 调气

1. 补气　适用于较单纯的气虚证、补气多为补益脾、肺、肾。

2. 调理气机　一是顺应脏腑气机的升降规律。如脾气主升;肝气疏泄升发;肺胃之气主降。二是调理气机紊乱的病理状态。气滞者宜行气;气逆者宜降气;气陷者宜补气升气;气闭者宜顺气开窍通闭;气脱者宜益气固脱。

(三) 理血

1. 补血　适用于单纯的血虚证。补血以调理脾胃、心、肝、肾等脏腑的功能为主。

2. 调理血运　血瘀者宜活血化瘀;血寒者宜温经散寒行血;血热者宜清热凉血;出血者宜止血,且需根据不同病机而施以清热、补气、活血等法。

(四) 调津液

1. 滋养津液　适用于津液不足证。

2. 祛除水湿痰饮　适用于水湿痰饮证。

(五) 调理精、气、血、津液关系

1. 调理气与血关系　气血之间有着互根互用的关系,气血失调常有气病及血或血病及气的病理变化,导致气血同病。故治疗上需调理两者的关系。

2. 调理气与津液关系　气与津液生理上互用,病理上也常有气虚及津和津伤及气的相互影响,故治疗上需调理两者失常的关系。

3. 调理气与精关系　生理上气能疏利精行,精与气又能互相化生。病理上气滞导致精阻而排出困难,治宜疏利精气;若精亏不化气可致气虚,气虚不化精又可致精亏,治宜补气填精并用。

4. 调理精、血、津液关系　因"精血同源",故精亏者在填精补髓的同时,可补血;而血虚者在补血的同时,也可填精补髓。"津血同源",因而临床常有津血同病而见津血亏少或津枯血燥,治当补血养津或养血润燥。

七、三因制宜

三因制宜,包括因时制宜、因地制宜和因人制宜。

(一) 因时制宜

根据不同季节的天时气候特点,制定适宜的治疗原则,称为"因时制宜"。因时之"时"的含义:一是指自然界的时令气候特点;二是指年、月、日的时间变化规律。如夏季外感病少用辛热发散之品;寒冬外感病慎用寒凉之品。

(二) 因地制宜

根据不同的地域环境特点制定适宜的治疗原则,称为"因地制宜"。我国西北地区气候寒燥,人体腠理闭塞,常多用麻黄、桂枝等辛温发汗力强的解表药,且药量较重;而东南地区气候温暖,人体腠理疏松,故多用荆芥、防风之类微温发汗解表药,且药量也较轻。

(三) 因人制宜

根据患者的年龄、性别、体质等不同特点,制定适宜的治疗原则,称为"因人制宜"。如老年人多虚,治宜补法,若实邪需攻,应兼顾扶正,中病即止;小儿脏腑娇嫩,气血未充,但生机旺盛,患病易虚易实,易寒易热,病情变化快,治疗慎补益、忌峻攻,药量宜轻。男子以肾为先天,治宜在护肾基础上结合具体病机而用药;女子以肝为先天,以血为本,故必须注意经、带、产、胎等不同生理阶段的特点,掌握用药的宜忌。体质弱者,患病多虚或虚实夹杂,治宜补法,忌攻伐,祛邪药量宜轻;体质壮实者,患病多实,攻伐药量可稍重。

任务评价

1. 中医治疗疾病的基本原则是(　　　)

　A. 调整阴阳　　　　　　B. 因地制宜　　　　　　C. 扶正祛邪

　D. 标本缓急　　　　　　E. 治病求本

2. 属于中医治则的是(　　　)

　A. 发汗　　　　　　　　B. 催吐　　　　　　　　C. 攻下

　D. 调和　　　　　　　　E. 扶正

3. 下列属于治则的是(　　　)

　A. 温阳　　　　　　　　B. 利水　　　　　　　　C. 祛痰

　D. 祛湿　　　　　　　　C. 解表

4. 阳气不足之人,慎用寒凉药物,属于的治则是(　　　)

A. 因时制宜   B. 因人制宜   C. 因地制宜
  D. 治病求本   E. 扶正祛邪

5. "用温远温,用热远热"所体现的治则是(　　)
  A. 正治反治   B. 治病求本   C. 因人制宜
  D. 因地制宜   E. 因时制宜

6. 偏阳质当慎用温热之剂所体现的治则是(　　)
  A. 既病防变   B. 治病求本   C. 因人制宜
  D. 因时制宜   E. 因地制宜

7. 属于基本治则的是(　　)
  A. 寒者热之   B. 通因通用   C. 活血化瘀
  D. 调整阴阳   E. 实则泻之

8. 偏阴质者,病后康复调理应注意的是(　　)
  A. 慎用滋腻之品   B. 宜用滋阴养气   C. 宜用酸涩收敛
  D. 宜用大补气血   E. 宜用辛辣厚味

9. 在治病求本指导下的基本治则有(　　)
  A. 锄强扶弱   B. 正治反治   C. 同病异治
  D. 异病同治   E. 早治防变

10. "虚则补之,实则泻之"属于(　　)
  A. 反治   B. 正治   C. 治标
  D. 标本兼顾   E. 以上都不是

11. 邱某,男,54 岁,9 月 16 日初诊。主诉:头痛反复发作 4 年。病史:患高血压病 6 年,近 4 年来经常反复头痛头胀,伴眩晕,心烦易怒,胁痛不适,失眠多梦,口苦,舌质红,苔薄黄,脉沉弦有力。给予患者天麻钩藤饮后缓解,这是使用了以下哪种治则(　　)
  A. 填精   B. 固精   C. 补气
  D. 调气   E. 理血

12. 封某,女,42 岁,干部。2001 年 12 月 12 日初诊。主诉:排便困难反复一年,症状加重一周。病史:一年前因患"子宫肌瘤"术后,身体较虚弱,继而出现排便困难,每 3~5 天,甚至一周才解一次,入院后使用黄芪汤症状消除,请问用药符合以下哪一条治则(　　)
  A. 寒者热之   B. 通因通用   C. 塞因塞用
  D. 调整阴阳   E. 实则泻之

13. 属于中医治则的是(　　)
  A. 发汗   B. 催吐   C. 攻下
  D. 调和   E. 扶正

14. 老年人多虚,治宜补法,若实邪需攻,应兼顾扶正,中病即止,这符合以下哪个原则(　　)
  A. 因时制宜   B. 因地制宜   C. 因人制宜
  D. 因病制宜   E. 修身养性

15. 根据因地制宜原则西北地区、气候寒冷,人体腠理致密,故多用(　　)发汗解表药,且药

量也较（   ）

    A. 辛温, 重　　　　　　B. 甘温, 重　　　　　　C. 辛温, 轻

    D. 甘温, 轻　　　　　　E. 温热, 轻

16. 中气不足, 脾虚不运, 所致的腹胀便秘, 运用补中益气、温运脾阳的治法和护理, 称之为
    （   ）

    A. 热因热用　　　B. 寒因寒用　　　C. 塞因塞用　　　D. 通因通用

17. 患者出现戴阳证, 运用温热护理法, 称之为（   ）

    A. 热因热用　　　B. 寒因寒用　　　C. 塞因塞用　　　D. 通因通用

18. 患者出现热厥证, 运用寒凉护理法, 称之为（   ）

    A. 寒因寒用　　　B. 热因热用　　　C. 塞因塞用　　　D. 通因通用

19. 某些慢性疾病, 常常在气候剧变或季节交换时发作或是加重, 如哮喘、痹病等, 护理时则
    应该在气候或季节交换的时候采取预防措施, 最符合三因制宜中的（   ）

    A. 因人制宜　　　B. 因地制宜　　　C. 因时制宜　　　D. 因病制宜

20. 抽搐患者, 在缓解期间应设法消除出现抽搐的原因, 只有这样, 患者才能彻底痊愈, 此种
    护理法, 最符合"标本"治疗和护理中的（   ）

    A. 急则治标　　　　　　B. 缓则治本　　　　　　C. 标本同治

    D. 治病求本　　　　　　E. 先标后本

（廖晓林）

项目四　药物、饮食疗法与护理

任务一　药物疗法与护理

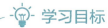 学习目标

1. 知识目标　掌握常用中药的性能、中药煎煮法及护理。熟悉内服药和外用药的护理，了解方剂配伍原则和常用剂型。
2. 能力目标　对接护士资格考试中药物疗法及护理部分的内容，在理解基础上掌握知识点，具有常用中药及常用方剂的应用能力。
3. 素质目标　通过对药物疗法及护理的学习，获得对中医传统文化的认同感和自豪感。

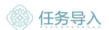 任务导入

任务描述：中医药的专家在针对治疗病毒性肺炎方面，提出了"清肺排毒汤"，由麻杏石甘汤、射干麻黄汤、小柴胡汤、五苓散4个经典伤寒论的处方所组成，对外有风寒或者外有寒湿，体内有瘀热、湿浊造成的瘀热等情况，具有较好的缓解作用。

问题：想一想什么症状的患者可以服用"清肺排毒汤"？就煎药方法及服药注意事项进行分析指导。

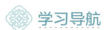 学习导航

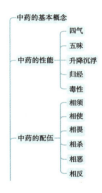

中医护理——教学一体化工作页

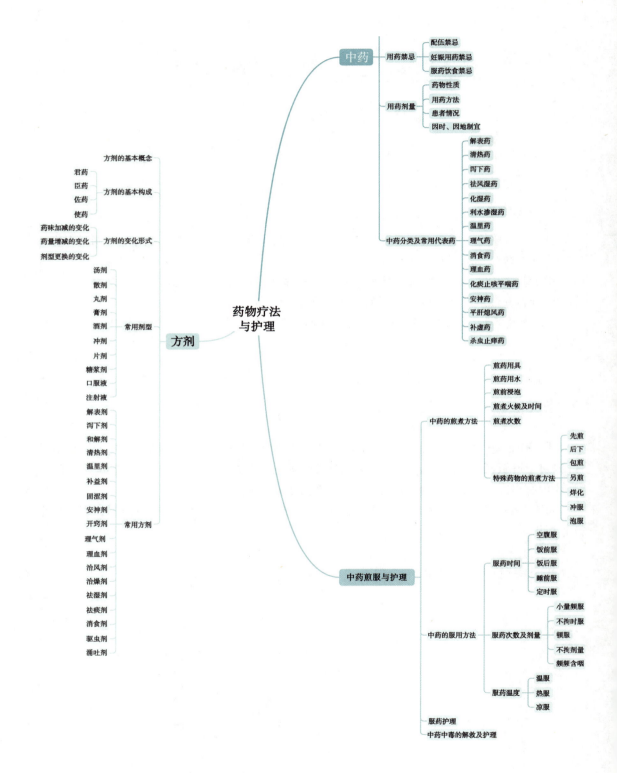

4—002

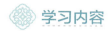 学习内容

我国有着产量丰富、种类繁多的天然药物资源,经过长期的医疗实践,古代医家又学会将几种药物配合起来,经过煎煮制成汤液,形成最早的方剂。本任务通过以培养综合护理实用职业能力为本位,以岗位需要为前提,突出技能培养。在内容上根据中药与方剂间的内在联系,将护理教育与中药、方剂学和护理学专业特点紧密结合,不仅强调了中药、方剂学基础知识,更注重在临床的合理应用及用药安全和护理,使护理专业的学生通过学习,掌握临床常用中药和方剂合理使用的知识和技能,为将来走上工作岗位,更好地履行职责,保证患者用药安全打下坚实的基础。

一、中药

(一)中药的基本概念

中药,是指在中医药理论指导下认识和应用的药物,为中国传统中医特有药物,由于来源于植物药类药材居多,故又称"本草"。中药按加工工艺分为中成药、中药材,有着独特的理论体系和应用形式,在中华民族历史长河的实践证明中药在预防、治疗、诊断疾病及康复与保健方面起着重大作用。

(二)中药的性能

1. 四气　指寒、热、温、凉四种不同的药性,称四性。中医学认为,人体阴阳的偏盛、偏衰容易引起疾病的发生,以此产生病症的或寒或热的表现。四气反映了药物对人体阴阳盛衰、寒热变化的作用倾向,是由药物作用于人体所产生的不同反应和所获得的不同疗效而总结出来的,它与所治疗疾病的性质是相对而言的。一般来说,具有清热解毒、凉血解毒等作用的药物性属寒凉,如黄芩、板蓝根;具有温里散寒、补火助阳等作用的药物性属温热,如附子、干姜;药物寒热性质不明显者,如甘草、山药等属平性药。

2. 五味　是指药物有辛、甘、酸、苦、咸五种不同的味道,其不仅标示了药物味道的真实反映,更是提示了药物作用的基本特征。

辛:"能散、能行",具有发散、行气、行血的作用。通常解表药、行气药、活血药多具辛味。因此辛味药多用治表证及气血阻滞之证。如麻黄发散风寒、木香行气除胀、红花活血化瘀等。

甘:"能补、能和、能缓",具有补益、和中、调和药性和缓急止痛的作用。通常滋养补虚、调和药性及制止疼痛的药物多具有甘味。甘味药多用治正气虚弱、身体诸痛及调和药性、中毒解救等方面。如人参大补元气,熟地滋补精血,饴糖缓急止痛,甘草调和药性,绿豆能解药食中毒等。

酸:"能收、能涩",具有收敛、固涩的作用。一般固表止汗、敛肺止咳、涩肠止泻、固精缩尿、固崩止带的药物多具有酸味。酸味药多用治体虚多汗、肺虚久咳、久泻肠滑、遗精遗尿、崩带不止等证。如五味子固表止汗,乌梅敛肺止咳,五倍子涩肠止泻,山茱萸涩精止遗等。

苦:"能泄、能燥、能坚",即具有清泄火热、泄降气逆、通泄大便、燥湿、坚阴等作用。故清热泻火、下气平喘、降逆止呕、通利大便、清热燥湿、苦温燥湿、泻火存阴的药物多具有苦味。

苦味药多用治热证、火证、喘咳、呕恶、便秘、湿证、阴虚火旺等证。如黄芩、栀子清热泻火,杏仁、葶苈子降气平喘,半夏、陈皮降逆止呕,大黄、枳实泻热通便等。

咸:"能下、能软",即具有泻下通便、软坚散结的作用。咸味药多用治大便燥结、瘰疬痰核、瘿瘤、症瘕痞块等症。如芒硝泻热通便,海藻、牡蛎消瘰散瘿,鳖甲、土鳖虫软坚消症等。

此外,淡味附于甘,具有渗湿利水的作用,多用治水肿、脚气、小便不利之证。如薏苡仁、通草、灯芯草、茯苓、猪苓、泽泻等。涩,与酸味药的作用相似,多用治虚汗、泄泻、尿频、遗精、滑精、出血等证。如莲子固精止带,乌贼骨收涩止血等。

3. 升降沉浮 升降浮沉反映药物作用的趋向性,用来说明药物的作用和性质。归纳来说,凡升浮的药物,都能向上、向外;如升阳、发表、散寒、催吐等作用的药物,药性都是升浮的。凡沉降的药物,都能向下、向内;如清热、泻下、利水、收敛、平喘、止呃等作用的药物,药性都是沉降的。

升降沉浮与性味有着一定的关系,药性升浮的药物大多具有辛甘之味和温热之性,如麻黄、桂枝、黄芪之类;药性沉降者大多具有酸苦咸涩和寒凉之味,如大黄、芒硝、黄檗之类。古人亦认为花、叶、皮、枝等质轻药物多数升浮,而种子、果实、矿物、贝壳等质重者多数沉降。此外,特殊的炮制方法还能改变药性,如酒炒能升,盐炒能降,姜炒能散,醋炒能收敛。

4. 归经 指药物作用的定位,即药物作用的部位。它反映药物对机体的选择性作用,归是作用的归属,经是脏腑经络的概称。如龙胆草能归胆经,说明它有治疗胆病症的功效;藿香能归脾、胃二经,说明它有治疗脾胃病症的功效。

5. 毒性 是指药物对机体的损害性。中药对疾病能起到预防治疗作用,但中药的毒性反应也能损害人体,导致生理功能的紊乱,甚至危及生命。因此我们需加强对中药毒性反应的认识。有毒药物的治疗剂量与中毒剂量比较接近或相当,容易引起中毒反应,而无毒药物也并非不会引起中毒反应。使用时,一定要注意牢牢掌握安全剂量和使用方法。另外,还可通过必要的炮制、配伍、制剂等环节,减轻或消除其有害作用,以保证用药安全。

(三) 中药的配伍

中药的配伍是指有目的地按病情需要和药性特点,有选择地将两味以上药物配合同用。前人把单味药的应用同药与药之间的配伍关系称为药物的"七情"。"七情"的提法首见于《神农本草经》。除单行者外,其余六个方面都为配伍关系。

1. 相须 即性能功效相类似的药物配合应用,可以增强原有疗效。如石膏与知母配合,能明显增强清热泻火的治疗效果;大黄与芒硝配合,能明显增强攻下泻热的治疗效果;全蝎与蜈蚣同用,能明显增强止痉定搐的作用。

2. 相使 即在性能功效方面有某些共性,或性能功效虽不相同,但是治疗目的一致的药物配合应用,而以一种药为主,另一种药为辅,能提高主药疗效。如黄芪与茯苓配合时,茯苓能提高黄芪补气利水的治疗效果;黄连配木香治湿热泄利、腹痛里急,以黄连清热燥湿、解毒止为主,木香调中宣滞、行气止痛,可增强黄连治疗湿热泻的效果。

3. 相畏 即一种药物的毒性反应或不良反应,能被另一种药物减轻或消除。如生半夏和生南星的毒性能被生姜减轻或消除,所以说生半夏和生南星畏生姜。

4. 相杀 即一种药物能减轻或消除另一种药物的毒性或不良反应。如生姜能减轻或消除生半夏和生南星的毒性或不良反应,所以说生姜杀生半夏和生南星的毒。

5. 相恶　即两药合用,一种药物能使另一种药物原有功效降低,甚至丧失。如人参恶莱菔子,因莱菔子能削弱人参的补气作用。

6. 相反　即两种药物合用,能产生或增强毒性反应或不良反应。如"十八反""十九畏"中的若干药物,见"用药禁忌"。

(四) 用药禁忌

1. 配伍禁忌　指药物配伍应用后会产生毒性反应或不良反应,严重时会危及生命安全。目前医药界共同认可的配伍禁忌,有"十八反"和"十九畏"。

十八反:甘草反大戟、芫花、甘遂、海藻;乌头反贝母、瓜蒌、半夏、白蔹、白及;藜芦反人参、丹参、沙参、苦参、玄参、细辛、芍药。

十九畏:硫黄畏朴硝,水银畏砒霜,狼毒畏密陀僧,巴豆畏牵牛,丁香畏郁金,牙硝畏三棱,川乌、草乌畏犀角,官桂畏赤石脂,人参畏五灵脂。

2. 妊娠用药禁忌　妊娠禁忌药是指妇女妊娠期除中断妊娠、引产外,禁忌使用或须慎重使用的药物。

禁用类:大多是毒性较强,或峻泻、破瘀、走窜等药性猛烈的药物,如斑蝥、巴豆、牵牛、大戟、商陆、甘遂、芫花、水蛭、虻虫、干漆、三棱、莪术、麝香之类。

慎用类:大多是能祛瘀通经、破气行滞、辛热滑利动胎的药物,如桃仁、红花、牛膝、蒲黄、大黄、芒硝、附子、干姜、肉桂、枳实、冬葵子、瞿麦之类。不论禁用、慎用的药物,在没有特殊必要时,都应避免使用。

3. 服药饮食禁忌　是指服药期间对某些食物的禁忌,又称"忌口"。一般而言忌食生冷、辛热、油腻、腥膻、有刺激性的食物。此外根据病情不同,饮食也有禁忌,见表4-1-1。

表4-1-1　不同病情的饮食禁忌

病情	饮食禁忌
热性病	辛辣、油腻、煎炸类食物
寒性病	生冷
胸痹患者	肥肉、脂肪、动物内脏及烟、酒
肝阳上亢、头晕目眩、烦躁易怒等	胡椒、辣椒、大蒜、酒等辛热助阳之品
脾胃虚弱	油炸黏腻、寒冷固硬、不易消化食物
疮疡、皮肤病患者	鱼、虾、蟹等腥膻发物及辛辣刺激性食物

(五) 用药剂量

剂量,即药剂的用药量,一般指单位药的成人内服一日用量,也可指在方剂中药与药之间的相对剂量。根据我国对中药生药计量换算,即1公斤=1000g,为方便配药,现按以下规定的近似值经行换算,即1两(16位制)=30g,1钱=3g,1分=0.3g,1厘=0.03g。临床上用药的剂量根据药物性质、用药方法、患者情况和四时气候等方面确定。

1. 药物性质　药材质优力强者,用量宜小,反之,质次力不足者用量可大。根据药材质地、气味选择剂量,如花叶类、干品气味浓厚作用峻猛的药物用量宜轻;金石、贝壳质类、鲜品气味平淡作用缓和的药物用量宜重。此外,应注意有毒药物要严格控制剂量,不可超出安全剂量范围。

2. 用药方法　单味药和在方中做主药时,用量宜稍大,复方应用或作辅助药时剂量宜小;入汤剂时用量宜大,入丸、散剂时用量宜小。

3. 患者情况　一般来说,小儿、老人、体弱、久病、病重者用量宜轻,青壮年、体强、新病、病轻者用量宜大。5岁以下小儿用药量为成人1/4,6～15岁为成人用量1/2,16岁以上可用成人量。

4. 因时、因地制宜　夏季发汗解表药及辛温大热药不宜多用,冬季苦寒降火药用量宜轻。

(六) 中药分类及常用代表药

1. 解表药　凡以发散表邪、解除表证为主要作用的药物,称为解表药,又称发表药。大多性味辛散,入肺经,能促进肌表发汗,使表邪随汗出而解。

适应证:治疗外感表证。

分类:发散风寒药、发散风热药,见表4-1-2。

表4-1-2　解表药

发散风寒药		
性味多属辛温,辛以发散,温可祛寒,故以发散风寒为主要作用,又称辛温解表药,主要用于外感风寒证		
代表药	性味及功用	注意事项
麻黄	性味:辛、微苦,温 功效:发汗解表,宣肺平喘,利水消肿 临床应用:风寒表实证、咳喘实证、风水水肿	表虚自汗及阴虚盗汗、咳喘由于肾不纳气的虚喘者慎用
桂枝	性味:辛、甘,温 功效:发汗解肌,温经通络,通阳化气 临床应用:外感风寒表证、寒凝血滞痹症、胸痹、痰饮、水肿及心动悸、脉结代	温热病、阴虚阳盛及血热妄行、月经过多者忌用
其他	紫苏、羌活、独活、荆芥、防风、细辛、香薷、白芷	
发散风热药		
性味多属辛凉,辛以发散,凉可祛热,故以发散风热为主要作用,又称辛凉解表药,主要用于外感风热证		
代表药	性味及功用	注意事项
薄荷	性味:辛,凉 功效:疏散风热,清利头目,透疹解毒 临床应用:外感表证、目赤头痛、风疹瘙痒、胸闷胁痛	气虚多汗者不宜使用,阴虚内热者慎用
其他	牛蒡子、桑叶、菊花、柴胡、葛根、升麻、木贼	

2. 清热药　凡以清解里热为主要作用的药物,称为清热药。清热药的药性寒凉,具有清热泻火、燥湿、凉血、解毒及清虚热等功效。

适应证:用于表邪已解、里热炽盛,而无积滞的里热病证,如外感热病、高热烦渴、温热泻痢、温毒发斑、痈肿疮毒及阴虚发热等。

分类:清热泻火药、清热燥湿药、清热解毒药、清热凉血药、清虚热药,见表 4-1-3。

表 4-1-3　清热药

清热泻火药		
性味多属苦寒或甘寒,以清热泻火为主要功效。主要用于大热、大渴、大汗、脉洪大有力的气分实热证,以及肺热喘咳、胃火牙痛、肝火目赤等证。		
代表药	性味及功用	注意事项
石膏	性味:辛、甘,大寒 功效:清热泻火,除烦止渴,收敛生肌 临床应用:气分实热证、肺热喘咳、胃火牙痛、湿疹	脾胃虚寒者慎用
其他	知母、芦根、天花粉、淡竹叶、栀子、夏枯草、决明子、青葙子	
清热燥湿药		
性味多属苦寒,寒能清热,苦以燥湿,故有清热燥湿及泻火解毒的作用。主要用于湿热蕴结所致的黄疸、泻痢、带下、淋痛、热痹,以及实火热毒引起的目赤、咽肿、疮痈、疔毒等证		
代表药	性味及功用	注意事项
黄芩	性味:苦,寒 功效:清热燥湿,泻火解毒,止血,安胎 临床应用:用于湿温暑湿,黄疸泻痢,热淋,肺热咳嗽,咽喉肿痛,血热出血证,胎动不安	脾胃虚弱、食少便溏者慎用
其他	黄连、黄檗、龙胆草、苦参、白鲜皮、椿皮	
清热解毒药		
性味多为苦寒之品,于清热泻火之中兼有解毒散结的作用。主要用于实火热毒所致的痈肿疔毒、喉痹痄腮、目赤咽痛、斑疹丹毒、热毒血痢、肺痈肠痈,以及蛇虫咬伤、肿瘤等证		
代表药	性味及功用	注意事项
金银花	性味:甘,寒 功效:清热解毒,疏散风热 临床应用:用于疮痈疔肿,外感风热,温病初起,热毒血痢	脾胃虚寒或气虚疮疡脓稀者慎用
其他	连翘、蒲公英、紫花地丁、大青叶、板蓝根、青黛、鱼腥草、红藤、败酱草、马齿苋、鸦胆子、白头翁、穿心莲、白花蛇舌草	
清热凉血药		
性味多苦寒或咸寒,主要用于营分和血分等实热证,如热入营分所致舌绛、身热心烦,甚则神昏谵语;热入血分,扰乱心神,热盛迫血,吐血斑疹,甚则发狂等症以及血热出血等		
代表药	性味及功用	注意事项
生地黄	性味:甘、苦,寒 功效:清热凉血,养阴生津 临床应用:用于热入营血证,吐血衄血,便血崩漏,热病口渴等	脾虚湿滞、腹满便溏者不宜使用
其他	玄参、牡丹皮、赤芍、紫草、水牛角	

续 表

清虚热药		
性味多寒凉,主要用于清虚热、退骨蒸。适用于骨蒸潮热、低热不退、舌红绛、脉细数等虚热证		
代表药	性味及功用	注意事项
青蒿	性味:苦、辛、寒 功效:退虚热、凉血、解暑、截疟 临床应用:用于阴虚发热,骨蒸潮热,热病伤阴,夜热早凉,疟疾,暑热外感	脾胃虚弱、肠滑者忌服
其他	地骨皮、银柴胡、胡黄连	

3. 泻下药 凡能通利大便,甚则腹泻的药物称为泻下药。泻下药具有泻下通便、消除胃肠积滞、清导实热、攻逐瘀血、排除水饮等功效。

适应证:用于大便不通、宿食停滞、瘀血停滞、实热内结、寒积或水饮停蓄等里实证。

分类:攻下药、润下药、峻下逐水药,见表4-1-4。

表4-1-4 泻下药

攻下药		
性味多为苦寒之品,既能通便,又能泻热,攻下力较强。主要用于高热不退、腹满胀痛、大便不通的里实热证,以及火毒内盛所致的目赤肿痛、咽肿口疮、疮痈疔毒、血热吐衄等证		
代表药	性味及功用	注意事项
大黄	性味:苦,寒 功效:泻下攻积,清热泻火,止血,祛瘀,解毒作用 临床应用:实热便秘,湿热泻痢,黄疸,淋病,水肿腹满,小便不利,目赤,咽喉肿痛,口舌生疮,胃热呕吐,吐血,咯血	脾胃虚弱者慎用,妇女妊娠、月经期、哺乳期忌服
其他	芒硝、番泻叶、芦荟	
润下药		
性味甘平,有滑利大肠、润燥通便的功效。因其作用缓和,部分药物兼有润养之功,故常用于年老、久病、产后津血亏虚引起的肠燥便秘		
常用药	火麻仁、郁李仁	
峻下逐水药		
性味多苦寒有毒,作用猛烈,多有毒性,能引起强烈腹泻,使大量水湿痰饮之邪由大便排出,有峻下逐水之功。主要用于胸腹积水、痰饮积聚、喘满气促、肺气壅实、二便不通、脉沉有力、形气俱实的水肿痰饮实证		
常用药	甘遂、京大戟、红大戟、芫花、牵牛子、商陆、千金子、巴豆、泽漆、狼毒、腹水草	不可久服,体虚者慎服,孕妇忌服

4. 祛风湿药 凡祛除风寒湿邪,治疗风湿痹证为主的药物,称为祛风湿药。性味多辛香苦燥,有止痹痛、通经络、强筋骨的作用。

适应证:风湿痹痛,关节不利肿大,筋脉拘挛、半身不遂、腰膝酸软等症,见表4-1-5。

表 4-1-5 祛风湿药

代表药	性味及功用	注意事项
独活	性味：辛、苦，微温 功效：祛风湿，止痹痛，解表 临床应用：风寒湿痹，风寒表证及表证挟湿，少阴头痛	阴虚血燥者不宜用
其他	威灵仙、川乌、秦艽、防己、独一味、路路通、桑寄生、狗脊、鹿衔草	

5. 化湿药　凡气味芳香，性偏温燥，具有运脾化湿为主要作用的药物，称为化湿药。本品有化燥除湿，舒畅气机，健运脾胃、开胃等功效。

适应证：适用于湿浊内阻，脾为湿困，运化失常所致的脘腹痞满、食少体倦、呕吐泛酸、大便溏薄、舌苔白腻，或湿热困脾之口干多涎等证，见表 4-1-6。

表 4-1-6 化湿药

代表药	性味及功用	注意事项
藿香	性味：辛，微温 功效：化湿，解暑，止呕 临床应用：湿滞中焦，暑湿、湿温初起、呕吐	阴虚血燥者忌服
其他	苍术、厚朴、砂仁、白豆蔻、佩兰、草果	

6. 利水渗湿药　凡能通利水道，渗泄水湿，治疗水湿内停病症的药物，称利水渗湿药。本类药物作用趋向偏于下行，具有利水消肿、利尿通淋、利湿退黄等功效。

适应证：适用于水肿、小便不利、淋证、黄疸、湿疮、泄泻、带下、湿温等水湿内停引起的病症。

分类：利水消肿药、利尿通淋药、利湿退黄药，见表 4-1-7。

表 4-1-7 利水渗湿药

利水消肿药		
性味甘淡平，有利水消肿作用。主要用于水湿内停之水肿、小便不利，以及泄泻、痰饮等证		
代表药	性味及功用	注意事项
茯苓	性味：甘、淡、平 功效：利水渗湿，健脾宁心 临床应用：水肿，痰饮，脾虚泄泻，心悸，失眠	虚寒精滑者忌服
其他	猪苓、泽泻、薏苡仁、赤小豆、冬瓜皮	
利尿通淋药		
性味多苦寒，或甘淡寒，能清利下焦湿热，以利尿通淋为主要作用。主要用于小便短赤、热淋、血淋、石淋及膏淋、小便浑浊等证		
常用药	车前子、滑石、木通、通草、地肤子、海金沙、石韦	

续　表

利湿退黄药	
性味多苦寒,主入脾、胃、肝经。以利湿退黄为主要作用,适用于湿热黄疸,也可用于湿疮、湿疹、湿温等湿邪为患病症	
常用药	茵陈、金钱草、虎杖、积雪草

7. 温里药　凡以温里祛寒,治疗里寒证为主的药物,称温里药,又称祛寒药。具有温里散寒、温经止痛功效,个别药物可助阳、回阳。

适应证:里寒证,尤其是里寒实证,症见脘腹冷痛、呕吐泄泻、畏寒肢冷、面色苍白、舌淡苔白等,见表4-1-8。

表4-1-8　温里药

代表药	性味及功用	注意事项
附子	性味:辛、甘,大热。有毒 功效:回阳救逆,补火助阳,散寒止痛 临床应用:亡阳证,阳虚证,寒痹证	阴虚阳亢及孕妇忌用。因本品有毒,内服须炮制。若内服过量,或炮制、煎煮方法不当,可引起中毒
其他	肉桂、干姜、吴茱萸、丁香、小茴香、花椒	实热证、阴虚火旺、津血亏虚者忌用,孕妇及天气炎热时慎用

8. 理气药　凡以梳理气机、消除气滞或气逆证为主要作用的药物,称为理气药,又称行气药。性味多辛苦温而芳香,具有疏理气机的功效。

适应证:用于治疗脾胃气滞所致脘腹胀痛、嗳气吞酸、恶心呕吐、腹泻或便秘等;肝气郁滞所致胁肋胀痛、疝气疼痛、乳房胀痛、月经不调等;肺气壅滞所致胸闷胸痛、咳嗽气喘等,见表4-1-9。

表4-1-9　理气药

代表药	性味及功用	注意事项
陈皮	性味:辛、苦,温 功效:理气健脾,燥湿化痰 临床应用:脾胃气滞证,呕吐、呃逆证,湿痰、寒痰咳嗽,胸痹证	陈皮不宜与半夏、南星同用,不宜与温热香燥之品合用
其他	青皮、枳实、木香、香附、乌药、沉香、川楝子	气阴不足者慎用

9. 消食药　凡以消食导滞、促进消化,主治饮食积滞的药物,称为消食药。消食药多味甘性平,具有消食化积,以及健脾开胃、和中之功效。

适应证:因宿食停留、饮食不消所致之脘腹胀满、嗳腐吞酸,恶心呕吐,不思饮食,大便失常,以及脾胃虚弱、消化不良等证,见表4-1-10。

表 4-1-10 消食药

代表药	性味及功用	注意事项
山楂	性味：酸、甘、微温 功效：消食化积，行气散瘀 临床应用：肉食积滞证，泻痢腹痛，瘀阻肿痛	脾胃虚弱而无积滞或胃酸分泌过多者慎用
其他	神曲、麦芽、莱菔子、鸡内金	

10. 理血药　凡能调理血分、治疗血分疾病的药物，统称理血药。血分疾病分为血虚、血热、出血、血瘀四类，治法有补血、凉血、止血、活血化瘀。以下介绍止血药和活血化瘀两类，余下补血药和凉血药在补益药与清热药罗列，不再重复，见表 4-1-11。

表 4-1-11 理血药

止血药
凡以制止体内外出血的药物，称为止血药。根据药性寒、温、敛、散，故有凉血止血、化瘀止血、收敛止血、温经止血之功效，其可用于各种出血病症，如咯血、咳血、吐血、衄血、便血、尿血、崩漏、紫癜及创伤出血等。部分药物可用于血热、血瘀及中焦虚寒等证

代表药	性味及功用	注意事项
三七	性味：甘、微苦，温 功效：化瘀止血，消肿定痛 临床应用：体内外各种出血证，跌打损伤，瘀血肿痛	孕妇慎用
其他	大蓟、小蓟、地榆、白茅根、茜草、蒲黄、五灵脂、白及、仙鹤草、血余炭、藕节	

活血化瘀药
凡以通畅行血、消散瘀血为主要功效的药物，称为活血化瘀药。该药类性味多辛苦，有活血化瘀之功，还可有止痛、调经、疗伤、消症等作用。适于一切瘀血阻滞之证，遍及内、外、妇、儿、伤等各科

代表药	性味及功用	注意事项
川芎	性味：辛，温 功效：活血行气，祛风止痛 临床应用：血瘀气滞痛证，头痛，风湿痹痛，肢体麻木	阴虚火旺，多汗，热盛及无瘀之出血证和孕妇慎用
其他	延胡索、郁金、乳香、没药、丹参、红花、桃仁、益母草、牛膝	

11. 化痰止咳平喘药　凡能祛痰或化痰，治疗痰证为主要作用的药物，称为化痰药；以制止或减轻咳嗽和喘息为主要作用的药物，称为止咳平喘药。因化痰药常兼止咳、平喘作用；而止咳平喘药又常兼化痰作用，且病证上痰、咳、喘三者相互兼杂，故将化痰药与止咳平喘药合并一起介绍。

本类药物多辛、苦或甘味，药性寒凉或温热，具有宣肺降气、化痰止咳、平喘等作用。

适应证：外感或内伤引起的痰饮阻肺、肺失宣降的痰多咳嗽或肝风所致眩晕、癫痫、惊厥、中风、瘿瘤、瘰疬、阴疽流注、麻木肿痛等病症。

分类：温化寒痰药、清化热痰药、止咳平喘药，见表 4-1-12。

表 4-1-12 化痰止咳平喘药

代表药	性味及功用	注意事项
川贝母	性味:甘、苦,微寒 功效:清热化痰,润肺止咳,散结消肿 临床应用:肺热、肺燥及阴虚咳嗽,瘰疬,乳痈,肺痈,疮痈	寒痰、湿痰不宜用。反乌头
其他	半夏、天南星、白附子、白芥子、浙贝母、瓜蒌、竹茹、苦杏仁、紫苏子、百部、款冬花、枇杷叶	

12. 安神药　凡以安定神志、治疗神志失常病证为主的药物,称为安神药。安神药多以矿石、贝壳或植物种子入药,其中矿石、贝壳类有重镇安神作用,植物种子类药物多有养心安神作用。

适应证:心神不宁、惊悸、失眠、健忘、多梦及惊风、癫痫、癫狂等神志异常的病症。

分类:重镇安神药、养心安神药,见表 4-1-13。

表 4-1-13 安神药

代表药	性味及功用	注意事项
朱砂	性味:甘,寒,有毒 功效:镇心安神,清热解毒 临床应用:心神不宁,心悸,失眠,惊风癫痫,疮疡肿毒,咽喉肿痛,口舌生疮	本品有毒,内服不可过量;忌火煅
其他	磁石、龙骨、琥珀、酸枣仁、首乌藤、远志、合欢皮	

13. 平肝熄风药　凡以平肝潜阳或熄风止痉为主,治疗肝阳上亢或肝风内动病证的药物,称平肝熄风药。具有平肝潜阳、熄风止痉及镇静安神等作用。

适应证:肝阳上亢、头晕目眩、肝风内动、痉挛抽搐。

分类:平抑肝阳药、熄风止痉药,见表 4-1-14。

表 4-1-14 平肝熄风药

代表药	性味及功用	注意事项
羚羊角	性味:咸,寒 功效:平肝熄风,清肝明目,清热解毒 临床应用:肝风内动,惊痫抽搐;肝阳上亢,头晕目眩;肝火上炎,目赤头痛;温热病壮热神昏,热毒发斑	
其他	石决明、牡蛎、代赭石、牛黄、钩藤、天麻、全蝎、蜈蚣	

14. 补虚药　凡能补充人体气血阴阳虚衰,改善脏腑功能,增强体质,提高抗病能力,以治疗虚证为主的药物,称为补虚药,又称补益药。

适应证:气虚、阳虚、血虚、阴虚等。

分类:补气药、补阳药、补血药、补阴药,见表 4-1-15。

表 4-1-15 补虚药

补气药		
性味以甘温或甘平为主,能补益脏腑之气,增强机体活动能力,适用于脾气虚或肺气虚等证		
代表药	性味及功用	注意事项
人参	性味:甘、微苦,平 功效:大补元气,补脾益肺,生津,安神益智 临床应用:元气虚脱证,脉微欲绝的危重证候;肺、脾、心、肾气虚证;热病气虚津伤口渴及消渴证;心悸,失眠,健忘	宜文火另煎分次兑服,不宜与藜芦同用
其他	西洋参、党参、黄芪、白术、山药、大枣、甘草	
补阳药		
性味多温热,能补助一身之元阳,从而消除或改善全身阳虚诸证。适用于肾阳不足,畏寒肢冷,腰膝酸软,性欲淡漠,阳痿早泄,精寒不育或宫冷不孕,尿频遗尿;脾肾阳虚,脘腹冷痛或阳虚水泛之水肿;肝肾不足,精血亏虚之眩晕耳鸣,须发早白,筋骨痿软或小儿发育不良,囟门不合,齿迟行迟;肺肾两虚,肾不纳气之虚喘以及肾阳亏虚,下元虚冷,崩漏带下等证		
代表药	性味及功用	注意事项
鹿茸	性味:甘、咸,温 功效:壮肾阳,益精血,强筋骨,调冲任,固带脉,托疮毒 临床应用:肾阳不足导致的阳痿早泄,宫寒不孕,尿频,头晕耳鸣,腰膝酸痛;小儿发育不良,囟门过期不合,齿迟、行迟;冲任虚寒,带脉不固的崩漏、带下过多;疮疡就溃不敛	阴虚阳亢,血分有热,肺胃有火等热病均忌服
其他	肉苁蓉、淫羊藿、杜仲、续断、补骨脂、益智仁、蛤蚧、菟丝子	
补血药		
性味甘温质润,适用于各种血虚证。症见面色苍白或萎黄,唇爪苍白,眩晕耳鸣,心悸怔忡,失眠健忘,或月经延期,量少色淡,甚则闭经,舌淡脉细等证		
代表药	性味及功用	注意事项
当归	性味:甘、辛,温 功效:补血,活血,调经,止痛,润肠 临床应用:用于血虚,月经不调,痛经,经闭,跌打损伤,风湿痹症引起的痛证;痈疽疮疡;血虚肠燥便秘	湿盛中满、大便溏泄者忌服
其他	熟地黄、何首乌、白芍、阿胶、龙眼肉	
补阴药		
性味以甘寒为主,均可补阴,亦有润燥和清热之效,分别主治五脏阴虚证		
代表药	南沙参、北沙参、麦冬、石斛、黄精、枸杞子、龟甲、鳖甲	

15. 杀虫止痒药 凡以攻毒疗疮、杀虫止痒为主要作用的药物,称为杀虫止痒药。本类药物以外用为主,兼可内服。具有解毒杀虫、消肿定痛等功效。

适应证:主要适用于某些外科皮肤及五官科病证,如疮痈疔毒,疥癣,湿疹及虫蛇咬伤,肿瘤等,见表 4-1-16。

表 4－1－16　杀虫止痒药

代表药	性味及功用	注意事项
雄黄	性味:辛,温。有毒 功效:解毒,杀虫 临床应用:痈肿疔疮,湿疹,虫蛇咬伤,虫积腹痛	孕妇忌服。忌火煅,煅烧后可成为砒霜
其他	硫黄、白矾、蛇床子、土荆皮、大蒜、炉甘石	

二、方剂

(一) 方剂的基本概念

方剂是在辨证审因确定治法之后,选择合适的药物,酌定用量,按照组方结构的要求,妥善配伍而成的。方指药方、处方,剂指调配、调和,即药物按一定的规矩和方法组合成方。

(二) 方剂的基本构成

方剂是在中医理论的指导下,辨证审因、决定治法之后,选择适当的中药,按组方原则,酌定用量、用法,妥善配伍而成,其组方必须应符合严密的基本结构,即"君、臣、佐、使"的组方形式。

1. 君药　即针对主病或主证起主要治疗作用的药物。

2. 臣药　有两种意义:①辅助君药加强治疗主病或主证作用的药物;②针对重要的兼病或兼证起主要治疗作用的药物。

3. 佐药　有三种意义:①佐助药,即配合君、臣药加强治疗作用,或直接治疗次要兼证的药物;②佐制药,即消除或减弱君、臣药的毒性,或能制约君、臣药峻烈之性的药物;③反佐药,即病重邪甚,可能拒药时,配用与君药性味相反而又能在治疗中起相成作用的药物,以防止药病格拒。

4. 使药　有两种意义:①引经药,即能引领方中诸药至特定病所的药物;②调和药,即具有调和方中诸药作用的药物。

(三) 方剂的变化形式

方剂在临证运用时,不可拘泥成方,应根据患者体质、年龄、气候、水土差异及病情变化灵活变化。

1. 药味加减的变化　主证、基本病机及君药不变,随着次要症状或兼证的不同,为适应新的病情需要,而改变次要药物,即"随证加减"。

2. 药量增减的变化　在主药不变的情况下,根据症状、病机的不同而改变药物的用量比例,或更换药物主次关系,药力的大小和治疗范围会随之发生变化,主治和功用也会有相应改变。

3. 剂型更换的变化　同一方剂,如若用药、用量完全相同,而剂型不同,作用也会有区别。主要表现为药力大小与作用缓急及在主治病情上的轻重缓急之分。如汤剂多用于急证和重证,丸剂多用于缓证和轻证。

(四) 常用剂型

方剂的剂型,是指方剂组成以后,根据病情与药物的特点制成一定的形态。中医方药的剂型对于临床治疗效果有密切关系,每一剂型都有其特点及使用范围。临床使用中,可根据不同的病情和不同药物性质,选择合适的剂型。常用剂型见表4-1-17。

表4-1-17 方剂常用剂型

剂型	形式	特点
汤剂	药物加水或酒浸泡后,煎煮一定时间,去渣取汁,制成液体剂型。主要供内服,亦可外用,如洗浴、熏蒸等	具有吸收快、药效发挥迅速的特点,可根据病情变化随症加减
散剂	将药物粉碎、混合均匀,制成粉末状制剂,分内服、外用两类。内服散剂量小末细者可直接吞服,量大末粗者以水煎取汁服。外用散剂一般外敷,粉末较细,掺散疮面或患病部位	制作简便,吸收较快,节省药材,便于服用及携带
丸剂	药物研成细粉或药材提取物,加水、蜜、酒、醋、药汁等适宜的黏合剂制成球形的固体剂型	吸收较慢,药效持久,节省药材,便于服用与携带。适用于慢性、虚弱性疾病
膏剂	药物用水或植物油煎熬去渣而制成的剂型,有内服和外用两种	内服膏剂有滋润补益作用,体积小、含量高、便于服用,一般用于慢性虚弱性患者;外用膏剂,常用作痹症或跌打损伤外贴之用
酒剂	将药物用白酒或黄酒浸泡,或加温隔水炖煮,去渣取液,供内服或外用	具有活血通络的特点,常在祛风通络和补益剂中使用
冲剂	将药材提取物加适量赋形剂或部分药物细粉制成的干燥颗粒状或块状制剂,用时开水冲服	作用迅速、体积较小、服用方便
片剂	将药物细粉或药材提取物与辅料混合压制而成的片状制剂	用量准确,体积小,服用方便,适于携带
糖浆剂	将药物煎煮、去渣取汁、浓缩后,加入适量蔗糖制成的浓蔗糖水溶液	具有味甜量小、服用方便、吸收较快等特点
口服液	将药物用水或其他溶剂提取,经精制而成的内服液体制剂	剂量较少、吸收较快、服用方便、口感适宜
注射液	将药物经过提取、精制、配制等制成的灭菌溶液、无菌混悬液,供皮下、肌内、静脉、穴位等注射的一种制剂	剂量准确、药效迅速,适于急救、不受消化系统影响

(五)常用方剂

1. 解表剂 凡以解表药为主组成,具有发汗、解肌、透疹等作用,以治疗表证的方剂,称为解表剂,属"八法"中的"汗法"。凡风寒所伤或温病初起,及麻疹、疮疡、水肿、痢疾等病初起时,症见恶寒发热,头身疼痛,无汗或有汗,苔薄白,脉浮等表证者,见表4-1-18。

表 4-1-18 解表剂

分类	适用	症状	代表方
辛温解表剂	风寒表证	恶寒发热,头身疼痛,无汗或有汗,鼻塞流涕,咳喘,苔薄白,脉浮紧或脉浮缓等	麻黄汤、桂枝汤、九味羌活汤、小青龙汤
辛凉解表剂	风热表证或温病初起	发热,微恶风寒,头痛,咽痛,咳嗽,口渴,舌尖红,苔薄黄,脉浮数等	银翘散、桑菊饮、麻黄杏仁石膏甘草汤
扶正解表剂	身体虚弱又复感外邪的病证	恶寒发热,无汗,头痛,鼻塞,咳嗽,气短懒言,苔白脉弱等	败毒散、参苏饮、麻黄附子细辛汤

2. 泻下剂 凡以泻下药为主组成,具有通导大便,排除胃肠积滞,荡涤实热,或攻逐水饮、寒积等作用,治疗里实证的方剂,统称为泻下剂,属"八法"中的"下法"。适用于胃肠积滞,实热内结,脘腹胀痛,或脏腑有寒凝积滞,或水饮内停引起的严重水肿,胸腹积水体质壮实者,或虚、实便秘,见表 4-1-19。

表 4-1-19 泻下剂

分类	适用	症状	代表方
寒下剂	里热积滞实证	里热积滞实证。症见大便秘结,腹部胀满疼痛,苔黄厚,脉实等	大承气汤、小承气汤、大黄牡丹汤
温下剂	里寒积滞实证	大便秘结,脘腹胀满,腹痛喜温,手足不温,甚或厥冷,脉沉紧等	大黄附子汤、温脾汤
润下剂	肠燥津亏,大便秘结证	热秘:大便干结,小便短赤,舌苔黄燥,脉滑实;虚秘:症见大便秘结,小便清长,面色青白,腰膝酸软,手足不温,舌淡苔白,脉迟	麻子仁丸、五仁丸、济川煎
逐水剂	水饮壅盛于里的实证	胸胁引痛或水肿腹胀,二便不利,脉实有力等	十枣汤、舟车丸
攻补兼施剂	里实正虚之大便秘结证	脘腹胀满,大便秘结兼气血阴津不足	黄龙汤

3. 和解剂 凡具有和解少阳、调和肝脾、调和肠胃等作用,治疗伤寒邪在少阳、肝脾不和、肠胃不和的方剂,统称为和解剂,属"八法"中的"和法",见表 4-1-20。

表 4-1-20 和解剂

分类	适用	症状	代表方
和解少阳剂	伤寒邪在少阳的病症	寒热往来,胸胁苦满,默默不欲饮食,心烦喜呕,口苦咽干目眩,脉弦等	小柴胡汤、大柴胡汤、蒿芩清胆汤
调和肝脾剂	肝脾不和证	胁肋胀闷,脘腹疼痛,嗳气吞酸,脉弦或手足不温,或腹痛,或泄利下重,脉弦等	四逆散、逍遥散、痛泻要方
调和肠胃剂	肠胃不和之寒热错杂、虚实夹杂、升降失常证	心下痞满,恶心呕吐,肠鸣下利,舌苔腻而微黄	半夏泻心汤

上篇 理论篇

4. 清热剂 凡以清热药为主组成,具有清热、泻火、凉血、解毒等作用,治疗里热证的方剂,统称为清热剂,属"八法"中的"清法",见表4-1-21。

表4-1-21 清热剂

分类	适用	症状	代表方
清气分热剂	热在气分证	壮热面赤,烦渴,汗出恶热,脉洪大有力等	白虎汤、竹叶石膏汤
清营凉血剂	热入营分、血分证	前者可见身热夜甚,神烦少寐,时有谵语,斑疹隐隐,舌绛而干,脉细数;后者可见出血、发斑、神昏、谵语、舌绛、脉数等	清营汤、犀角地黄汤
清热解毒剂	瘟疫、火毒及疮疡疔毒等证。	大热烦躁,口燥咽干,谵语神昏,或吐衄发斑,或痈疡疔毒,小便黄赤,舌红苔黄,脉数有力等	黄连解毒汤、凉膈散、普济消毒饮
清脏腑热剂	火热证候	不同脏腑邪热偏盛,而产生的不同火热证表现	导赤散、龙胆泻肝汤、苇茎汤、清胃散
清虚热剂	热病后期,邪伏阴分,阴液已伤证	夜热早凉,热退无汗,舌红苔少,脉细数;或因肝肾阴虚,症见骨蒸潮热、盗汗面赤、久热不退	青蒿鳖甲汤、清骨散
清热祛暑剂	夏日感受暑邪所致的多种疾病	恶寒发热,头重身痛,无汗,腹痛吐泻,胸脘痞闷,舌苔白腻,脉浮	香薷散、清暑益气汤、六一散

5. 温里剂 凡以温热药为主组成,具有温里助阳、散寒通脉作用,治疗里寒证的方剂,统称为温里剂,属"八法"中的"温法",见表4-1-22。

表4-1-22 温里剂

分类	适用	症状	代表方
温中祛寒剂	中焦虚寒证	脘腹作痛,脘痞食少,喜温喜按,呕吐,大便稀溏,畏寒肢冷,口不渴,舌淡苔白滑,脉沉细无力等	理中丸、小建中汤、吴茱萸汤
回阳救逆剂	阳气衰微,阴寒内盛,甚或阴盛格阳、戴阳的危重病证	四肢厥逆,恶寒蜷卧,神衰欲寐,甚或冷汗淋漓,脉微欲绝等	四逆汤、回阳救急汤
温经散寒剂	阳气虚弱,营血不足,寒邪凝滞经脉证	手足厥寒,或肢体痹痛,或肌肤麻木不仁等,舌淡苔白,脉沉细或细而欲绝等	当归四逆汤、黄芪桂枝五物汤

6. 补益剂 凡以补益药为主组成,具有补益人体气血阴阳等作用,治疗各种虚证的方剂,统称为补益剂,属"八法"中的"补法",见表4-1-23。

表4-1-23 补益剂

分类	适用	症状	代表方
补气剂	脾肺气虚证	倦怠乏力,少气懒言,动则气促,面色萎白,食少便溏,舌淡苔白,脉虚弱等	四君子汤、参苓白术散、补中益气汤

4—017

续　表

分类	适用	症状	代表方
补血剂	血虚证	头晕目眩,心悸失眠,面色无华,唇甲色淡,脉细等	四物汤、归脾汤、当归补血汤
气血双补剂	气血两虚证	面色无华,头晕目眩,心悸失眠,食少倦怠,气短懒言,舌淡,脉虚细无力等	八珍汤、炙甘草汤
补阴剂	阴虚证	头晕耳鸣,腰膝酸软,盗汗遗精,骨蒸潮热,口燥咽干,舌红少苔,脉沉细数等	六味地黄丸、大补阴丸、一贯煎
补阳剂	阳虚证	面色苍白,形寒肢冷,腰膝酸痛,下肢软弱无力,小便不利或小便频数,尿后余沥,男子阳痿早泄,女子宫寒不孕,舌淡苔白,脉沉细等	肾气丸、右归丸
阴阳双补剂	阴阳两虚证	头晕目眩,腰膝酸软,阳痿遗精,畏寒肢冷,午后潮热等	地黄饮子、龟鹿二仙胶

7. 固涩剂　凡以固涩药为主组成,具有收敛固涩作用,治疗气、血、精、津滑脱散失之证的方剂,统称为固涩剂,见表 4-1-24。

表 4-1-24　固涩剂

分类	适用	症状	代表方
固表止汗剂	体虚卫外不固,阴液不能内守而致的自汗、盗汗	自汗,夜卧更甚,心悸惊惕,短气烦倦,舌淡红,脉细弱等	牡蛎散
敛肺止咳剂	久咳肺虚、气阴耗伤证	咳嗽、气喘、自汗、脉虚数等	九仙散
涩肠固脱剂	脾肾虚寒所致之泻痢日久,滑脱不禁的病症	泻痢无度、滑脱不禁,甚至脱肛坠下,脐腹疼痛,喜温喜按,倦怠食少,舌淡苔白、脉迟细等	真人养脏汤、四神丸
涩精止遗剂	肾虚所致的遗精滑泄,尿频、遗尿等症	遗精滑泄,腰痛耳鸣,舌淡苔白,脉细弱等	金锁固精丸、桑螵蛸散、缩泉丸
固崩止带剂	妇女血崩或漏血不止及带下淋漓等症	猝然血崩或月经过多,或漏下不止,色淡质稀,头晕肢冷,心悸气短,神疲乏力,腰膝酸软,舌淡,脉微弱等	固冲汤、固经丸、易黄汤

8. 安神剂　凡以安神药为主组成,具有安神定志作用,治疗神志不安病症的方剂,统称为安神剂,见表 4-1-25。

表 4-1-25　安神剂

分类	适用	症状	代表方
重镇安神剂	心肝阳亢,热扰心神证	心烦神乱、失眠多梦,惊悸怔忡,或胸中懊恼,舌尖红,脉细数等	朱砂安神丸、珍珠母丸、磁珠丸
滋养安神剂	阴血不足,心神失养证	虚烦不眠,心悸怔忡,健忘多梦,舌红少苔等	天王补心丹、酸枣仁汤

9. 开窍剂　凡以芳香开窍药为主组成,具有开窍醒神作用,治疗窍闭神昏证的方剂,统称为开窍剂,见表4-1-26。

表4-1-26　开窍剂

分类	适用	症状	代表方
凉开剂	温热邪毒内陷心包的热闭证	高热、神昏、谵语,甚或厥逆等	安宫牛黄丸、紫雪、至宝丹
温开剂	中风、中寒、气郁、痰厥等属于寒邪痰浊内闭之证	突然昏倒,牙关紧闭,不省人事,苔白脉沉等	苏合香丸、玉枢丹

10. 理气剂　凡以理气药为主组成,具有行气或降气作用,治疗气滞或气逆证的方剂,统称为理气剂,属"八法"中的消法。见表4-1-27。

表4-1-27　理气剂

分类	适用	症状	代表方
行气剂	气机郁滞证	脾胃气滞证见脘腹胀痛,嗳气吞酸,呕恶食少,大便失常等。肝郁气滞证见胸胁胀痛,或疝气痛,或月经不调,或痛经等	越鞠丸、枳实薤白桂枝汤、半夏厚朴汤、天台乌药散
降气剂	肺胃气逆不降证	喘咳、呕吐、嗳气、呃逆等	苏子降气汤、定喘汤、旋覆代赭汤、橘皮竹茹汤

11. 理血剂　凡以理血药为主组成,具有活血祛瘀或止血作用,治疗血瘀或出血病证的方剂,统称为理血剂,见表4-1-28。

表4-1-28　理血剂

分类	适用	症状	代表方
活血祛瘀剂	血瘀证	胸腹疼痛、半身不遂、妇女经闭、痛经外伤瘀肿等有瘀血内停证	桃仁承气汤,血府逐瘀汤、温经汤、生化汤
止血剂	出血证	吐血、咳血、便血、尿血、崩漏等	十灰散、咳血方、小蓟饮子

12. 治风剂　凡以辛散祛风或熄风止痉药为主组成,具有疏散外风或平息内风等作用,治疗风病的方剂,统称为治风剂,见表4-1-29。

表4-1-29　治风剂

分类	适用	症状	代表方
疏散外风剂	外风所致病症	头痛、风疹、口眼㖞斜、关节疼痛等;风邪着于肌肉、筋骨、关节所致的关节疼痛、麻木不仁、屈伸不利等	川芎茶调散、大秦艽汤、牵正散、消风散
平息内风剂	脏腑功能失调所致内风病症	高热不退、抽搐惊厥或眩晕、猝然昏倒,口眼㖞斜、半身不遂等	羚角钩藤汤、镇肝熄风汤、天麻钩藤饮、大定风珠

13. 治燥剂　凡以轻宣辛散或甘凉滋润药为主组成，具有轻宣外燥或滋阴润燥等作用，治疗燥证的方剂，统称为治燥剂，见表4-1-30。

表4-1-30　治燥剂

分类	适用	症状	代表方
轻宣外燥剂	外感凉燥或温燥之证	恶寒无汗，咳嗽痰稀，鼻塞咽干，苔白脉弦	杏苏散、桑杏汤、清燥救肺汤
滋阴润燥剂	脏腑津伤液耗所致的内燥证	大便秘结，口渴，舌干红，脉细数或沉而无力	增液汤、麦门冬汤、百合固金汤

14. 祛湿剂　凡以祛湿药为主组成，具有化湿利水、通淋泄浊等作用，治疗水湿病证的方剂，统称为祛湿剂，属"八法"中的"消法"，见表4-1-31。

表4-1-31　祛湿剂

分类	适用	症状	代表方
燥湿和胃剂	湿浊内阻，脾胃失和证	脘腹痞满，嗳气吞酸，呕吐泄泻，食少体倦等	平胃散、藿香正气散
清热祛湿剂	外感湿热，或湿热内郁，或湿热下注证	湿温、黄疸、霍乱、热淋、痢疾、痿痹等证	茵陈蒿汤、八正散、三仁汤
利水渗湿剂	水湿壅盛证	水肿、泄泻等	五苓散、猪苓散、防己黄芪汤
温化寒湿剂	阳虚不能化水或湿从寒化证	痰饮、水肿等	苓桂术甘汤、真武汤、实脾散
祛风胜湿剂	风湿在表或风湿侵袭痹阻经络证	头痛身重，腰膝顽麻痛痹等证	羌活胜湿汤、独活寄生汤

15. 祛痰剂　凡以祛痰药为主组成，具有消除痰涎作用，治疗各种痰病的方剂，统称为祛痰剂，属"八法"中的"消法"，见表4-1-32。

表4-1-32　祛痰剂

分类	适用	症状	代表方
燥湿化痰剂	湿痰证	咳嗽痰多，痰滑易咯，恶心呕吐，胸膈痞闷，肢体困重，或头眩心悸，舌苔白滑或腻，脉滑等	二陈汤、温胆汤、茯苓丸
清热化痰剂	热痰证	咳吐黄痰，咯吐不利，舌红苔黄腻，脉滑数，以及由痰热所致的胸痛、眩晕、惊痫等	清气化痰丸、小陷胸汤
润燥化痰剂	燥痰证	咳嗽呛急，咯痰不爽，涩而难出，咽喉干燥疼痛，苔白而干	贝母瓜蒌散
温化寒痰剂	寒痰证	咳吐白痰，胸闷脘痞，畏寒肢冷，舌苔白滑，脉弦滑	苓甘五味姜辛汤、三子养亲汤
化痰息风剂	内风夹痰证	眩晕头痛，甚则昏厥，不省人事，舌苔白腻，脉弦滑	半夏白术天麻汤

16. 消食剂 凡以消食药为主组成,具有消食健脾或化积导滞作用,治疗食积停滞的方剂,统称为消食剂,属"八法"中的"消法",见表 4-1-33。

表 4-1-33 消食剂

分类	适用	症状	代表方
消食化滞剂	食积内停之证	脘腹痞满胀痛,嗳腐吞酸,恶食呕逆,或大便泄泻,舌苔厚腻,脉滑	保和丸、枳实导滞丸
健脾消食剂	脾胃虚弱,食积内停之证	脘腹痞满,不思饮食,面黄体瘦,倦怠乏力,大便溏薄等	健脾丸、枳实消痞丸

17. 驱虫剂 凡以安蛔、驱蛔药物为主组成,用于治疗人体消化道寄生虫病的方剂,统称为驱虫剂。代表方剂:乌梅丸。

18. 涌吐剂 凡以涌吐药物为主组成,具有涌吐痰涎、宿食、毒物等作用,用于治疗痰厥、食积、误食毒物的方剂,统称为涌吐剂,属"八法"中的"吐法"。代表方剂:瓜蒂散。

三、中药煎服与护理

(一) 中药的煎煮方法

1. 煎药用具 煎煮中药最好用陶瓷器具中的砂锅、砂罐,因其化学性质稳定,不易与药物成分发生化学反应,并且导热均匀,保暖性能好,其他可用白色搪瓷器具或不锈钢锅。煎药忌用铁、铜、铝等金属器具,因金属元素容易与药液中的中药成分发生化学反应,可能使疗效降低,甚至会产生毒性和不良反应。

2. 煎药用水 煎药的用水现在多选用自来水、井水、蒸馏水等,以水质洁净新鲜为佳,但不宜使用热水,否则会影响药效。也要注意熬煮中药的水量要合适,加水不要过量,一般用水量为将药物平铺器具压平后高出 2~3 厘米为宜。若质地坚硬、黏稠或需久煎的药物,加水量可稍多;质地疏松,或有效成分易于挥发,或需短时间煎煮的药物,则加水量可略少,水面刚刚淹没药物即可。煎煮中药期间要避免中途加水,以免影响药物的功效。

3. 煎前浸泡 中药煎煮前需要用冷水浸泡一段时间,使中药中的化学成分在水中析出,然后进行充分的化学反应,从而达到有效的治疗效果。尤其是对于矿物质类或者贝壳类药物,如果不进行浸泡,其中的有效成分比较难以析出,难以发挥药物的治疗功效。大部分药物通常浸泡 20~30 分钟。特殊的药材需浸泡时间略有不同,如花、叶、细茎等质地松散的药物,浸泡半小时;块根、根茎、种子、果实等质地坚硬的药物,浸泡 1 小时;而矿物、动物、介壳类药物,浸泡时间需更长。但要留意浸泡时间不宜过久,特别是夏季,以免药物变质。

4. 煎煮火候及时间 煎药要以先武(大)火后文(小)火的原则进行煎药。解表药和其他芳香性药物须用武火快速煎煮,再改用文火维持 10~15 分钟即可。矿物类、骨角类、贝壳类以及补益类药,要用文火煎煮 40~60 分钟。通常情况下,一般汤剂头次煎 20~30 分钟,二次煎煮 15~25 分钟。

5. 煎煮次数 一般来说,一剂中药可煎煮 2~3 次,再往下,药物中的有效成分将大大减少,故临床常用"两煎法"。每剂药取约 200 mL 服用,小儿减半。

6. 特殊药物的煎煮方法 见表 4-1-34。

表 4-1-34　特殊药物的煎煮方法

煎煮法	目的	具体操作
先煎	一是为了增加药物的溶解量;二是为了降低或缓解药物的毒性,充分发挥其疗效;三是为了洁净药液	对矿物类、介壳类、动物的甲、骨、角及质地坚硬的药物,应先煎15~30分钟,再放入其他药物同煎;对于久煎能缓解毒性的药物,要先煎约30分钟
后下	减少因药物煎煮时间过久所造成的药物有效成分散失	气味芳香,含挥发性成分的药物,一般在汤剂煎好前5分钟入煎,然后煎4~5分钟即可
包煎	减少对咽喉及消化道的不良刺激;防止药液混浊、药汁不易煎出	把粉末状或细小的植物种子,或带有绒毛的药物用纱布袋包好,再放入锅内煎煮
另煎	某些贵重药,为了尽量保存其有效成分,减少同煎时被其他药物吸收	如人参、西洋参、羚羊角、鹿茸等应切成小片,加水文火煎煮30~60分钟,服时兑入药液内
烊化	凡胶体、膏类、糖类、黏性大而易溶的药物,防止同煎时易粘锅煮焦,且黏附其他药,影响有效成分溶解	应于其他药煎好之后,置于去渣的药液中微煮或趁热搅拌,使之溶解
冲服	减少贵重药品或成分不受破坏	将散剂、丹剂、小丸、自然汁,以及某些贵重、不耐高热而又难溶于水的药物,不需煎煮,用汤液或开水冲服即可
泡服	对于含有挥发油,容易出味,用量又少的药物,简单易出味	可用开水半杯,或将煎好的一部分药液趁热浸泡(须加盖,以减少挥发)后服用

(二)中药的服用方法

1. 服药时间　中药服药时间要根据个人的胃肠状况、病情需要及药物特性来确定。一般分为空腹、饭前、饭后、睡前、定时、不拘时服以及清晨、午前、傍晚服用等,见表4-1-35。

表 4-1-35　服药时间

时间	特点	代表药物
空腹服	空腹服药就是在饭前半小时或饭后2小时服药。此时服药可避免药物与食物相混合,迅速进入肠中,发挥药效	峻下逐水药、驱虫药和泻下药
饭前服	一般饭前半小时到1小时服用。有利于药物迅速进入小肠消化吸收	补虚药和治疗胃肠疾病药物
饭后服	一般饭后半小时到1小时服用。减少药物对胃的刺激	健胃消食药或对胃肠刺激性药物
睡前服	睡前30分钟至1小时服用	安神药、涩精止遗药和缓下剂
定时服	发病前某时服用	截疟药

2. 服药次数及剂量　中药一般是一副汤剂每天分2次温服,早、晚各服1次,或一天3次,分早、中、晚各服1次,但根据病情,有的一天只服1次,有的一天需服几次,有的又可以煎汤来代替茶饮。特殊服用方法见表4-1-36。

表 4－1－36　特殊服药方法

特殊服用方法	要求
小量频服	呕吐患者或小儿服汤药,可适当增加次数,少量多次服用
不拘时服	急性病,热性病不定时服用
顿服	病情紧急者,可一次一煎,大量顿服
不拘剂量	对发汗、泻下、催吐等治法,不限制剂量要求,一般以中病即止为宜
频频含咽	咽喉肿痛者或口腔疾病者

3. 服药温度

（1）温服：一般药物均宜温服,药煎好后放一会儿,待其不冷不热时服。如平和补益药物。

（2）热服：凡伤风感冒的药,宜趁热服下,以达到发汗目的。祛寒通血脉的药也如此,以利于祛寒活血。

（3）凉服：在药液冷却后服。一般是指解毒药、止吐药、清热、祛暑药,均应凉服。

（三）服药护理

（1）服药后应注意休息,并需观察机体的反应,包括药物疗效和不良反应等,不同药物还需要不同的要求,对于一些异常反应要及时发现并且处理。如解表药不可过量发汗,以防耗伤正气,且应避风;服泻下药、活血化瘀药等一些峻猛药物时,注意观察排出物的性质、量和次数,中病即止,不可久服;服用一些有毒药物时应事先向患者及其家属交代注意事项和可能发生的反应,服药后要观察腹泻、腹痛、恶心呕吐等不良反应。

（2）服药后饮食禁忌：尽量吃清淡、易消化的食物,忌辛辣、油腻、生冷食品,禁烟酒。对于呕血患者可禁食 8～24 小时。

（3）服药后环境：需注意病室的通风,如有寒证患者,服温里药时需要室内保温;传染病患者,要消毒隔离;昏迷、惊痫抽搐患者需保证专人陪护,保持环境安静,严密观察生命体征的变化。

（4）各种药物使用需根据病情的特性和进展做适当的选择和配伍：如消导药可适当配伍理气药行气宽中,促进消化;止血药可配伍活血化瘀药物,使止血不留瘀;补益药针对脾胃虚弱者,可配伍健运脾胃药物,以提高疗效。

（四）中药中毒的解救及护理

中药中毒反应一旦确诊后,必须迅速根据以下原则采用中西医结合方法进行抢救。

1. 终止接触毒物　经呼吸道或皮肤吸收中毒者,应该立即脱离中毒现场,去除污染衣物,用清水充分清洗中毒部位如皮肤或黏膜。

2. 尽快排出已吸收的毒物

（1）催吐：口服药物中毒在 4 小时以内,即有中毒症状发生的患者,如神志清醒能配合者,可用压舌板、手指等刺激咽喉,以引起呕吐,可重复几次。必要时可皮下注射阿扑吗啡以催吐。

（2）洗胃：对中药入口时间不超过 6 小时,且有中毒症状出现的患者,应及时、彻底地给予洗胃。洗胃液一般选用1∶(1 000～2 000)的高锰酸钾溶液,亦可用温开水或小苏打水等,也可根据毒物的性质选用相应的洗胃液。如马钱子等生物碱中毒时,可选用碳酸氢钠溶液;罂粟壳中毒时,可选用3%过氧化氢溶液等。洗胃是清除胃中残留毒物最有效的方法,除腐蚀性药物中毒外,但合并休克的中毒患者则应先纠正休克,再行洗胃。

(3) 导泻和灌肠法:为了迅速排出已进入肠道毒素或残留于肠道的毒素,可采用25%～50%的硫酸钠或硫酸镁溶液口服导泻或使用生理盐水或肥皂水高压灌肠。

3. 解毒　如果有毒药物部分已被肠黏膜吸收进入血液和组织时,必须进行解毒。可根据中毒药物性状、成分、作用的组织器官而选择不同的解毒方法和解毒剂,如应用利尿剂、解毒剂、血液透析、腹膜透析、中药解毒剂等。据《本草纲目》记载的中药解毒剂有:绿豆、甘草、生姜、蜂蜜等。另外还可根据中药的"相杀""相畏"配伍原则,使用中药解毒,如绿豆杀巴豆、半夏畏生姜等。

4. 对症支持治疗　临床中毒患者根据不同药物中毒,症状表现各异,特别是无特效解救方法时可针对不同症状给予对症支持治疗。如患者表现出烦躁不安、惊厥等,可给予异丙嗪、苯巴比妥等镇静剂;患者出现痰阻可行吸痰法,以保持呼吸道通畅;患者血压下降时,应及时给予升压药治疗;患者出现电解质紊乱或酸碱中毒时,应补充水分,纠正电解质和酸平衡等。

5. 中毒的护理原则

(1) 严密观察病情,积极配合抢救措施:急性中药中毒患者病情急、变化快,护士应严密观察患者神志、瞳孔、体温、脉搏、呼吸、血压等生命体征变化并及时记录。同时,应记录中毒时间、中毒后出现症状、毒物种类、处理过程等,及时发现异常改变,配合医生抢救。

(2) 饮食护理:饮食宜清淡,轻、中度中毒者,给予流质或半流质饮食,重度中毒者初期以静脉供应营养,后期给予流质饮食,昏迷者鼻饲饮食。待中毒症状消失后适当补充蛋白质,进食易消化的食物,少食多餐,不宜过饱。

(3) 生活起居护理:应注意卧床休息。保持室内空气流通,环境湿温适宜。烦躁不安或惊厥患者应安置于安静的单人房间,减少对患者的各种刺激,检查、治疗尽量集中进行,必要时给予半衰期较短的镇静剂及加床旁护栏,防止坠床。

(4) 情志护理:对于意识清醒者,安抚患者及其家属情绪,避免患者受刺激,让其了解疾病的情况及预后,确保配合医护人员的救治和护理。预防有轻生意识的患者自我伤害,须专人看护,谨防意外发生。因误服中药中毒患者,须加强卫生宣传教育,防止滥用药,避免意外再次发生。

任务评价

1. 中药的性能是(　　)

A. 中药的作用

B. 中药的四气五味

C. 中药的升降浮沉

D. 中药作用的基本性质和功能

E. 中药的特征

2. 四气是指（　　）
   A. 寒热温凉四种不同的药性　　　　　　B. 升降浮沉四种不同的趋向
   C. 辛甘酸苦四种不同的滋味　　　　　　D. 卫气营血四种不同的病位
   E. 以上都不是

3. 寒凉药的作用是（　　）
   A. 暖肝散结　　　　B. 温里散寒　　　　C. 清热解毒
   D. 补火助阳　　　　E. 回阳救逆

4. 相须、相使配伍可产生（　　）
   A. 协同作用,增进疗效　　B. 拮抗作用,降低疗效　　C. 减毒作用
   D. 毒副作用　　　　E. 以上都不是

5. 两种药物合用,一种药物能破坏另一种药物的功效,这种配伍关系属于（　　）
   A. 相须　　　　　　B. 相使　　　　　　C. 相畏
   D. 相杀　　　　　　E. 相恶

6. 治疗外感风寒,表实无汗,咳嗽气喘者,宜首选（　　）
   A. 麻黄　　　　　　B. 杏仁　　　　　　C. 石膏
   D. 甘草　　　　　　E. 桔梗

7. 下列各项中不符合方剂组成原则的是（　　）
   A. 辨证审因,随证立法,依法制方　　　　B. 方中诸药,主次有序,分工合作
   C. 君药的药量在全方总药量中所占比例最大　　D. 君药的数量不宜过多,药量相应较大
   E. 不一定君臣佐使俱全,但君药不可缺少

8. 下述各类药物不属于佐药范畴的是（　　）
   A. 配合君臣药加强治疗作用的药物　　　　B. 引导诸药至病所的药物
   C. 用以清除或降低君臣药毒性的药物　　　　D. 用以制约君臣药峻烈之性的药物
   E. 针对次要兼证、兼病或某一症状发挥治疗作用的药物

9. 下列各项属于使药功用范畴的药物是（　　）
   A. 缓和君、臣药之峻烈　　　　　　　　B. 消除或减低君、臣药之毒性
   C. 协助君臣药治疗兼证　　　　　　　　D. 针对某一症状发挥治疗作用
   E. 引药至病所或特定部位

10. 下列哪一项不是丸剂的特定（　　）
    A. 不易变质　　　　B. 服用方便　　　　C. 吸收缓慢
    D. 药力持久　　　　E. 适用于慢性虚弱性病证

11. 煎药最好的容器是（　　）
    A. 不锈钢锅　　　　B. 砂锅　　　　　　C. 铁锅
    D. 铜锅　　　　　　E. 铝锅

12. 贵重药人参的煎煮法是（　　）
    A. 先煎　　　　　　B. 后下　　　　　　C. 包煎
    D. 另煎　　　　　　E. 烊化

13. 中药汤剂内服法，一般是（　　）
    A. 热服　　　　　　　B. 冷服　　　　　　　C. 温服
    D. 温开水送服　　　　E. 小量频服
14. 补益药服用时间（　　）
    A. 不拘时间　　　　　B. 饭前　　　　　　　C. 饭后
    D. 睡前　　　　　　　E. 两餐之间
15. 下列服药方法中，不正确的是（　　）
    A. 汤剂一般每日1剂，分2～3次饭前服用，每次服药200～250 mL
    B. 对胃肠有刺激的药宜饭后服　　　　C. 辛温解表药宜冷服
    D. 寒证用热药宜热服　　　　　　　　E. 呕吐者宜小量频服
16. 煎煮时需要包煎的中药是（　　）
    A. 鳖甲　　　　　　　B. 滑石　　　　　　　C. 龟胶
    D. 枸杞　　　　　　　E. 人参
17. 哪些中药需要定时服（　　）
    A. 安神药　　　　　　B. 缓下药　　　　　　C. 驱虫药
    D. 补益药　　　　　　E. 调经药
18. 患儿6岁，寒性咳嗽，服用中药汤剂适宜的方法是（　　）
    A. 温服　　　　　　　B. 热服　　　　　　　C. 冷服
    D. 慢服　　　　　　　E. 急服
19. 下列哪些中药具有解毒作用（　　）
    A. 麻黄　　　　　　　B. 苦参　　　　　　　C. 大黄
    D. 生姜　　　　　　　E. 黄芩
20. 下列哪项不是尽快解除中药中毒的处理方法（　　）
    A. 导泻法　　　　　　B. 灌肠法　　　　　　C. 远离污染源
    D. 输液　　　　　　　E. 催吐

（邓金莺）

任务二　饮食疗法与护理

学习目标

　　1. 知识目标　掌握饮食疗法与护理的基础理论和基本原则，熟悉常见食物的性味功效和适应证，了解各类药膳饮食及护理。
　　2. 能力目标　对接护士资格考试中饮食疗法与护理部分的内容，在理解基础上掌握知识点，具有应用饮食调护的基础理论指导药膳饮食与调护的能力。
　　3. 素质目标　通过对饮食疗法与护理的学习，获得对中医传统饮食文化的认同感和自豪感。

任务导入

任务描述：刘大爷因头晕目眩住院，经检查诊断为肝阳上亢之眩晕，服用平肝熄风药后病情明显好转。一天其女儿为其送饭，护士小李询问饭的种类得知有红烧牛肉、青菜豆腐、鸡汤及米饭。

问题：如何对刘大爷及其家人进行该病证的饮食指导？

学习导航

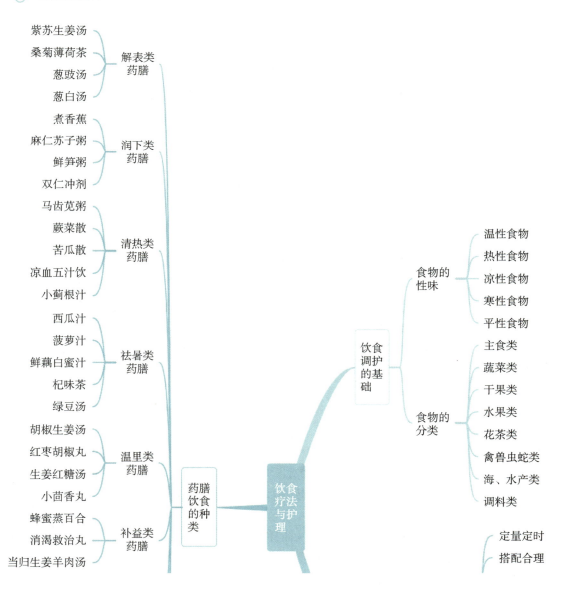

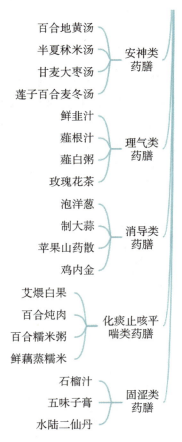
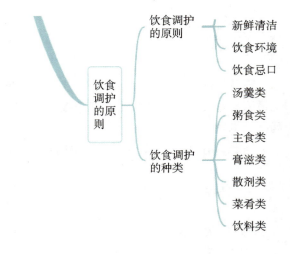

学习内容

饮食调护是针对各种疾病需要和饮食习惯，调整摄入的饮食种类，以达到治疗、预防疾病目的的一种方法。《内经》中强调："毒药攻邪，五谷为养，五果为助，五畜为益，五菜为充气味合而服之，以补精益气。"又曰："形不足者，温之以气，精不足者，补之以味。"说明药物配合饮食治疗，既可减少"毒药"对人体的损害，又能补精益气，从而提高治疗效果。

一、饮食调护的基础

（一）食物的性味

药食同源，食物也同药物一样具有四气五味、升降沉浮的性能，只是食物的性能较药物温和，临床上将常用食物分为温性、热性、凉性、寒性、平性。体质不同、季节不同、病证不同，其饮食也不同。饮食调护得当，可提高疗效，缩短病程，反之则可加重病情。

1. 各类食物主要功效及适应证

（1）温性食物：能补中益气，健脾养胃，补肾填精，养心安神，解毒散瘀，润燥通便。临床用于脾胃虚弱，便溏腹泻，久病衰弱，腰膝酸软，阳痿遗精，气血两虚，失眠健忘，肠燥便秘，外感风寒等。

（2）热性食物：能温中散寒，温肾壮阳，解毒止痛。临床用于肾虚腰膝酸软，风寒湿痹，脘腹冷痛等。

(3) 凉性食物：能消热解毒，凉血通络，利尿消肿。临床用于疮痈，淋证等。

(4) 寒性食物：能生津润燥，清热解毒，软坚散结，利水。临床用于肺燥咳嗽，热病，血热出血，肠燥便秘，尿路感染等。

(5) 平性食物：能滋阴健脾和胃，补益气血，生津润燥，除湿利水，养血安神。临床用于久病虚弱，气血两虚，肺燥咳嗽，肠燥便秘，失眠，小便不利等。

2. 常见食物的性味、功效、适应证　见表4-2-1～表4-2-5。

表4-2-1　常用温性食物性能简表

	品名	性味	功效	适应证	禁忌及注意事项
温性食物	高粱	甘温	温中健脾，涩肠止泻	脾胃虚弱，便溏腹泻	实热中满、腹胀不宜用
	糯米	甘温	健脾补虚，益气养血	脾胃气虚，胃寒疼痛，气短多汗	热证、脾失健运者禁用
	鸡肉	甘温	健脾补虚，益气养血	体虚，气血不足，阳虚畏寒，纳呆	实热证禁用。痢疾忌公鸡肉
	羊肉	甘温	益气补脾，温肾助阳	脾虚畏寒，气血不足	外感时邪、阴虚火旺、疮疡疔肿、皮疹慎用
	牛肉	甘微温	补中益气，健脾养胃	脾胃虚弱，气血虚亏	痢疾和疮疡皮疹等皮肤病禁用
	牛乳	甘温	补虚生津，益肺养胃	气血不足，阴虚劳损，日常进补	不宜空腹饮用
	鲤鱼	甘微温	健脾开胃，利水消肿	水肿，腹水，缺乳	便秘、皮肤瘙痒、痘疹不宜用
	虾	甘温	补肾壮阳，通乳，托毒	阳虚，缺乳，宫寒不孕，寒性脓疡	热证、各种皮肤病禁用
	海参	甘咸平	养血润燥，补肾益精	精血亏损，水肿，阳痿遗精	痰湿内盛、便溏、腹泻不宜用
	大枣	甘温	补中益气，养血安神	中气不足，气血两虚	湿盛脘腹胀满、热盛禁用
	桂圆	甘温	补益心脾，养血安神	气血不足，心脾两虚，失眠，健忘	痰火、湿滞、中满气壅、疔疹、妊娠禁用
	荔枝	甘酸温	养血填精，益气补心	久病体弱，呃逆	血症，素体热盛及阴虚火旺不宜用，泄泻禁用
	胡桃仁	甘温	补肾温肺，润肠通便	虚汗喘咳，肾虚腰痛	痰热咳嗽、阴虚火旺、便溏不宜用
	山楂	酸甘微温	消食化积，散瘀行滞	食滞，泄泻，瘀血内积	脾胃虚弱、龋齿不宜用
	板栗	甘温	健脾养胃，补肾强筋	肾虚腰膝无力，脾虚泄泻	痞满、疳积、食滞禁用
	桃子	甘酸温	生津解渴，和胃消食	便秘	痈肿、疮疖、经期、妊娠不宜用
	杨梅	甘酸温	生津润肠，活血消积	伤暑口渴，腹胀，吐泻	痰热不宜用

续　表

品名	性味	功效	适应证	禁忌及注意事项
杏	甘酸温	润肺定喘,生津止渴	咳嗽,口渴	痈疖、膈上有热者慎用
韭菜	辛温	温中行气,温肾呕吐	呃逆,便秘,阳痿	阴虚内热、胃热、目疾、疮疡禁用
大葱	辛温	散寒解表,通阳	外感风寒,头痛鼻塞,皮肤麻痹不仁	狐臭者不宜用
小茴香	辛温	祛寒止痛,理气和胃	下腹冷痛,胃寒胀痛、呕吐,回乳	阴虚火旺、胃有热禁用
生姜	辛温	发散风寒,温中止呕	风寒感冒,胃寒腹痛,呕吐,解鱼蟹毒	热证、阴虚发热禁用
芫荽	辛温	发表透疹,芳香开胃	麻疹不透,外感风寒,消化不良	皮肤疾患禁用
南瓜	甘温	补中益气,除湿解毒	消渴,肺痈,咳喘,腹水	气滞湿阻、腹胀、纳差不宜用
红糖	甘温	补血,活血,散寒	虚寒腹痛,产后恶露未尽,血虚证	糖尿病、龋齿禁用
食醋	酸苦温	散瘀止血,解毒,消食	胃酸过少,过食鱼腥,瓜果中毒	胃酸过多、外感风寒、筋脉拘急禁用

表4-2-2　常用热性食物性能简表

	品名	性味	功效	适应证	禁忌及注意事项
热性食物	桂皮	辛甘	温中补阳,散寒止痛	脘腹寒痛	热证、阴虚内热、咽痛、妊娠慎用
	大蒜	辛热	温中消食,解毒	疫毒,风寒,痢疾,食欲不振	阴虚火旺慎用
	辣椒	辛热	温中散寒,健胃消食	寒凝腹痛吐泻,纳少,风寒湿痹	热证、阴虚火旺、目疾、疖肿、痔疮、一切血症、妊娠慎用
	花椒	辛温	温中散寒,止痛,杀虫	虚寒腹痛,蛔虫腹痛,阴痒	阴虚火旺、妊娠禁用
	胡椒	辛热	温中下气,消痰,解毒	虚寒胃痛,肺寒痰多,宿食不化	阴虚内热、血症、痔疮、妊娠禁用
	狗肉	甘咸热	补中益气,温肾壮阳	脾肾阳虚,腰膝酸软,形寒肢冷	热证、阴虚、出血性疾病、妊娠禁用
	白酒	辛热甘苦	通脉,御寒,行药势	气滞,血瘀,风寒湿痹	热证、阴虚内热、血症、妊娠禁用

上篇　理论篇

表 4-2-3　常用凉性食物性能简表

	品名	性味	功效	适应证	禁忌及注意事项
凉性食物	小麦	甘凉	养心益肾,健脾和胃	失眠健忘,虚热盗汗	
	大麦	甘咸凉	和胃,消积,利水	小便淋沥疼痛,消化不良	哺乳妇女禁忌麦芽
	小米	甘凉	和中益肾,除湿热	脾胃虚寒,失眠,产后	
	黄花菜	甘凉	养血平肝,利水消肿	头晕,水肿,各种血症,缺乳	不宜生食
	丝瓜	甘凉	清热解毒,凉血通络	胸胁疼痛,乳痈,筋脉挛急	脾胃虚寒慎用
	萝卜	甘辛凉	消食下气,清热化痰	食积气胀,咳嗽痰多,口渴,解酒,解鹿茸过量	脾胃虚寒慎用,忌与人参等温补药同服
	芹菜	甘苦凉	清热凉血,平肝熄风	肝阳上亢,头痛头晕,烦躁,失眠	消化不良、低血压不宜用
	菠菜	甘凉	养血止血,润燥止渴	血虚头晕,两目干涩,便秘,痔瘘便血	脾虚泄泻、泌尿系结石不宜用
	茄子	甘凉	清热,活血,通络	疮疡肿毒,便秘,风湿痹症	虚寒腹泻、眼疾不宜用
	柠檬	酸凉	生津止咳,祛暑,安胎	热病口渴,中暑,妊娠恶阻,高血压	风寒表证、溃疡病慎用
	茶叶	苦甘凉	清热利尿,消食	小便不利,痢疾,烦渴,食欲不振,暑热烦渴,小便短赤,痈肿疮毒	脾胃虚寒、便溏不宜用
	豆腐	甘凉	益气生津,清热解毒	脾胃虚弱,消渴	

表 4-2-4　常用寒性食物性能简表

	品名	性味	功效	适应证	禁忌及注意事项
寒性食物	梨	甘酸寒	清热生津	肺热咳嗽,醉酒,热病津伤便秘	脾虚便溏、寒咳、胃寒呕吐、产后不宜用
	柿子	甘涩寒	清热润肺,止渴	咯血,溃疡病出血,尿血,痔疮便血	外感咳嗽、痰湿内盛禁用,勿与蟹、酒、红薯同食
	甘柚	酸寒	健胃消食,生津,解酒	口渴,食滞,消化不良,醉酒	风寒感冒、痰喘、脾胃虚寒慎用
	柑	甘微寒	生津止渴,醒酒,利尿	热病口渴,咳嗽多痰,便秘,醉酒	
	橙	甘酸微寒	宽胸止呕,解酒,利水	热病呕吐,二便不利,醉酒	脾阳虚者不可多食
	桑葚	甘寒	滋阴补血,生津润肠	阴血虚之眩晕,失眠,须发早白,血虚肠燥便秘	脾虚便溏禁用

4-031

续　表

品名	性味	功效	适应证	禁忌及注意事项
香蕉	甘寒	清肺润肠,解毒	热病伤津,溃疡病,痔疮,习惯性便秘	便溏、慢性肠炎禁用
西瓜	甘寒	清热解暑,生津止渴	中暑,高热烦渴,泌尿系感染,口舌生疮,高血压	中寒夹湿禁用,产后少吃
甘蔗	甘微寒	清热和胃,生津润燥	热病口渴,大便燥结,血症,醉酒,燥咳,呕吐反胃,妊娠恶阻	脾虚便溏者慎用
苦瓜	苦寒	清热解毒,祛暑	伤暑发热,热病口渴,目赤肿痛,热痢	脾胃虚寒者不宜多吃
竹笋	甘寒	利膈下气,清热痰,解油腻	肥胖,食滞腹胀,醉酒,麻疹初起	病后、产后、易复发疾病不宜用
荸荠	甘寒	清热化痰,消积	高血压,咽喉肿痛,胸腹胀满,便秘,口舌生疮,热咳,月经过多	便溏,血虚者少吃
番茄	甘酸微寒	生津止渴,健胃消食	热病发热,口干渴,食欲不振	泌尿系结石、脾胃虚寒者不宜多吃
莲藕	甘寒	清热生津,凉血散瘀	热病烦渴,热淋,出血症,熟食可健脾	寒症忌用,脾胃虚弱者宜熟食
豇豆	甘微寒	健脾和胃,补肾	脾胃虚弱,吐泻下利,遗精带下	气滞便秘不宜用
海带	咸寒	软坚散结,利水	瘿瘤,瘰疬,结核,水肿,乳癖	脾胃虚寒者不可多吃
紫菜	甘咸寒	清热利尿,化痰软坚	淋巴结核,肺脓肿,甲状腺肿大	皮肤病、化脓性炎症慎用

表 4-2-5　常用平性食物性能简表

	品名	性味	功效	适应证	禁忌及注意事项
平性食物	玉米	甘平	和中开胃,除湿利尿	腹泻,水肿,小便不利,黄疸	
	粳米	甘平	健脾和胃,除烦止渴	脾胃虚弱,纳呆,泄泻,乏力	
	扁豆	甘平	健脾和中,消暑化湿	暑天吐泻水肿	
	大豆	甘平	健脾宽中,润燥利水	诸虚劳损,便秘,消渴	素体痰盛者勿多吃
	红薯	甘平	补中和血,益气生津	湿热黄疸,习惯性便秘	中满腹胀、胃酸过多慎用
	豆浆	甘平	补虚润燥	纳呆,阴虚燥热,皮肤粗糙	
	鸭肉	甘咸平	滋阴养胃,利水消肿	阴虚内热	外感风寒、脾虚泄泻禁用

续 表

品名	性味	功效	适应证	禁忌及注意事项
鹅肉	甘平	益气补虚,和胃止渴	阴虚发热,胸闷	湿热内蕴、高血压、疮疡禁用
鹌鹑	甘平	健脾益气	气血不足,营养不良,食欲不振	
鸡蛋	甘平	滋阴养血,养血安神	气血不足,失眠烦躁	
猪肉	甘平	补气养血,益精填髓	体质虚弱,营养不良,肌肤枯燥	
燕窝	甘平	养阴润燥,补中益气	气阴两虚,肺虚咳喘,疳积	
甲鱼	甘凉	滋阴凉血,养精填髓	阴虚体弱,精气不足,症瘕	脾胃阳虚慎用
白果	甘苦涩平	收敛定喘,止带	喘咳,痰多,白浊带下	有小毒,多食易引起中毒
蜂蜜	甘平	补脾润肺,润肠通便	脾虚食少,肺虚燥咳,肠燥便秘	湿热痰滞、胸腹痞满、便溏泄泻慎用
葡萄	甘酸平	补益气血,健胃利尿	痿痹,食欲不振,小便涩痛	多食生内热,不宜过多
橘子	甘酸平	开胃理气,止咳润肺	食欲不振,恶心呕吐,妊娠恶阻	食多可化火生痰
苹果	甘酸平	补心益气,生津和胃	便秘,慢性腹泻,食欲不振	
菠萝	甘酸平	消暑解渴,消食利尿	中暑发热烦渴,消化不良	
花生	甘平	补脾润肺,养血和胃	气血亏虚,脾胃失调,体弱便秘	腹泻便溏不宜用,炒后性温,多食易生热
山药	甘平	健脾益气,补肺益肾	脾虚便溏,肺虚咳喘,肾虚带下,消渴	湿盛中满、肠胃积滞慎用
土豆	甘平	健脾益气	食欲不振,体弱,便秘	发芽、腐烂发青的土豆有毒,禁用
莲子	甘涩平	补脾固涩,养心益肾	脾虚泄泻,肾虚遗精、带下、崩漏等	便秘、中满痞胀者忌服
芋头	甘辛平	消核散结	淋巴结核	食滞胃痛、肠胃湿热禁用
胡萝卜	甘平	健脾和胃下气	脘闷气胀,便秘,小儿痘疹	忌与醋同食
白菜	甘平	清热除烦,通便利肠	口干渴,大便秘结	
木耳	甘平	滋阴养胃,益气和血	气血不调,肢体疼麻,产后血虚,崩漏	脾虚便溏泄泻慎用
蘑菇	甘平	健脾开胃,透疹	食欲不振,久病体弱,麻疹不透	生食谨防中毒

（二）常见食物的分类

1. **主食类** 主食类以大米、小麦、玉米、高粱等谷类食物为主,制成的米饭、糕点、小吃等。可适当加入红枣、花生、豆类等,合理搭配,增强营养。

2. **蔬菜类** 蔬菜类有菌类、藻类、野菜类、瓜类等。菌类如各种人工菌、野生可食用菌,有滋养补益作用;藻类如紫菜等多以软坚、化痰、利尿为主;野菜类如荠菜、车前草等有清热除烦、通利大小便、化痰止咳等功效;瓜类如黄瓜有生津止咳作用,韭菜、葱、蒜等能温中散寒。

3. **干果类** 干果类主要有粮食、豆类、水果等。以粮食为主,多为种子和种仁,如薏苡仁能补益脾胃、利水除湿、止泻;豆类如黑豆能滋养补益;胡桃仁、火麻仁、甜杏仁能润肠通便。以上食物中,谷物主要含淀粉,其次是植物蛋白质、维生素、无机盐;豆类和干果富含蛋白质、不饱和脂肪酸、糖类等,尤其适用于心血管疾病患者及老年人。

4. **水果类** 水果类有桃、李、梨、柑橘等。其味甘、酸,多汁,有生津止咳、清热除烦、开胃、润燥、化痰、利尿通便等作用;无花果、大枣、龙眼肉、枸杞等有补血、补益肝肾的功能。水果中还含有大量的维生素及微量元素、糖、纤维素等,故消渴患者、脾胃虚弱者应慎用、少用。

5. **花茶类** 花茶类主要有清热除烦、生津止渴的作用,部分香花如茉莉花、玫瑰花有化湿和中、理气解郁的功效。

6. **禽兽虫蛇类** 禽兽虫蛇类食物具有较好的补益作用,能补益脾胃、补血、补肝肾。兽类内脏有"以脏补脏"之说,禽蛋是很好的补益品。虫类的臭壳子虫民间用于治肿瘤及肿瘤晚期疼痛,九香虫能理气止痛,蝗虫能止痉止咳,蛇有祛风湿的作用。动物蛋白类虽营养价值高,但不能食用属于国家野生保护种类的动物。

7. **海、水产类** 海、水产类以鱼类为主,能补益脾胃、补血、利水除湿;海参、虾能补肾助阳;龟、鳖补益肝肾;蚌、蛤能滋养肝肾;部分有明目生津止渴的功能。

8. **调料类** 调料类食物有糖、醋、酒、酱油、盐、姜葱、辣椒等。糖类有补益、和中、缓急功用;醋、酱油能开胃、助消化;酒能散寒、行血;姜、椒能温中散寒;盐是体内必需的电解质,在体液平衡调节中起着重要作用。

二、饮食调护的原则

（一）饮食调护的原则

1. **定量定时** 饮食应有节制,三餐应定时、定量,以免打乱饮食规律,不可过饥过饱,忌暴饮暴食。

2. **搭配合理** 饮食要多样化,主食、辅食、蔬菜以及色香味搭配合理,才能使机体吸收的营养达到平衡,以维持机体的生理功能。

3. **新鲜清洁** 饮食要新鲜、清洁,禁食腐烂、变质、污染的食物及病死的家禽或牲畜,以免导致传染病、胃肠疾病或加重病情。

4. **饮食环境** 饮食环境要安静、整洁,温湿度适宜,进食要专心,食后不可即卧,晚上临睡前不要进食。

5. **饮食忌口** 注意忌口:一是药后忌口,如服药期间忌酸、冷、黏腻、气味腥臭等食物;二是疾病忌口,如消渴病患者忌糖,水肿患者忌盐,肝病晚期忌各种肉类,过敏性疾病、皮肤病忌食鱼虾、蟹等发物。

（二）饮食调护的种类

食物中仅有少量的蔬菜和干鲜果品可直接食用，大多数食物原材料都需要加工烹调后才能食用。饮食调护种类分为主食、汤羹、粥食、膏滋、散剂、菜肴、饮料等。

1. 主食类　南方习惯以大米为主要原料，如米饭、卷粉、米线、年糕、饵块等；北方以面粉为主要原料，如馒头、包子、饺子、大饼、面条等。主食为中国人饮食中能量的主要来源。

2. 汤羹类　汤羹以水和食物一同蒸、炖、煮而成，可根据食物的性味加入适当的调料，食用时饮汤、食渣。汤羹有汤和羹之分，较稀者为汤，较稠厚者为羹。所用食物有蛋、肉、鱼、海味及莲子、银耳等，如鲜鲫鱼汤、银耳莲子羹等。

3. 粥食类　一般以米、大小麦片、薏苡仁、绿豆等单独加水或再加入其他果实、肉类或蔬菜等同煮成半流体状，适当调味，适用于老幼和脾胃虚弱者。

4. 膏滋类　一般以补益性食物加水煎煮，取汁液浓缩至一定稠度再加入蜂蜜或白糖、冰糖，熬制成半固体状食用，一般以补益为主。

5. 散剂类　将干果或谷类食物晒干、炒熟，研磨成细粉，如炒面、芝麻糊等。食用时用沸水将其调匀直接食用，还可拌于其他食物中。

6. 菜肴类　具有食疗作用的荤素菜肴的总称。种类繁多，食物中除主食外，几乎都可归为菜肴，其制作方法有煎煮、炒、蒸、烩、炖、烧、爆、炸、溜、溃、腌、凉拌等，一般都要根据需要加入不同调料，由于菜肴品种不同，加工方法不同，因而吃法和作用各异。

7. 饮料类　常见的有乳、酒、果汁、菜汁、茶等，各类饮料由于性味、调制方法不同而呈不同的功效，应因人而异选用。

（三）饮食调护的适应证

1. 温补类饮食　适用于先天不足、久病虚弱、阳虚或寒证。不适用于阴虚火旺、阳证、热证、火毒证、阴亏血虚和湿热证患者。

2. 清补类饮食　适用于先天不足、素体虚弱、久病亏损、阴虚阳亢、阳证、热证、火毒证及暑热证。阳虚阴盛证、寒证及痰湿证、阴疽、阴毒患者不用。

3. 平补类饮食　常用于寒、热偏颇不明显或寒热错杂、阴阳两虚者，也是大多数健康人的饮食范围，无特殊禁忌。

4. 辛辣类饮食　主要适用于寒证。阳证、热证、目赤肿痛、皮肤病禁用。

5. 发物类饮食　适于健康人食用。向患者做好解释，以免加重病情或诱发痼疾。

6. 特殊饮食禁忌　如服人参忌萝卜，服荆芥忌鱼蟹。

三、药膳饮食与护理

（一）解表类药膳与调护

1. 解表类药膳　以汤剂、粥食或茶疗为主，具有解表散寒作用的常用食物有葱、姜、胡荽、辣椒、芥菜、豆豉等，用于风寒表证；具有疏散风热作用的有菊花、金银花等，主要用于风热表证。

（1）紫苏生姜汤：紫苏叶 30 g，生姜 10 g，水煎服。用于风寒感冒轻证，汤中加入红糖，有益胃气、助发汗的作用。

（2）桑菊薄荷茶：桑叶10g，菊花6g，薄荷10g，金银花10g，沸水泡后当茶饮。用于风热感冒、头痛咽痛者。

（3）葱豉汤：葱白25g，淡豆豉30g，水煎趁热服，民间加入姜、煳辣椒（辣椒烤煳研末）有助发汗之用，用于风寒感冒轻证。

（4）葱白粥：葱白20根，粳米60g，加水煮成稀粥，趁热服。用于感冒风寒无汗轻证或感冒初期症状不明显者。

> **药膳的概念**
>
> 　　药膳发源于我国传统的饮食和中医食疗文化，是在中医学、烹饪学和营养学理论指导下，严格按药膳配方，将中药与某些具有药用价值的食物相配伍，采用我国独特的饮食烹调技术制作而成的具有一定色、香、味、形、养的美味食品。既将药物作为食物，又将食物赋以药用，药借食力，食助药威，两者相辅相成，相得益彰；既具有较高的营养价值，又可防病治病、保健强身。

2. 护理　解表类药膳宜温服，服后进热饮，卧床盖被以达发汗祛邪的目的。以微汗为宜，大汗则损伤正气，耗伤阴液；避风寒，忌生冷食物；一般不与解热镇痛药同服，以防出汗过多；饮食且清淡，忌生冷、酸味食物。

（二）润下类药膳与调护

1. 润下类药膳　适用于病后、产后，年老体虚所致的便秘。药膳以汤剂、粥食、膏滋、鲜汁、茶饮为佳。通利大便的常用蔬菜有胡萝卜、白菜、油菜、菠菜、青菜、蒲公英、蕨菜、竹笋等富含纤维素的食物；果仁类有火麻仁、松子、花生、甜杏仁、胡桃仁等富含不饱和脂肪酸的食物；水果类有香蕉、桃子、罗汉果、桑葚等；其他如蜂蜜等。

（1）煮香蕉：带皮香蕉2个，加水煮熟连皮吃。能润燥滑肠，通利大便，用于痔疮患者大便干结、便后出血；香蕉去皮吃，可促进肠功能恢复，用于腹部手术后肠胀气，有润肠通便和补钾的作用。

（2）麻仁苏子粥：火麻仁15g，紫苏子15g，加水研磨，取汁分两次煎粥食。用于产后便秘、老人、虚弱之人的便秘。

（3）鲜笋粥：鲜竹笋60g，煮熟切片，加100g粳米，以水适量煮成稀粥，加少许油盐调味食用。用于大肠有热，便结难通。

（4）双仁冲剂：甜杏仁15g，胡桃仁15g，也可多量各半，微炒研磨成末加蜂蜜开水早晚冲服，用于阴虚血亏、肠燥便秘或老年习惯性便秘。

2. 护理

（1）润下类食物一般应空腹或睡前服用，得通则止。

（2）服食后未达预期目标可辅以腹部按摩，以单手或双手食指、中指、无名指重叠于右下腹升结肠-横结肠-降结肠-乙状结肠解剖走行环形由轻到重，再由重至轻按摩，达乙状结肠后再适度用力按摩，刺激肠蠕动，以助排便。

（3）如服食后大便次数增多，有轻微腹痛，一般不需处理；如腹泻次数和量明显增多者，嘱卧床休息，适当饮糖盐水，以防虚脱。

（4）服药期间,饮食应清淡易消化,忌生冷、坚硬、油腻、辛辣干燥之品,鼓励患者多吃水果和富含纤维素的蔬菜。

（三）清热类药膳与调护

1. 清热类药膳　大多为蔬菜、鲜果、香花茶料类食物,可制成汤剂、粥、饮、茶、散等。常用的如菠菜、白菜、黄花菜、竹笋、蕨菜、茄子、黄瓜、苦瓜、藕、小蓟、马齿苋、蒲公英、茶叶、李子、苹果、绿豆、大麦、小麦、鳖肉等。

（1）马齿苋粥:马齿苋 250 g,粳米 60 g,加水适量,煮成稀粥,空腹食。用于痢疾便血,湿热腹泻。

（2）蕨菜散:蕨菜研末,每次 6～10 g,米汤送下。用于湿热腹泻或痢疾。

（3）苦瓜散:苦瓜一个去瓤,晒干,焙干研末,每次 5 g,灯芯草煎汤送服。或用鲜苦瓜汁,每次半杯。用于肝经有热,目亦肿痛。

（4）凉血五汁饮:鲜藕、鲜地黄、鲜小蓟根、鲜牛蒡根各等份,绞汁 1 碗,加蜂蜜 1 汤匙,搅匀,不拘时少饮之,用于血热出血。

（5）小蓟根汁:鲜小蓟根 150 g 绞汁服。用于血热致衄血,吐血、便血、月经过多。

2. 护理　清热类药膳对胃黏膜有一定刺激性,宜饭后服;服食期间宜进清凉饮食,忌辛辣油腻,脾胃虚寒者慎用,孕妇慎用或禁用。

（四）祛暑类药膳与调护

1. 祛暑类药膳　用于夏季暑热伤津证或预防中暑。药膳以鲜汁、饮料为佳,常用食物以鲜果、蔬菜为主,如番茄、白菜、菠菜、藕、苦瓜、西瓜、黄瓜、梨子、苹果、桤果、石榴、杨梅、甘蔗、茶叶、绿豆等。

（1）西瓜汁:西瓜瓤 500 g,绞汁饮用,放 4℃ 冷藏后饮用更好。用于暑热伤津,舌燥烦渴等。

（2）菠萝汁:菠萝 1 个去壳皮,绞汁饮用。用于伤暑或热病烦渴。

（3）鲜藕白蜜汁:鲜藕 120 g 绞汁,加白蜜 6 g,搅匀服。用于暑热或热病伤津。

（4）杞味茶:枸杞子、五味子各等份,研为粗末,每次 10 g 沸水浸泡,当茶饮。用于"疰夏"证。

（5）绿豆汤:绿豆 100 g,用冷水发开,加水 500 g,小火煮至豆开花,加适量糖,冷却后 4℃保存,随时饮用,有清热解暑功效。

2. 护理　若伤暑者大汗淋漓,在食疗时还需要配合输液,补充电解质;另外宜适度饮用各类果汁。

（五）温里类药膳与调护

1. 温里类药膳　所用食物多辛温、辛辣,如大蒜、辣椒、红糖、酒、生姜、花椒、胡椒、小茴香、八角、桂皮等。

（1）胡椒生姜汤:生姜 30 g 微煨,胡椒 1 g 研末,加水煎汤服,用于胃寒呕吐哕逆。

（2）红枣胡椒丸:大枣(去核)7 个,每个放入胡椒 7 粒,蒸至极熟,共捣为丸,每次服 1 g,温开水送下。用于胃寒腹痛。

（3）生姜红糖汤:生姜 250 g 绞汁,加红糖 150 g,小火同煎至糖完全溶化,每次半汤匙,温开水送服。用于肺寒咳嗽、胃寒呕逆。

(4) 小茴香丸：小茴香 15 g，胡椒 15 g，酒糊为丸，每次 6 g，温酒送下，用于寒疝腹痛。

2. 护理　服温里类药膳期间防止风寒，注意保暖；进温热饮食以加强药效，忌生冷寒凉之品；本类药膳多辛温香燥，易伤津液，阴虚津亏者慎用。

(六) 补益类药膳与调护

1. 补益类药膳　补益类药膳分温补、清补、平补。温补如牛、羊、狗、鸡、乌鱼、鲤鱼、黄鱼、韭菜、大豆、洋葱等，方法多用煎、烧、炒、蒸、煮；清补如净瘦猪肉、海参、鸭、甲鱼、田鸡、鳝鱼、蚌肉、萝卜、菠菜、冬瓜、藕、百合等，方法用蒸、煮、炖、凉拌；平补如猪肉、鹅肉、鸡蛋、花生、土豆、莲子等。

(1) 蜂蜜蒸百合：合百合 120 g，蜜 30 g，拌匀，蒸至熟软，时时含服，咽津、嚼食。用于肺阴不足、燥热干咳、咽喉干痛。民间有百合扣肉蒸食，百合粥有同效。

(2) 消渴救治丸：黑豆(炒香)、天花粉各等份，研为细末，面糊为丸。每次 15 g，每日 2 次，服用时 15 g 黑豆煎汤送服，用于肾虚消渴。

(3) 当归生姜羊肉汤：羊肉 250 g，当归 30 g，生姜 15 g，水煎至肉烂熟，去渣服汤。用于脾胃虚寒，里急腹痛或气血不足，中阳不振。

(4) 莲肉糕：莲子肉、糯米各 200 g，炒香，茯苓 100 g。共研为细末，白糖适量，加水调和蒸熟压平，冷后切块即可。用于脾胃虚弱，饮食不化，大便稀溏等。

2. 护理　补益类药膳宜饭前或空腹食用，以利吸收；鼓励患者长期服用。脾胃虚弱消化不良者慎用或同用消导药；外感期间勿用。忌油腻、辛辣、生冷及高纤维食物。

(七) 安神类药膳与调护

1. 安神类药膳　常用黄花菜、百合、秫米、小麦、莲子、龙眼肉、大枣、猪心、牡蛎肉等。

(1) 百合地黄汤：百合 60 g，生地黄 30 g，加水煎服。用于百合病，精神恍惚，虚烦失眠，口苦，小便赤等。

(2) 半夏秫米汤：半复 10 g，秫米 30 g，煮稀粥食。用于胃气不和、夜不得眠。

(3) 甘麦大枣汤：大枣 50 g，小麦 10 g，甘草 10 g，加水煎汤服。用于妇女脏躁，悲伤欲哭，喜怒无常，心烦不安等。

(4) 莲子百合麦冬汤：莲子 30 g(带心)，百合 30 g，麦冬 15 g，加水煎服。用于病后余热未尽，心阴不足，心烦不眠。

2. 护理　安神类药膳宜睡前半小时服用，保持室内安静；做好心理调护，避免睡前兴奋；饮食宜清淡平和，忌辛辣、肥甘、酒、烟、茶、咖啡，晚饭不宜过饱。

(八) 理气类药膳与调护

1. 理气类药膳　常用食物如洋葱、薤白、萝卜、大头菜、刀豆、小茴香、八角、玫瑰花、杨梅、橙饼、橘饼、全柚等。

(1) 鲜韭汁：韭菜 500 g，绞汁，每次 50 mL，每日 3 次，可用红糖调味。用于"胸痹，心中急痛如锥刺"，亦可用于噎膈、胃脘痛。

(2) 薤根汁：鲜薤白 100 g，绞汁顿服。用于心绞痛。

(3) 薤白粥：薤白 30 g，粳米 50 g，加水煮粥服。用于痢疾、泄泻、腹胀满、泻而不畅者。

(4) 玫瑰花茶：玫瑰花 6 g，佛手 10 g，沸水浸泡当茶饮。用于肝胃不和，胁肋胀痛，胃脘胀痛，嗳气少食。

2. 护理　服用理气类药膳时忌生冷寒凉,脾胃虚弱者应辅以饮食调护;小茴香有回乳作用,哺乳期慎用或禁用。

(九) 消导类药膳与调护

1. 消导类药膳　常用的有韭菜、洋葱、大蒜、萝卜、麦芽、苹果、山楂、刺梨、生姜、醋、酱油等。

(1) 泡洋葱:洋葱 500 g,剖开,淹浸 3～5 日可食用。用于消化不良,饮食减少或胃酸不足患者。

(2) 制大蒜:醋浸大蒜,每次 10 g,嚼服。用于少食腹胀或脘腹冷痛。

(3) 苹果山药散:苹果 30 g,山药 30 g,共研为细末,每次 15～20 g,加白糖适量温开水送服。用于消化不良、少食腹泻或久泻脾阴不足。

(4) 鸡内金:民间用鸡内金一个晾干,烤脆研末,每次 1 个,温开水吞服。用于肾结石、消化不良。

2. 护理　消导类药膳宜饭后 1～2 小时服用;饮食宜清淡易消化、富含营养为宜,忌油煎、厚味、辛辣刺激食品;饭后适度运动,养成定时排便习惯。

(十) 化痰止咳平喘类药膳与调护

1. 化痰止咳平喘类药膳　常用食物有芥菜、萝卜、生姜、竹笋、白果、百合、甜杏仁、梨子、枇杷、橘饼、鸡血、猪肺、蛤蚧、饴糖等。

(1) 艾煨白果:白果 10 g,煨熟去壳取仁,陈艾 5 g,捣绒,同适量米饭混合成团,将白果包于中央,外用菜叶包裹,放火灰中煨香,取白果食之,每日 2 次,用于慢性支气管炎、哮喘属虚寒证者。

(2) 百合炖肉:将百合洗净加入已炖熟肉中,再炖至百合软烂即可,食肉喝汤。用于肺燥咳嗽。

(3) 百合糯米粥:将百合适量洗净与半熟糯米粥同煮至稀烂,加少许蜂蜜食用,用于无痰干咳。

(4) 鲜藕蒸糯米:取鲜嫩孔大的鲜藕一根洗净,切开一端,孔中灌入泡透的生糯米,盖上切开之盖,放蒸笼内把糯米蒸烂,切片食用,有生津止渴、润肺止咳的功效。

2. 护理　化痰止咳平喘类药膳宜空腹食用;饮食宜清淡、易消化,多饮水;环境温湿度适宜,空气新鲜,忌烟酒;鼓励并指导患者咳嗽排痰,适度户外活动。

(十一) 固涩类药膳与调护

1. 固涩类药膳　主要有燕麦、五味子、山茱萸、梅、芡实、莲子、白果、樱桃、石榴等。

(1) 石榴汁:鲜(酸)石榴 1 个绞汁,一次服用。用于痢疾、腹泻无湿热者。

(2) 五味子膏:五味子 250 g,加水适量,煎熬取汁浓缩成稀膏,加适量蜂蜜,以小火煎沸,待冷备用。每次服 1～2 汤匙,沸水冲服。用于肾虚遗精、滑精、虚羸少气,或肺虚咳喘、短气。

(3) 水陆二仙丹:金樱子 120 g,去籽,加水适量,小火煎熬成膏,用芡实 120 g 研末,两者调成丸剂,每次 6 g,酒送服或温开水送下。用于肾虚或脾肾两虚,男子遗精、白浊,妇女带下。

2. 护理　服用固涩类药膳时饮食以富含营养、易消化为宜,忌生冷及刺激性强的食物。

观察食疗效果如大便次数、量、色、质;饮食有节,不宜过饥过饱;虚寒证者注意保暖。

任务评价

1. 香蕉的性质是(　　)
   A. 热性 　　　　　　B. 温性 　　　　　　C. 平性
   D. 寒性 　　　　　　E. 凉性

2. 小麦的性质是(　　)
   A. 热性 　　　　　　B. 温性 　　　　　　C. 平性
   D. 寒性 　　　　　　E. 凉性

3. 萝卜的性质是(　　)
   A. 热性 　　　　　　B. 温性 　　　　　　C. 平性
   D. 寒性 　　　　　　E. 凉性

4. 大枣的性质是(　　)
   A. 热性 　　　　　　B. 温性 　　　　　　C. 平性
   D. 寒性 　　　　　　E. 凉性

5. 木耳的性质是(　　)
   A. 热性 　　　　　　B. 温性 　　　　　　C. 平性
   D. 寒性 　　　　　　E. 凉性

6. 鲤鱼的性质是(　　)
   A. 热性 　　　　　　B. 温性 　　　　　　C. 平性
   D. 寒性 　　　　　　E. 凉性

7. 大蒜的性质是(　　)
   A. 热性 　　　　　　B. 温性 　　　　　　C. 平性
   D. 寒性 　　　　　　E. 凉性

8. 牛奶的性质是(　　)
   A. 热性 　　　　　　B. 温性 　　　　　　C. 平性
   D. 寒性 　　　　　　E. 凉性

9. 海带的性质是(　　)
   A. 热性 　　　　　　B. 温性 　　　　　　C. 平性
   D. 寒性 　　　　　　E. 凉性

10. 下列选项中不属于饮食调护原则的是(　　)
    A. 定时定量 　　　　B. 新鲜清洁 　　　　C. 粗细搭配
    D. 暴饮暴食 　　　　E. 主副搭配

11. 以下属于润下类药膳的是(　　)
    A. 苦瓜散 　　　　　B. 麻仁苏子粥 　　　C. 半夏秫米汤
    D. 绿豆汤 　　　　　E. 玫瑰花茶

12. 以下不属于清热类类药膳的是(　　)

4-040

A. 苦瓜散　　　　　　B. 蕨菜散　　　　　　C. 凉血五汁饮
D. 双仁冲剂　　　　　E. 马齿苋粥

13. 以下属于祛暑类药膳的是（　　）
    A. 西瓜汁　　　　　　B. 生姜红糖　　　　　C. 百合地黄汤
    D. 蜂蜜蒸百合　　　　E. 玫瑰花茶

14. 以下不属于补益类药膳的是（　　）
    A. 蜂蜜蒸百合　　　　B. 消渴救治丸　　　　C. 当归生姜羊肉汤
    D. 连肉糕　　　　　　E. 红枣胡椒丸

15. 以下属于安神类药膳的是（　　）
    A. 薤白粥　　　　　　B. 小茴香丸　　　　　C. 半夏秫米汤
    D. 萝卜汁　　　　　　E. 小蓟根汁

16. 以下不属于消导类药膳的是（　　）
    A. 鲜藕白蜜汁　　　　B. 泡洋葱　　　　　　C. 苹果山药散
    D. 制大蒜　　　　　　E. 鸡内金

17. 消导类药膳宜什么时候食用（　　）
    A. 睡前半小时　　　　B. 饭后 1~2 小时　　　C. 饭后 3~4 小时
    D. 空腹　　　　　　　E. 半夜

18. 以下属于化痰止咳平喘类药膳的是（　　）
    A. 鸡内金　　　　　　B. 小茴香丸　　　　　C. 石榴汁
    D. 杞味茶　　　　　　E. 百合糯米粥

19. 以下属于固涩类药膳的是（　　）
    A. 鲜藕蒸糯米　　　　B. 艾煨白果　　　　　C. 苹果山药散
    D. 五味子膏　　　　　E. 鸡内金

20. 以下不属于温里类药膳的是（　　）
    A. 胡椒生姜汤　　　　B. 红枣胡椒丸　　　　C. 薤白粥
    D. 生姜红糖汤　　　　E. 小茴香丸

（韦冬洁）

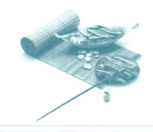

中医护理——教学一体化工作页

下 篇
技 术 篇

中医护理——教学一体化工作页

项目五　中医常用技术

任务一　艾条灸

学习目标

1. 知识目标　能正确说出艾灸技术的作用；能正确理解艾灸技术的适应证及禁忌证。
2. 技能目标　能正确应用艾灸技术的操作程序。
3. 素质目标　在施灸过程中责任心强，注重人文关怀及患者安全，具有良好的沟通能力。

任务导入

李某，女，60岁。下腹冷痛2月余，约3天排便一次，有便秘史2年余，伴眩晕、心悸，喜热怕冷，小便清长，舌质淡，苔白，脉沉迟。故特来某中医院就诊。

诊断：便秘（脾阳虚型）。

医嘱：艾条温和灸，每日1次，每穴灸10分钟；取穴：天枢（双侧）、脾俞（双侧）。

任务分析

患者便秘史2年余，近2个月出现下腹冷痛，伴随眩晕，心悸，喜热怕冷，小便清长，结合舌脉辨证为脾阳虚型，通过艾条温和灸能达到健脾温阳的功效。

学习内容

灸法是指利用艾叶等易燃材料或药物，点燃后在穴位上或患处进行烧灼或熏熨，借其温热性刺激及药物的药理作用，以达到防病治病目的的一种外治方法。现存文献中关于灸法最早的记载当属1973年长沙马王堆出土的帛书《足臂十一脉灸经》和《阴阳十一脉灸经》。《黄帝内经》"针所不为，灸之所宜"、《医学入门》"凡病药之不及，针所不到，必须灸之"，概括了灸法在临床上的应用价值。

"灸"字《说文解字》释作"灼"，即灼体疗病之意。最初可能采用树枝、柴草取火做熏、熨、

5-002

灼、烫以消除病痛。随着医疗实践的深入,逐渐选用"艾"作为灸法的主要材料。

艾条灸,又称艾卷灸,是用特制的艾条在穴位皮肤上熏烤或温熨的施灸方法。如在艾绒中加入辛温芳香药物制成的药艾条施灸,称为药条灸。艾条灸分为悬起灸和实按灸。

一、主要用具

按摩床、清艾条、药艾条、火柴或打火机、绵纸、布等。

二、适应证与禁忌证

适应证:可用于临床上绝大多数病症的治疗及辅助治疗,尤其是风寒湿痹、寒痰喘咳、肩凝症,以及脏腑虚寒、元阳虚损引起的各种病症。

禁忌证:孕妇的腹部、腰骶部不宜灸量过度;一般空腹、过饱、极度疲劳时,不宜施灸。对昏迷、肢体麻木不仁及感觉迟钝的患者,勿灸过量,以免烧伤。

三、操作方法

(一)悬起灸法操作

1. 温和灸　将艾条的一端点燃,对准施术部位进行熏烤,距离皮肤2～3厘米,局部有温热舒适感而无灼痛,一般每穴灸10～15分钟,至皮肤红晕潮湿为度。如遇到局部知觉减退时,灸者可将食指、中指两指置于施灸部位两侧,以便通过灸者的手指测知被灸者局部受热程度。

2. 回旋灸　将艾条的一端点燃,对准施术部位上方约3厘米处,使艾条在施灸部位上左右往返移动或反复旋转进行灸治,使皮肤有温热感而不至于灼痛,一般每穴灸10～15分钟,至皮肤红晕潮湿为度。移动范围在3厘米左右。

3. 雀啄灸　将艾条的一端点燃,对准施术部位一上一下,如鸟雀啄食。一般每穴灸5分钟,至皮肤红晕为度。此法热感较强,注意防止烧伤皮肤。

(二)实按灸法操作

用药艾条施灸。在施术部位处铺上6～7层绵纸或布,将艾条一端点燃,对准施术部位,直按其上,稍停留1～2秒,使热气透达深部。若艾火熄灭,可改用艾条点燃,再次按灸。若艾火熄灭,可再点再按,如此反复进行,每穴按灸7～10次。

四、术后处理

若灸后起疱者,小者可自行吸收,不要擦破水疱;大者可用一次性消毒针从疱底刺破,放出水液后,再用消毒敷料覆盖。

五、注意事项

(1)患者体位要舒适,便于医生操作。

(2)施灸顺序一般是先灸上部,后灸下部;先灸背、腰部,后灸腹部;先灸头部,后灸四肢。

(3)施灸过程中,室内宜保持良好的通风。严防艾火烧坏衣服、床单等。施灸完毕,必须把艾火彻底熄灭，以防火灾。

 任务实施

艾条灸操作流程及评价，见表5-1-1。

表5-1-1 艾条灸操作流程及评价

程序	规范项目	分值	评分标准	扣分	得分
操作前准备（20分）	仪表大方、举止端庄 态度和蔼，表情自然	1	一处不符扣1分		
	服装、鞋、帽整洁 发不过领	1	一处不符扣1分		
	核对医嘱 解释此次操作的目的及相关事项 征得患者同意使之愿意合作	3	一处不符扣1分		
	评估患者全身情况（无禁忌证、无哮喘史、对热及气味耐受程度） 艾灸史（询问是否有艾灸史）	2	一处不符扣1分		
	施灸部位皮肤情况（皮肤有无瘢痕、丘疹等皮肤异常情况） 心理状况（患者无紧张，能配合治疗）	2	一处不符扣1分		
	安静整洁、温湿度适宜、光线适中 床部件完好，无易燃、易爆物品，符合操作要求 必要时屏风遮挡	3	一处不符扣1分		
	用物准备齐全 符合要求 摆放合理美观	3	一处不符扣1分		
	修剪指甲 洗手 戴口罩	5	未修剪指甲扣1分；未洗手扣3分；未戴口罩扣1分		
操作流程（60分）	携用物至患者床旁 关闭门窗 注意保护隐私 核对患者	5	未核对扣2分；其余一处不符扣1分		
	点燃艾条的一端	1	一处不符扣1分		
	安置合理的体位（根据施灸部位）	3	一处不符扣3分		
	暴露施灸部位 注意保暖	4	一处不符扣2分		
	定位准确（根据医嘱选穴）	10	定位方法不正确扣5分；定位不准确扣5分		

下篇　技术篇

续　表

程序	规范项目	分值	评分标准	扣分	得分
	根据医嘱选择合适的悬起灸的操作方法 温和灸：将艾条的一端点燃，对准施术部位进行熏烤，距离皮肤 2～3 厘米 回旋灸：将艾条的一端点燃，对准施术部位上方约 3 厘米处，使艾条在施灸部位上左右往返移动或反复旋转 雀啄灸：将艾条的一端点燃，对准施术部位一上一下，如鸟雀啄食	22	一处不符合酌情扣 10～20 分		
	操作中注意观察患者表情 观察局部皮肤情况，以局部皮肤红晕而不起泡为度 询问患者的感受，如遇到局部知觉减退时，灸者可将食指、中指两指置于施灸部位两侧，以便通过灸者的手指来测知被灸者局部受热程度	10	不观察患者反应扣 3 分；不观察局部皮肤扣 3 分；不询问患者感受扣 4 分		
	温和灸、回旋灸一般每穴灸 10～15 分钟 雀啄灸一般每穴灸 5 分钟	5	不符合扣 5 分		
操作后评价（20 分）	清洁局部皮肤 协助患者穿衣，整理床单位 询问有无需要，将呼叫器放于患者易取处 交代相关注意事项（要在语言沟通上体现出来）	4	一处不符合扣 1 分		
	整理用物	2	治疗车不整洁扣 1 分；未按医用垃圾分类处理扣 1 分		
	洗手 脱口罩 记录	3	一处不符合扣 1 分		
	程序正确 动作轻快、稳准 施灸正确 操作熟练 安全	5	一处不符合扣 1 分；操作中如灼伤或烫伤皮肤从总分中扣 20 分；衣物如有烧损从总分中扣 10 分		
	护患沟通有效 解释符合临床实际 操作过程体现人文关怀	6	一处不符合酌情扣 1～2 分		
操作总时间：10 分钟，时间到即停止操作，未完成的操作步骤不得分					

任务评价

1. 将艾条点燃一端在施灸部位上下活动施灸的是(　　)
   A. 温和灸　　　　　　B. 回旋灸　　　　　　C. 雀啄灸
   D. 直接灸　　　　　　E. 间接灸

2. 将艾条的一端点燃对准施术部位进行施灸的是(　　)
   A. 温和灸　　　　　　B. 回旋灸　　　　　　C. 雀啄灸
   D. 直接灸　　　　　　E. 间接灸

3. 下列各项,哪些应慎用灸法(　　)
   A. 寒邪束表　　　　　B. 阳虚暴脱　　　　　C. 瘀血阻络
   D. 阴虚发热　　　　　E. 风寒湿痹

4. 不宜灸治的疾病是(　　)
   A. 遗尿　　　　　　　B. 脱肛　　　　　　　C. 乳痈
   D. 中暑　　　　　　　E. 崩漏

5. 将艾条燃着端悬于施灸部位上距皮肤2~3厘米处,平行往复回旋熏灸,称为(　　)
   A. 雀啄灸　　　　　　B. 温和灸　　　　　　C. 回旋灸
   D. 温针灸　　　　　　E. 实按灸

6. 不属于艾条灸的是(　　)
   A. 实按灸　　　　　　B. 雀啄灸　　　　　　C. 回旋灸
   D. 温和灸　　　　　　E. 隔姜灸

7. 下列说法不正确的是(　　)
   A. 颜面处不可用瘢痕灸
   B. 中暑、高血压危象、大量咯血不宜用艾灸疗法
   C. 某些传染病、高热、昏迷、抽风期间忌灸
   D. 艾灸时要注意防止艾灰脱落烫伤皮肤
   E. 艾灸火力应先小后大,灸量应先多后少

8. 不宜做保健灸的腧穴是(　　)
   A. 命门　　　　　　　B. 长强　　　　　　　C. 关元
   D. 神阙　　　　　　　E. 气海

9. 雷火灸的作用不包括(　　)
   A. 活血化瘀　　　　　B. 祛风除湿　　　　　C. 消肿止痛
   D. 软坚散结　　　　　E. 祛湿除寒

10. 雷火神针是(　　)
    A. 火针　　　　　　　B. 特制毫针　　　　　C. 温针
    D. 药物艾卷　　　　　E. 锋针

(吉思)

任务二　隔物灸

任务导入

王某,男,42 岁。患者腰痛 2 月余,遇寒冷及阴雨天,夜间疼痛尤甚,痛点在脊椎两侧肌肉隆起处,弯腰活动症状加重。舌质淡苔白腻,脉沉缓。故特来某中医院就诊。

诊断:腰痛(寒湿型)。

医嘱:隔姜灸,每日 1 次,每穴灸 3～5 壮;取穴:肾俞(双侧)、大肠俞(双侧)、秩边(双侧)、委中(双侧)。

任务分析

患者腰痛 2 月余,因寒冷、阴雨天气导致症状加重,结合舌脉辨证为寒湿型,通过隔姜灸能达到温通气血、散寒除湿的功效。

学习内容

隔物灸也称间接灸、间隔灸,是将艾炷与皮肤之间衬隔某种物品而施灸的一种方法。本法根据所隔物品的不同,可分为数十种。所隔物品大多为药物,既可用单味药物,也可用复方药物,药物性能不同,临床应用的范围也有所异。临床常用的有隔姜灸、隔盐灸、隔蒜灸、隔附子饼灸等。

一、主要用具

按摩床、艾绒、生姜、蒜头、食盐、附子末、黄酒、小刀、粗针、镊子、火柴、线香等。

二、适应证与禁忌证

适应证:隔姜灸适用于风寒咳嗽、腹痛、泄泻、风寒湿痹、痛经、颜神经麻痹等;隔蒜灸适用于未溃之化脓性肿块,如乳痈、疖肿,以及瘰疬、牛皮癣、神经性皮炎、关节炎、手术后瘢痕等;隔盐灸适用于急性腹痛、泄泻、痢疾、风湿痹证及阳气虚脱;隔附子灸适用于各种阳虚病症。

禁忌证:孕妇的腹部、腰骶部不宜灸量过度;一般空腹、过饱、极度疲劳时,不宜施灸。对昏迷肢体麻木不仁及感觉迟钝的患者,勿灸过量,以免烧伤。

三、操作方法

(一) 制作艾炷

小炷可用左手拇、食指搓揉艾绒,右手持小镊子取麦粒大艾团即成。中、大炷则须将艾绒置于平板上,用拇、食、中三指边捏边旋转,将艾绒捏成上尖下平的圆锥体。

(二)隔物灸法

1. 隔姜灸　将鲜生姜切成厚约0.3厘米的生姜片,用针扎孔数个,放在患处或施灸部位上,将艾炷放在姜片中心施灸(线香点燃艾炷),若被灸者有灼痛感可将姜片提起。一般每次施灸5~7壮,以皮肤潮红湿润为度。

2. 隔蒜灸　将独头大蒜横切成约0.3厘米的薄片,用针扎孔数个,放在患处或施灸部位上,将艾炷放在蒜片中心施灸(线香点燃艾炷),若被灸者有灼痛感可将蒜片提起。一般每次施灸4~5壮,以皮肤潮红湿润为度。

3. 隔盐灸　用于脐窝部施灸,用干燥、纯净的食盐适量,将脐窝填平,上置生姜片(厚约0.3厘米,用针扎孔数个),将艾炷放置姜片中心施灸(线香点燃艾炷),若被灸者有灼痛感可将姜片提起,或用镊子移去残炷,易炷再灸,灸满规定壮数为止。一般病症施灸5~7壮。

4. 隔附子灸　将生附子研为细末,用黄酒调和制饼,直径1~2厘米,厚0.3~0.5厘米,附子饼中心用针扎孔数个,放在患处或施灸部位上,将艾炷放在附子饼中心施灸(线香点燃艾炷),若被灸者有灼痛感时,易炷再灸,一般每次施灸5~10壮。

四、术后处理

术后清洁局部皮肤,若灸后起疱者,小者可自行吸收,不要擦破水疱;大者可用一次性消毒针从疱底刺破,放出水液后,再用消毒敷料覆盖。

五、注意事项

(1) 患者体位要舒适,便于医生操作。

(2) 施灸顺序一般是先灸上部,后灸下部;先灸背、腰部,后灸腹部;先灸头部,后灸四肢。

(3) 施灸过程中,室内宜保持良好的通风。严防艾火烧坏衣服、床单等。施灸完毕,必须把艾火彻底熄灭,以防火灾。

 任务实施

隔物灸操作流程及评价,见表5-2-1。

表5-2-1　隔物灸操作流程及评价

程序	规范项目	分值	评分标准	扣分	得分
操作前准备(20分)	仪表大方、举止端庄 态度和蔼,表情自然	1	一处不符扣1分		
	服装、鞋、帽整洁 发不过领	1	一处不符扣1分		
	核对医嘱 解释此次操作的目的及相关事项 征得患者同意使之愿意合作	3	一处不符扣1分		

续　表

程序	规范项目	分值	评分标准	扣分	得分
	评估患者全身情况(无禁忌证、无哮喘史、对热及气味耐受程度) 艾灸史(询问是否有艾灸史)	2	一处不符扣1分		
	施灸部位皮肤情况(皮肤有无瘢痕、丘疹等皮肤异常情况) 心理状况(患者无紧张,能配合治疗)	2	一处不符扣1分		
	安静整洁、温湿度适宜、光线适中 床部件完好,无易燃、易爆物品,符合操作要求 必要时屏风遮挡	3	一处不符扣1分		
	用物准备齐全 符合要求 摆放合理美观	3	一处不符扣1分		
	修剪指甲 洗手 戴口罩	5	未修剪指甲扣1分;未洗手扣3分;未戴口罩扣1分		
操作流程(60分)	携用物至患者床旁 关闭门窗 注意保护隐私 核对患者	5	未核对扣2分;其余一处不符扣1分		
	制作艾炷:制作5～7个艾炷,艾炷直径(1±0.2厘米);高(1±0.2厘米) 准备姜片:选择大小适宜(直径2～3厘米,厚0.3～0.5厘米)的姜片;中间以三棱针刺数孔(根据医嘱选择适宜的间隔物)	14	一个艾炷不符合扣5分;姜片大小不适宜扣2分,未用三菱针刺孔扣2分		
	安置合理的体位(根据施灸部位)	1	一处不符扣1分		
	暴露施灸部位 注意保暖	2	一处不符扣1分		
	定位准确(根据医嘱选穴)	10	定位方法不正确扣5分 定位不准确扣5分		
	涂凡士林于施灸部位 放置已做好的间隔物在施术部位上	3	涂凡士林不符合要求扣2分 放置间隔物不符合要求扣1分		
	放置艾炷于间隔物上 点燃施灸	5	放置艾炷于间隔物上不符合要求2分 点燃施灸不符合要求2分		
	操作中注意观察患者表情 观察局部皮肤情况,以局部皮肤红晕而不起泡为度 询问患者的感受,如有痛感,可移开间隔物片刻,待痛感消失后复灸	10	不观察患者反应扣3分;不观察局部皮肤扣3分,不询问患者感受扣4分		

续 表

程序	规范项目	分值	评分标准	扣分	得分
	艾炷燃 2/3 时,更换另一壮继续灸,点燃即可 一般灸 5~7 壮或根据医嘱而定	5	未燃到 2/3 者扣 5 分		
	在 2 分钟内,艾炷燃 2/3 时,施灸完毕 用镊子合理取下艾炷及间隔物	5	达不到 2/3 者扣 2 分;超过 2 分钟扣 1 分 艾炷及隔物取下不符合要求扣 2 分		
操作后评价（20分）	清洁局部皮肤 协助患者穿衣,整理床单位 询问有无需要,将呼叫器放于患者易取处 交代相关注意事项(要在语言沟通上体现出来)	4	一处不符扣 1 分		
	整理用物	2	治疗车不整洁扣 1 分 未按医用垃圾分类处理扣 1 分		
	洗手 脱口罩 记录	3	一处不符扣 1 分		
	程序正确 动作轻快、稳准 施灸正确 操作熟练 安全	5	一处不符合扣 1 分 操作中如灼伤或烫伤皮肤从总分中扣 20 分 衣物如有烧损从总分中扣 10 分		
	护患沟通有效 解释符合临床实际 操作过程体现人文关怀	6	一处不符合酌情扣 1~2 分		
	操作总时间:10 分钟,时间到即停止操作,未完成的操作步骤不得分				

任务评价

1. 下列病症适用于隔姜灸的是（　　）
   A. 虚脱　　　　　　　B. 风湿痹症　　　　　　C. 腹中积块
   D. 阳痿早泄　　　　　E. 肺痨
2. 施灸的程序是（　　）
   A. 先上后下,先阳后阴　　　　　　B. 先上后下,先阴后阳
   C. 先中后上,先阴后阳　　　　　　D. 先下后上,先阴后阳
   E. 先腹后背,先阴后阳
3. 隔蒜灸治疗的病症是（　　）
   A. 瘰疬、初起的肿疡　　　　　　　B. 哮喘、肺痨、瘰疬
   C. 吐泻并作、中风脱证　　　　　　D. 因寒而致的呕吐、腹痛

E. 命门火衰而致的阳痿、早泄

4. 隔姜灸的适应证是（　　）
　　A. 瘰疬、初起的肿疡　　　　　　　　　　B. 哮喘、肺痨、瘰疬
　　C. 吐泻并作、中风脱证　　　　　　　　　D. 因寒而致的呕吐、腹痛
　　E. 命门火衰而致的阳痿、早泄

5. 隔盐灸的适应证是（　　）
　　A. 瘰疬、初起的肿疡　　　　　　　　　　B. 哮喘、肺痨、瘰疬
　　C. 吐泻并作、中风脱证　　　　　　　　　D. 因寒而致的呕吐、腹痛
　　E. 命门火衰而致的阳痿、早泄

6. 隔附子饼灸的适应证是（　　）
　　A. 瘰疬、初起的肿疡　　　　　　　　　　B. 哮喘、肺痨、瘰疬
　　C. 吐泻并作、中风脱证　　　　　　　　　D. 因寒而致的呕吐、腹痛
　　E. 命门火衰而致的阳痿、早泄

7. 有关灸法注意事项的叙述，不正确的是（　　）
　　A. 先灸上部，后灸下部　　　　　　　　　B. 先灸阴部、后灸阳部
　　C. 壮数应先少后多　　　　　　　　　　　D. 艾炷应先小后大
　　E. 施灸也应注意补泻的操作方法

8. 治疗肺痨，宜选用（　　）
　　A. 直接灸　　　　　　B. 隔盐灸　　　　　　C. 隔蒜灸
　　D. 隔附子饼灸　　　　E. 隔姜灸

9. 治疗中风脱证宜首选（　　）
　　A. 隔姜灸　　　　　　B. 隔蒜灸　　　　　　C. 隔盐灸
　　D. 雀啄灸　　　　　　E. 隔附子饼灸

10. 具有温肾壮阳作用的间接灸是（　　）
　　A. 隔蒜灸　　　　　　B. 隔盐灸　　　　　　C. 隔姜灸
　　D. 温针灸　　　　　　E. 隔附子饼灸

（吉思）

任务三　拔罐

💡 学习目标

　　1. 知识目标　能正确说出拔罐技术的作用；能正确理解拔罐技术的适应证及禁忌证。

　　2. 技能目标　能正确应用拔罐技术的操作程序实施拔罐。

　　3. 素质目标　在实施拔罐操作过程中责任心强，注重人文关怀及患者安全，具有良好的沟通能力。

任务导入

王某,男,56 岁。腰痛反复发作 10 年余,2 天前因天气变化、阴雨绵绵导致腰部冷痛重着,不能转侧,活动不利,舌质淡苔白腻,脉沉缓。故特来某中医院就诊。
诊断:腰痛(寒湿型)。
医嘱:腰部拔罐;取穴:大肠俞(双侧)、肾俞(双侧)、脾俞(双侧)。

任务分析

患者腰痛反复发作日久,因阴雨天气导致症状加重,结合舌脉辨证为寒湿型,通过拔罐能达到温经散寒、除湿止痛的功效。

学习内容

拔罐技术是一种以中医理论为指导,以罐为工具,利用加热、抽吸等方法,排除罐内空气,造成负压,罐吸附于腧穴或体表的一定部位,使局部皮肤充血甚至瘀血,以达到防治疾病目的的方法。

一、主要用具

按摩床、大小适宜的玻璃罐、95%乙醇棉球、托盘、打火机、酒精灯、止血钳、灭火罐、大毛巾、纸巾、烫伤膏、医疗垃圾桶、推车。

二、适应证与禁忌证

1. 适应证 拔罐法的适应范围非常广泛,尤其对于各种疼痛类疾病、软组织损伤、急性和慢性炎症、风寒湿痹证,以及脏腑功能失调、经脉闭阻不通所引起的各种病症均有较好的疗效。临床上使用已从早期的疮疡发展到包括内科、外科、妇科、儿科、皮肤科、五官科等 100 多种疾病的治疗。

2. 禁忌证
(1) 高热、抽搐和痉挛发作者。
(2) 急性严重疾病、慢性全身虚弱性疾病及接触性传染病。
(3) 有出血倾向的患者,如白血病、血小板减少性紫癜、血友病等。
(4) 有严重肺气肿的患者背部及胸部不宜负压吸拔;心力衰竭患者;心尖区、体表大动脉搏动处、静脉曲张处。
(5) 骨折患者在未完全愈合前;急性关节、韧带、肌腱严重损伤者。
(6) 眼耳口鼻等五官孔窍处;皮肤有溃疡、破裂处;局部原因不明的肿块。
(7) 婴幼儿,孕妇的腰骶及腹部、前后阴、乳房不宜拔罐。
(8) 肺结核、恶性肿瘤、瘰疬患者,疝气处。

（9）过饥、醉酒、过饱、过度疲劳者均不宜拔罐。精神失常、精神病发作期、狂躁不安、破伤风、狂犬病等不能配合者不宜拔罐。

三、操作方法

（一）吸附方法

玻璃罐常采用火罐法进行操作。火罐法是指通过燃烧加热罐内空气，利用罐内空气冷却时形成的负压，将罐吸附于体表的方法。临床常用以下三种方法。

1. 闪火法　用止血钳或镊子夹住95%乙醇棉球点燃后在火罐内旋绕数圈后抽出，迅速将罐扣于应拔部位。此法较安全，不受体位限制，是最常用的拔罐方法。注意操作时不要烧灼罐口，以免烫伤皮肤。

2. 投火法　将易燃纸片或95%乙醇棉球点燃后投入罐内，迅速将罐扣于应拔部位。此法由于罐内有燃烧物，容易落下烫伤皮肤，故适宜于侧面横拔。

3. 贴棉法　用直径1～2厘米的95%乙醇棉片贴于罐内壁，点燃后迅速将罐扣于应拔部位。此法也多用于侧面横拔，注意避免乙醇过多，滴下烫伤皮肤。

（二）操作方法

临床上，可根据病情和病变部位选择不同的方法，常用的有以下两种。

1. 留罐法　又称坐罐法，是指将罐具吸拔在皮肤上留置5～15分钟，然后将罐起下。此法是最常用的拔罐方法，一般疾病均可应用。

2. 闪罐法　是将罐吸拔于所选部位，立即取下，再迅速吸拔、取下，如此反复，直至皮肤潮红。闪罐动作要迅速、准确，手法要轻巧，吸附力适中，多用于局部皮肤麻木、疼痛或功能减退等疾患，尤其适用于不宜留罐的部位及患儿。需注意一罐多次闪罐后，罐口温度升高，应及时换罐，以免烫伤。

（三）起罐的方法

起罐时，一手握住罐体中下部，另一手拇指或食指按压罐口边缘的皮肤，使罐口与皮肤之间产生空隙，空气进入罐内，即可将罐取下。

四、术后处理

起罐后应用消毒棉球轻拭吸拔局部，若罐斑处微觉痛痒，不可搔抓，数日内自可消退。启罐后如果出现水疱，只要不擦破，可任其自然吸收。若水疱过大，可用一次性消毒针从疱底刺破，放出水液后，再用消毒敷料覆盖。若出血应用消毒棉球拭净。若皮肤破损，应常规消毒，并用无菌敷料覆盖其上。若用拔罐治疗疮痈，启罐后应拭净脓血，并常规处理疮口。

五、注意事项

（一）拔罐部位或穴位的选择

一般选择肌肉丰满、皮下组织充实及毛发较少的部位。吸拔力过大、吸拔时间过久，可能使拔罐部位的皮肤起水疱。拔罐前应充分暴露应拔部位，有毛发者宜剃去，操作部位应注意防止烫伤。

(二)体位的选择

患者体位应舒适,局部宜舒展、松弛。拔罐时嘱患者不要移动体位,以免罐具脱落。拔罐数目多时,罐具之间的距离不宜太近,以免罐具牵拉皮肤产生疼痛,或因罐具间互相挤压而脱落。

(三)因人而异

老年、儿童、体质虚弱及初次接受治疗,以及易发生意外反应的患者,拔罐数量宜少,留罐时间宜短,以卧位为宜。

妊娠期妇女及婴幼儿慎用拔罐方法。

(四)留针拔罐的注意事项

若留针拔罐,选择罐具宜大,毫针针柄宜短,以免吸拔时罐具碰触针柄而造成折针等损伤。

(五)其他罐具的使用注意

使用电罐、瓷罐时,应注意询问患者是否带有心脏起搏器等金属物件,有佩戴者禁用。

(六)拔罐手法

手法要熟练,动作要轻、快、稳、准。用于燃火的乙醇棉球,不可吸含乙醇过多,以免拔罐时滴至皮肤造成烧烫伤。若不慎出现烧烫伤,应按外科烧烫伤处理。

(七)晕罐的处理

拔罐过程中若出现头晕、胸闷、恶心欲呕、肢体发软、冷汗淋漓,甚至瞬间意识丧失等晕罐现象,应立即起罐,使患者呈头低脚高卧位,必要时可饮用温开水或温糖水,或掐水沟穴等。密切注意血压、心率变化,严重时按晕厥处理。

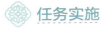

任务实施

拔罐技术操作流程及评价,见表 5-3-1。

表 5-3-1 拔罐技术操作流程及评价

程序	规范项目	分值	评分标准	扣分	得分
素质要求(4分)	仪表大方,举止端庄 态度和蔼,表情自然	2	一处不符合扣1分		
	服装、鞋、帽整洁 发不过领	2	一处不符合扣1分		
操作前准备(19分)	核对医嘱 解释此次操作的目的及相关事项 征得患者同意使之愿意合作	4	未核对扣1分 未解释扣3分		
	评估患者全身状况(无禁忌) 拔罐史(询问是否有拔罐史)	2	一处不符合扣1分		
	拔罐部位皮肤情况 心理状况(无紧张能配合治疗)	2	一处不符合扣1分		

续　表

程序	规范项目	分值	评分标准	扣分	得分
	安静整洁、温湿度适宜、光线适中 床部件完好,无易燃易爆物品,符合操作要求 必要时屏风遮挡	3	一处不符合扣1分		
	用物准备齐全 检查罐体罐口有无缺损,符合要求 摆放合理美观	3	一处不符合扣1分		
	修剪指甲 洗手(七步洗手法) 戴口罩	5	未修剪指甲扣1分 未洗手扣3分 未戴口罩扣1分		
操作流程(62分)	携用物至床旁 关闭门窗 注意保护隐私 核对患者	5	未核对扣2分 一处不符合扣1分		
	安置合理的体位(根据拔罐部位)	2	一处不符合扣2分		
	选择合适罐具(每个1分)	6	一处不符合扣1分		
	暴露拔罐部位(腰背部) 腧穴定位 注意保暖	14	一个腧穴不正确扣2分 暴露不当扣1分 未注意保暖扣1分		
	在腰背部使用闪火法坐罐6个,注意保暖留罐10分钟	18	吸拔不牢者,每个罐酌情扣1～3分		
	拔罐过程中要随时观察罐口吸附情况 观察皮肤颜色 询问患者感觉	8	未观察罐口吸附情况扣3分 未检查皮肤扣2分 未询问患者感觉扣3分		
	10分钟后取罐,一手手指向下按压罐口周边皮肤,另一手握住罐体将其略向对侧扳动,使罐口与皮肤间形成空隙,让空气进入罐内,罐即松脱	7	一次取罐方法不正确扣1分 拔罐时间不正确扣1分		
	取罐完毕,清洁局部皮肤	2	未清洁干净扣1分		
操作后评价(15分)	协助患者穿衣,整理床单位 询问有无需要 交代注意事项	5	未交代注意事项扣3分 一处不符合要求扣1分		
	整理用物(按医用垃圾分类处理)	3	未整理用物扣3分		
	洗手(七步洗手法) 脱口罩 记录拔罐部位、方法、留置时间及患者皮肤情况	7	未洗手扣3分 未脱口罩扣1分 未记录扣3分		
操作总时间:15分钟,时间到即停止操作,未完成的操作步骤不得分					

任务评价

1. 下述哪项不属于拔罐的应用范围（   ）
   - A. 感冒
   - B. 皮肤溃疡
   - C. 痛经
   - D. 胃脘痛
   - E. 丹毒

2. 下述病证哪些不属于拔罐法的应用范围（   ）
   - A. 发热
   - B. 咳嗽
   - C. 胃脘疼痛
   - D. 血友病
   - E. 丹毒

3. 留罐法的留置时间一般为（   ）
   - A. 3～5 分钟
   - B. 5～10 分钟
   - C. 5～15 分钟
   - D. 15～20 分钟
   - E. 20～30 分钟

4. 以下各项中,不属于走罐法适宜施术部位的是（   ）
   - A. 脊背
   - B. 肩胛
   - C. 腰臀
   - D. 大腿
   - E. 头部

5. 将罐吸附在体表后,使罐子吸拔留置于施术部位一定时间的操作方法,称为（   ）
   - A. 留罐法
   - B. 闪罐法
   - C. 走罐法
   - D. 刺血拔罐法
   - E. 留针拔罐法

6. 拔火罐最为常用而又不易烫伤皮肤的方法是（   ）
   - A. 闪火法
   - B. 投火法
   - C. 贴棉法
   - D. 架火法
   - E. 滴酒法

7. 用纸片燃着投入罐内,将其吸拔于应拔部位上的方法称（   ）
   - A. 闪火法
   - B. 投火法
   - C. 贴棉法
   - D. 架火法
   - E. 滴酒法

8. 不可进行拔罐的病证是（   ）
   - A. 中风
   - B. 腹痛
   - C. 头痛
   - D. 抽搐
   - E. 失眠

9. 以下各项中,不属于拔罐治疗作用的是（   ）
   - A. 通经活络
   - B. 祛风散寒
   - C. 行气活血
   - D. 消肿止痛
   - E. 解毒杀虫

10. 有关拔罐,操作不当的是（   ）
    - A. 动作要稳准轻快
    - B. 拔罐起小疱无须处理
    - C. 起罐时旋转罐具
    - D. 留针拔罐时应避免碰压针柄
    - E. 留罐过程中出现疼痛可减压放气

（唐山茶）

下篇　技术篇

任务四　刮痧

学习目标

1. **知识目标**　能正确的解释刮痧技术的作用；能正确理解刮痧技术的适应证及禁忌证。
2. **技能目标**　能正确应用刮痧技术的操作程序实施刮痧疗法。
3. **素质目标**　在实施刮痧过程中责任心强，注重人文关怀及患者安全，具有良好的沟通能力。

任务导入

陈某，女，35 岁，杂志社编辑，因长期伏案工作，颈肩部酸痛，加班后症状加重，特来某中医院就诊。

诊断：颈椎病（气血瘀滞型）。

医嘱：颈肩部刮痧：颈肩部由上到下、由内到外进行挂拭；取穴：大椎、肩井（双侧）、天宗（双侧）、阿是穴。

任务分析

患者因长期伏案工作的影响，颈肩部疼痛、僵硬，故通过刮痧达到疏通活络、活血化瘀的功效。

学习内容

刮痧法是以中医基础理论为指导，利用特制的器具在身体局部皮肤上进行刮拭，使局部皮肤充血、出痧，从而起到改善局部微循环、疏通活络、调和营血、活血化瘀等作用，达到扶正祛邪、保健强身的目的。在《痧胀玉衡》中记载："刮痧法，背脊颈骨上下，又胸前胁肋两背肩臂痧症，用铜钱蘸香油刮之。"现代研究认为，刮痧技术具有促进新陈代谢，刺激免疫系统等作用。

一、主要用具

按摩床、刮痧板、按摩巾、刮痧油、纸巾等。

二、适应证与禁忌证

适应证:适用于颈肩腰腿痛、头痛、感冒、失眠、发热等。

禁忌证:有出血倾向疾病、皮肤病、皮损、传染病、水肿等不宜刮痧;孕妇的腹部、腰骶部及活血通经的腧穴不宜刮痧;醉酒、过饥、过饱、过渴、过度疲劳者,不宜立即刮痧。

三、操作方法

(一)持刮痧板方法

根据所选刮痧板的形状和大小,使用便于操作的握板方法。一般为单手握板,将刮痧板放置于掌心,一侧由拇指固定,另一侧由其余四指固定。刮痧时利用指力、腕力和臂力,使刮痧板与其移动方向呈45°～60°。治疗病症时使用薄的一侧刮拭,养生保健时使用其厚的一侧刮拭。

(二)顺序

保健刮痧选择部位顺序的总原则:先头面后手足,先胸腹后背腰,先上肢后下肢,逐步按顺序刮拭。

(三)方向

总原则为由上向下,由内向外,应单方向刮拭,尽可能拉长刮拭距离。头部宜采用梳头或放射法;面部应由里向外、由下向上刮拭;胸部正中应由上向下,肋间则应由内向外;背部、腰部、腹部则应由上向下,逐步由里向外扩展;四肢宜向末梢方向刮拭。

(四)刮痧手法

1. 直线刮法　又称直板刮法。用刮痧板在体表进行有一定长度的直线刮拭。此法宜用于身体比较平坦的部位,如背部、胸腹部、四肢部。

2. 弧线刮法　刮拭方向呈弧线形,刮拭后体表出现弧线形的痧痕,操作时刮痧方向多循肌肉走行或骨骼结构特点而定。此法宜用于胸背部肋间隙、肩关节和膝关节周围等部位。

3. 梳刮法　使用刮痧板或刮痧梳从前额发际处及双侧太阳穴处向后发际处做有规律的单方向刮拭。刮痧板或刮痧梳与头皮成45°,动作宜轻柔和缓,如梳头状。此法宜用于头痛、头晕、疲劳、失眠和精神紧张等。

4. 点压法　又称点穴法,用刮痧板的边角直接点压体表经络穴位处,力量逐渐加重,以受术者能承受为度,保持数秒后抬起,重复操作5～10次。此法宜用于肌肉丰满处的穴位,或刮痧力量不能深达,或压痛明显的穴位。

5. 弹拨法　用刮痧板的一边或较突出的边角着力于条索状筋结处或特定的穴位处,做弹拨手法。每个部位宜弹拨3～5次。此法可用于拨散经络瘀滞部位。

四、术后处理

保健刮痧后应用干净纸巾、毛巾将刮拭部位的刮痧介质擦拭干净。刮拭后皮肤出现潮红、紫红色等颜色变化,或出现粟粒状红点,或片状、条索状斑块等形态变化,称为痧或痧象,都是刮痧的正常反应,数天后即可自行消失,一般不需进行特殊处理。结束后,宜饮一杯温开水,休息15～20分钟。两次保健刮痧之间宜间隔3～5天,或以皮肤上痧退、手压皮肤无痛感为宜,若刮痧部位的痧象未退,不宜在原部位进行刮拭。

五、注意事项

（1）刮痧部位宜充分暴露。刮拭力度应先轻后重,以使受术者逐渐适应。年迈体弱、儿童、对疼痛较敏感的受术者,刮拭力度宜轻。

（2）刮痧时应避风,注意保暖。刮痧后不宜即刻食用生冷食物,刮痧后 2 小时内忌沐浴。

（3）刮拭五官颜面等暴露部位,须向受术者说明,刮痧后有可能短期出现痧象,影响美观,征得同意后方可刮拭。

（4）由于病症轻重的不同,出现的痧象的程度也不同。轻者呈微红点状或片状,重者则呈紫红点状或块状,乃至暗紫色血泡痧象。而无病健康之人,多不出现痧。对于不出痧或出痧较少的人,不要强求出痧。

任务实施

刮痧技术操作流程及评价,见表 5－4－1。

表 5－4－1　刮痧技术操作流程及评价

程序	规范项目	分值	评分标准	扣分	得分
操作前准备（20分）	1. 仪容仪表大方整洁,态度和蔼,衣着整	3分	一处不符扣1分		
	2. 洗手,戴口罩	2分	一处不符扣1分		
	3. 医嘱评估,包括患者姓名、床号、年龄、发病部位、诊断等	5分	一处未评估扣1分		
	4. 患者评估 （1）患者临床表现、体质、全身情况 （2）刮痧局部皮肤情况,有无禁忌证 （3）心理状态,对疾病的认识,对刮痧技术的认识 （4）取得患者配合	5分	一处未评估扣1分		
	5. 环境评估　光线充足、清洁、安静、温度适宜,做好必要的遮挡	2分	未评估扣2分		
	6. 用物评估　按摩床、刮痧板、按摩巾、刮痧油、纸巾	3分	未评估扣3分		
操作实施（65分）	1. 根据刮痧部位,取合适体位,充分暴露刮痧部位,注意保暖	5分	体位不合适扣2分;刮痧部位为充分暴扣2分;未注意保暖扣1分		
	2. 定位　正确刮痧位置或穴位位置,选择合适的刮痧器具	5分	位置不正确扣3分;器具不正确扣2分		

续表

程序	规范项目	分值	评分标准	扣分	得分
	3. 刮拭步骤 (1) 用刮痧板蘸取适量刮痧介质 (2) 将刮痧板放置于掌心,一侧由拇指固定,另一侧由其余四指固定,使刮痧板与其移动方向呈 45°~60° (3) 刮痧顺序、方向正确 (4) 一般刮至局部皮肤出现红色或紫红色痧斑或痧点为宜	30分	未使用刮痧介质扣5分;持刮痧板的手法和角度不对扣15分;刮痧顺序、方向错误扣15分;刮伤皮肤扣20分		
	4. 观察:局部皮肤颜色变化、出痧情况,询问患者感觉	10分	未观察和询问各扣5分		
	5. 清洁局部皮肤,协助患者穿衣,取舒适体位,整理床单	10分	未清洁皮肤扣4分;未去舒适体位、整理床单各扣3分		
	6. 洗手,记录刮拭部位、方法及患者皮肤情况,签字	5分	未洗手扣2分;未记录及签字扣3分		
操作后评估(15分)	1. 清理用物,消毒刮痧用具,归回原处备用	3分	一处不符扣1分		
	2. 刮痧结束后健康指导 (1) 需休息片刻可活动或离开,注意避风,刮痧后2小时内忌沐浴 (2) 多饮水,宜清淡饮食,忌食生冷油腻之品 (3) 结合痧斑的颜色对患者进行健康指导,如果不适及时告知	10分	未做健康指导扣10分;一处不指导扣3分		
	3. 全程言语简洁易懂,沟通有效,态度和蔼	2分	语言态度不合适扣2分		

任务评价

1. 刮痧的程度包括(　　)和出痧的程度
   A. 力量的强度　　　B. 角度的大小　　　C. 速度的快慢
   D. 距离的长短　　　E. 以上都不是
2. 刮痧方向的总原则不包含(　　)
   A. 由上向下　　　B. 由内向外　　　C. 先头面后手足
   D. 单方向刮拭　　E. 尽可能拉长刮拭距离
3. 在刮痧时一般局部刮痧(　　)为宜
   A. 5~10分钟　　　B. 10~20分钟　　　C. 20~30分钟
   D. 30~40分钟　　E. 60分钟
4. 用刮痧板的边角直接点压体表经络穴位处,力量逐渐加重,以受术者能承受为度,保持数秒后抬起,重复操作5~10次,称之为(　　)
   A. 摩擦法　　　B. 角刮法　　　C. 点压法

D. 按揉法　　　　　　　　E. 弹拨法

5. 刮痧后可(　　)
　　A. 洗冷水澡　　　　　B. 吹风　　　　　　C. 喝杯温开水
　　D. 大量运动　　　　　E. 睡觉

6. 刮痧时的力度可以(　　)
　　A. 可大　　　　　　　B. 可小　　　　　　C. 忽轻忽重
　　D. 要均匀　　　　　　E. 以上均可

7. 年老体弱、儿童、疼痛敏感者手法应用(　　)
　　A. 轻刮法　　　　　　B. 重刮法　　　　　C. 泻刮法
　　D. 逆刮法　　　　　　E. 快刮法

8. 刮痧不具有的作用有(　　)
　　A. 开宣肺气　　　　　B. 振奋阳气　　　　C. 疏通经络
　　D. 收缩血管　　　　　E. 活血化瘀

9. 以下哪个不是刮痧的适应证(　　)
　　A. 感冒　　　　　　　B. 发热　　　　　　C. 腰痛
　　D. 失眠　　　　　　　E. 过敏性皮炎

10. 刮痧板与施术平面的夹角为(　　)
　　A. 15°　　　　　　　　B. 30°　　　　　　C. 45°
　　D. 90°　　　　　　　　E. 100°

(吴双)

任务五　简易经穴推拿

💡 学习目标

　　1. 知识目标　能正确说出经穴推拿技术的作用;能正确理解经穴推拿技术的适应证及禁忌证。
　　2. 技能目标　能正确应用经学推拿手法操作。
　　3. 素质目标　在实施推拿技术过程中责任心强,注重人文关怀及患者安全,具有良好的沟通能力。

任务导入

　　陈某,男,52岁,腰痛反复发作5年余,一周前因搬抬重物导致腰部疼痛,痛处固定,胀痛不适,痛如锥刺,日轻夜重,持续不解,舌质隐青,有瘀斑,脉涩。故特来某中医院就诊。
　　诊断:腰痛(血瘀型)。

医嘱:腰部推拿;取穴:肾俞(双侧)、大肠俞(双侧)、环跳、督脉。

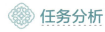 **任务分析**

患者因外伤导致腰痛,痛有定处,痛如锥刺,且舌有瘀斑,故通过推拿手法治疗能达到活血化瘀、通络止痛的功效。

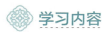 **学习内容**

穴位按摩又称指针疗法、指压推拿,是在中医基本理论指导下以手指点、按、压、拍人体穴位来疏通经络,调动机体抗病能力,从而达到防病治病、保健强身目的的一种技术操作。

穴位按摩手法要持久、有力、均匀、柔和、深透。持久,是指手法能按要求持续一定的时间;有力,是指手法要有一定的力量,但应随患者体质、病证、部位等而异,原则是既有效又无不良反应;均匀,是指手法要有节奏,速度和力量保持均匀,不要时快时慢,时轻时重;柔和,是指手法动作灵活,用力平稳,变换自然;深透,是指手法的功力要深达体内筋骨以及脏腑。持久、有力是手法的基础,均匀、柔和是手法的关键,深透是手法总的要求。

一、主要用具

按摩床、按摩膏、按摩巾等。

二、适应证与禁忌证

适应证:骨伤科疾病各种筋伤、扭挫伤、妇科疾病(月经不调、痛经等),以及内科疾病等病症。

禁忌证:高热、急性传染病、皮肤破损、感染、骨折部位(康复期除外)、骨与关节结核患者、出血性脑血管意外急性期、出血性疾病正在出血的位置、严重的心脏病患者、恶性肿瘤部位、精神病患者等不宜推拿;醉酒、过饥、过饱、过渴、过度疲劳者,不宜立即推拿。

三、推拿手法

(一)揉法

1. 掌揉法　用手掌或掌根着力于受术部位,以肘关节为支点,前臂做主动运动,带动腕及手掌做小幅度的环旋揉动,并带动皮下组织一起揉动。做掌根揉时,要求掌根部稍用力下压,以加大深透力。如以一手掌叠加于另一手背之上做掌揉法,称为叠掌揉法。

2. 指揉法　以拇指或中指指面或食、中、无名指指面着力。按在穴位上,或一定部位上,做轻柔环转活动。

(二)按法

1. 掌按法　术者上身略前倾,腕关节背伸,用掌根部成全掌着力于受术部位,以上臂发力,由浅入深,由轻到重,垂直向下按压至局部产生得气感。稍做停留,即"按面留之",再逐渐减压,重复起始位置。

2. 指按法　用拇指指面或以指端按压体表的一种手法,称为指按法。当单手指力不足时,可用另一手拇指重叠辅以按压。

(三)拿法

术者腕关节略屈曲。用拇指与其余手指的螺纹面相对用力。捏住肌肉并将其垂直提起,再缓慢放松。如此反复操作。拇指与其余四指协同用力者称为五指拿法。拿法可单手操作也可双手操作。

(四)摩法

掌摩法:以手掌掌面作用于受术部位,腕关节放松,掌指自然伸直,以肩关节为支点,通过肩、肘关节的运动带动手掌做环形摩动。

(五)拍法

掌拍法:术者五指并拢,掌指关节微屈,掌心微凹成虚掌,腕关节放松,以肘关节的屈伸发力,使手掌平稳地拍打受术部位。

四、注意事项

1. 身心放松　按摩时除思想应集中外,尤其要心平气和,全身不要紧张,要求做到身心都放松。
2. 取穴准确　掌握常用穴位的取穴方法和操作手法,以求取穴准确、手法正确。
3. 用力恰当　因为过小起不到应有的刺激作用,过大易产生疲劳,且易损伤皮肤。
4. 循序渐进　推拿手法的次数要由少到多,推拿力量由轻逐渐加重,推拿穴位可逐渐增加。

任务实施

推拿技术操作流程及评价,见表 5-5-1。

表 5-5-1　推拿技术操作流程及评价

程序	规范项目	分值	评分标准	扣分	得分
操作前准备(20分)	1. 仪容仪表大方整洁,态度和蔼,衣着整齐	3分	一处不符扣1分		
	2. 洗手,戴口罩	2分	一处不符扣1分		
	3. 医嘱评估,包括患者姓名、床号、年龄、发病部位、诊断等	5分	一处未评估扣1分		
	4. 患者评估 (1)患者临床表现、体质、全身情况 (2)推拿按摩局部皮肤情况,有无禁忌证 (3)心理状态,对疾病的认识,对推拿技术的认识 (4)取得患者配合	5分	一处未评估扣1分		
	5. 环境评估　光线充足、清洁、安静、温度适宜,做好必要的遮挡	2分	未评估扣2分		

续表

程序	规范项目	分值	评分标准	扣分	得分
	6. 用物评估　按摩床、按摩膏、按摩巾、手消毒液	3分	未评估扣3分		
操作实施（65分）	1. 根据推拿按摩部位,取合适体位	5分	体位不合适扣4分;未注意保暖扣1分		
	2. 定位　确定推拿部位,准确选择腧穴部位及推拿手法	5分	位置不正确扣5分		
	（1）揉法:掌根着力,吸定带动皮下软组织做环形运动 （2）按法:全掌垂直按压,按压到一定深度,停留片刻 （3）拿法:拇指指腹与其余四指指面同时挤压用力,捏住肌肉并垂直拿起 （4）拍法:五指并拢,掌指关节微屈,掌心微凹成虚掌,腕关节放松,以肘关节的屈伸发力,使手掌平稳地拍打受术部位 （5）摩法:以手掌掌面作用于受术部位,腕关节放松,掌指自然伸直,以肩关节为支点。通过肩、腕关节的运动带动手掌做环形摩动	50分	1. 揉法:未带动操作部位的皮下组织进行环形的运动扣6分,腕关节未放松扣4分 2. 按法:突发暴力扣6分,按压至一定深度后,没做到稍停片刻扣4分 3. 拿法:四肢未伸直扣5分,捏住肌肉未拿起扣5分 4. 拍法:用双手未保持虚掌状态扣5分,腕关节未处于放松状态扣5分 5. 摩法:腕关节未处于放松状态扣5分,掌指部未伸直扣5分		
	6. 洗手,记录操作客观情况,签字	5分	未洗手扣2分;未记录及签字扣3分		
操作后评估（15分）	1. 清理用物,归回原处备用	3分	一处不符扣1分		
	2. 刮痧结束后健康指导 （1）休息片刻可活动或离开,注意避风,告知患者推拿按摩后局部酸胀感属于正常反应 （2）推拿按摩之后,短时间内不宜进行剧烈运动	10分	未做健康指导扣10分;一处不指导扣5分		
	3. 全程言语简洁易懂,沟通有效,态度和蔼	2分	语言、态度不合适扣2分		

任务评价

1. 下列哪个是拍法的动作要领（　　）
   A. 操作时手指自然并拢,掌指关节微屈　　B. 操作时用力快速而短暂
   C. 操作时用力均匀,每分钟120～160次　　D. 操作时幅度小,频率快
   E. 操作时频率稍快,着力稍重

2. 关于掌揉法叙述错误的是（　　）
   A. 用手掌或掌根着力于受术部位
   B. 以肘关节为支点

C. 带动皮下组织做轻柔和缓的揉动
D. 不带动深层皮下组织，在体表做环形移动
E. 如以一手掌叠加于另一手背之上做掌揉法，称为叠掌揉法

3. 拍法的临床应用部位是（　　）
   A. 四肢小关节　　　　　　　　　B. 肩背、腰骶及下肢部
   C. 肌肉丰厚处　　　　　　　　　D. 全身各部穴位
   E. 以上均是

4. 拍法用力应（　　）
   A. 先重后轻　　　B. 重　　　　　C. 先轻后重
   D. 轻　　　　　　E. 以上均不是

5. 用虚掌有节奏地拍打体表为（　　）
   A. 拍法　　　　　B. 击法　　　　C. 点法
   D. 击法　　　　　E. 捏法

6. 拍法最适用的部位是（　　）
   A. 肩背、腰骶及下肢　B. 足底　　　　C. 上腹部
   D. 下腹部　　　　　　E. 头部

7. 指揉法是着力（　　）的一种手法
   A. 轻柔缓和　　　B. 较重　　　　C. 以能耐受为度
   D. 刺激强　　　　E. 以上都不对

8. 叩击类手法的技术动作，运用何原理来完成（　　）
   A. 叩击样动作　　B. 鞭打样动作　C. 震击样动作
   D. 拍打样动作　　E. 甩手样动作

9. 按压类手法的动作特点是（　　）
   A. 一种节律性或不规则的推压、提拉动作
   B. 一种节律性的往复摆动动作
   C. 一种挥鞭样动作
   D. 一种对人体体表或其深层组织进行的一种内、外平移摩擦动作
   E. 一种一组对抗肌群之间交替收缩的动作

10. 叩击类手法的动作特点是（　　）
    A. 一种节律性或不规则的推压、提拉动作
    B. 一种节律性的往复摆动动作
    C. 一种挥鞭样动作
    D. 一种对人体体表或其深层组织进行的一种内、外平移摩擦动作
    E. 一种一组对抗肌群之间交替收缩的动作

（张志达）

中医护理——教学一体化工作页

任务六　穴位注射

学习目标

1. **知识目标**　能正确陈述穴位注射技术的概念及作用,能正确理解穴位注射技术的适应证及禁忌证。
2. **技能目标**　能正确应用穴位注射的操作程序实施穴位注射。
3. **素质目标**　在实施穴位注射过程中责任心强,注重人文关怀及患者安全,具有良好的沟通能力。

任务导入

张某,女,46岁,教师,半个月前晨起时突感颈项部僵硬,活动不便,经按摩后稍有缓解,但症状一直没有消除。3天前突发头晕,伴恶心,头向右侧扭转时症状加重,特来某中医院就诊。现颈项部僵硬,活动不便,时疼痛,伴有恶心欲吐,睡眠可,二便正常。

诊断:项痹。

医嘱:穴位注射;取穴:肩井(双侧)、风池(双侧)、大椎。

任务分析

患者因其工作原因长期伏案,劳损过度,影响气血运行,经络受阻,故通过穴位注射能达疏通经络、活血化瘀、行气止痛的功效。

学习内容

穴位注射技术注入的内容有生理盐水、药液、空气或氧气、油、血液等,本任务仅介绍常用的水针技术。水针就是将药物注入穴位以防治疾病的一种方法,本法具有操作简便、适应范围广、作用迅速等特点,是治疗疾病常用的方法。其原理是将传统中医学针灸疗法与近现代医学药物注射法有机结合,融合了针刺物理刺激、药物药理作用,从而达到通经活络、调和气血、协调脏腑、祛除病邪的作用。

一、主要用具

治疗盘、安尔碘、无菌棉签、无菌弯盘一套、快速手消毒液、污物缸、锐器盒、注射器和针头,按医嘱备药物并核对,抽吸药液置于无菌弯盘内,必要时备屏风。

5-026

二、适应证与禁忌证

适应证:水针技术适应证广泛,基本等同于针灸的适应证。既能治疗功能性疾病,又可治疗器质性疾病。在急性病、慢性病和疑难杂症中均有较好疗效。

禁忌证:患者疲乏、饥饿或精神紧张,皮肤有感染(溃疡)、瘢痕或肿瘤的部位,有出血倾向及高度水肿者禁用。孕妇的下腹部、腰部及合谷、三阴交等穴禁用此法。

三、操作方法

(一)注射剂量和方法

根据注射的穴位决定药物的性质、浓度和剂量。如耳穴每穴注射 0.1 mL;面部每穴注射 0.3~0.5 mL;四肢部每穴注射 1~2 mL;胸背部每穴注射 0.5~1 mL;腰臀部每穴注射 2~5 mL;肌肉丰厚处可注射 10~20 mL;中药注射液的穴位注射常规剂量为 1~4 mL;刺激性较大的药物和特异性药物行小剂量穴位注射。根据穴位病变组织的不同,决定针刺角度和注射的深浅,如头面及四肢远端等皮肉浅薄处的穴位多浅刺;腰部和四肢肌肉丰厚部位的穴位可深刺。

(二)穴位定位

按医嘱取穴,患者通常会有酸、麻、胀、痛等感觉。

(三)穴位注射

用安尔碘棉签消毒注射穴位,由内向外、直径>5 厘米。再次核对药物,排尽注射器空气后,一手拇指及食(中)指绷紧穴位皮肤,另一手持注射器、针尖对准穴位迅速刺入皮下后缓慢进入肌肉层(约进入注射针头的 2/3),并同时询问患者是否有得气感。若得气,回抽无血,将药液注入;若患者有触电感,应立即退针,改换角度再进针。

(四)拔针

出针后用无菌干棉签按压,针孔按压时间 1 分钟以上,以免出血。

四、术后处理

(1)晕针:患者注射过程中突然出现精神疲惫、面色苍白、恶心欲吐、心慌气短、严重者血压下降、脉搏微细、昏迷,立即停止注射,协助患者平躺,解开衣领,注意保暖。轻者给予温水或糖水,休息后即可恢复;重者选取人中、足三里、内关、百会、关元、气海等穴针刺和指压,帮助患者清醒。

(2)血肿:注射部位疼痛肿胀,皮肤呈青紫色。少量出血时,按压注射部位,血肿可自行消退;若血肿较大,可先冷敷止血,24 小时后再热敷。

(3)感染:注射部位出现红、肿、热、痛,重者化脓破溃甚至出现败血症,保持皮肤清洁。轻者可使用抗生素类软膏局部涂擦;重者可口服或者静脉使用抗生素治疗,有脓肿形成应切开引流。

(4)神经损伤:患者疼痛剧烈,神经分布区麻木、无力,重者肌肉萎缩、感觉消失。应立刻停止注射,可采取针灸按摩、局部热敷、神经营养药物等治疗。

(5)药物过敏:轻者皮肤充血、瘙痒、起皮疹;重者出现过敏性休克。应立刻停止注射,轻者无须特殊处理;重者应立刻通知医生,遵医嘱处理,密切监测生命体征。

(6) 每日或隔日注射一次,反应强烈者亦可隔2～3日一次,穴位可左右交替使用。疗程根据病情确定,一般10次为一疗程,疗程之间宜间隔5～7天。

五、注意事项

(1) 一般疾病用中等速度推入药液;慢性病体弱者用轻刺激,将药液缓慢轻轻推入;急性病体强者可用强刺激,快速将药液推入。如需注入较多药液时,可将注射针由深部逐步提出到浅层,边退边推药,或将注射针更换几个方向注射药液。

(2) 根据穴位所在部位与病变的不同要求,决定针刺角度及深度。同一穴位可从不同的角度刺入,也可按病情需要决定注射深浅度,如三叉神经痛于面部有触痛点,可在皮内注射成一"皮丘";腰肌劳损多在深部,注射时宜适当深刺等。颈项、胸背部注射时,不宜过深,防止刺伤内脏。

(3) 避免将药液注入血管、关节腔、胸腔等内。

(4) 儿童、老人注射部位不宜过多,用药剂量可酌情减少,以免晕针。

(5) 下腹部腧穴进行穴位注射前,应先令患者排尿以免刺伤膀胱。

任务实施

穴位注射技术操作流程及评价,见表5-6-1。

表5-6-1 穴位注射技术操作流程及评价

程序	规范项目	分值	评分标准	扣分	得分
操作前准备（20分）	1. 仪容仪表大方整洁,态度和蔼,衣着整齐	3分	一处不符扣1分		
	2. 洗手,戴口罩	2分	一处不符扣1分		
	3. 医嘱评估,包括患者姓名、床号、年龄、发病部位、诊断等	5分	一处未评估扣1分		
	4. 患者评估 (1) 患者临床表现、体质、全身情况 (2) 穴位注射局部皮肤情况,有无禁忌证 (3) 心理状态,对疾病的认识,对穴位注射技术的认识 (4) 取得患者配合	5分	一处未评估扣1分		
	5. 环境评估 光线充足、清洁、安静、温度适宜,做好必要的遮挡	2分	未评估扣2分		
	6. 用物评估 治疗盘、安尔碘、无菌棉签、无菌弯盘(一套)、快速手消毒液、污物缸、锐器盒、注射器和针头,按医嘱备药物并核对,抽吸药液置于无菌弯盘内,必要时备屏风	3分	未评估扣3分		

续表

程序	规范项目	分值	评分标准	扣分	得分
操作实施（65分）	1. 根据穴位注射部位,取合适体位,充分暴露穴位注射部位,注意保暖	5分	体位不合适扣2分;穴位注射部位未充分暴露扣2分;未注意保暖扣1分		
	2. 定位 按医嘱取穴,患者通常有酸、麻、胀、痛等感觉,并标记	5分	位置不正确扣3分;未标记扣2分		
	3. 穴位注射 (1) 用安尔碘棉签消毒注射穴位,由内向外、直径>5厘米 (2) 再次核对药物 (3) 排尽空气后,一手拇指及食(中)指绷紧穴位皮肤,另一手持注射器、针尖对准穴位、迅速刺入皮下后缓慢进入肌肉层(约进入注射针头的2/3),并同时询问患者是否有得气感。若得气,回抽无血,将药液注入 (4) 若患者有触电感,应立即退针,改换角度再进针	30分	消毒不正确扣5分;未核对扣2分;持穴位注射针的手法和角度不对扣10分;未询问患者感受扣5分;未回抽扣8分		
	4. 观察和询问 注射过程中观察和询问患者是否有晕针、弯针、折针等情况	10分	未观察和询问各扣5分		
	5. 拔针 迅速拔针,用无菌棉签按压针孔片刻	3分	未迅速拔针扣1分;未用无菌棉签按压针孔超过1分钟扣2分		
	6. 协助患者整理衣物,取舒适体位,整理床单	7分	未协助患者整理衣物扣2分;未取舒适体位扣3分;未整理床单扣2分		
	7. 洗手,记录穴位注射部位、方法及患者情况,签字	5分	未洗手扣2分;未记录及签字扣3分		
操作后评估（15分）	1. 清理用物,归还原处,物品处理符合要求	3分	一处不符扣1分		
	2. 穴位注射结束后健康指导 (1) 嘱患者注意休息,如有不适及时告知患者自我观察药物不良反应 (2) 根据操作前的辨证对患者进行健康指导	10分	未做健康指导扣10分;一处不指导扣2分		
	3. 全程言语简洁易懂,沟通有效,态度和蔼	2分	语言、态度不合适扣2分		

任务评价

1. 穴位注射的疗程间隔时间宜为（　　）
   A. 15天　　　　　　B. 3天　　　　　　C. 5~7天
   D. 10天　　　　　　E. 1~3天

2. 下列不能进行穴位注射的是（　　）

    A. 患者疲乏、饥饿或精神紧张

    B. 皮肤有感染（溃疡）、瘢痕或肿瘤的部位

    C. 有出血倾向及高度水肿者禁用

    D. 孕妇的下腹部、腰部及合谷、三阴交等穴禁用此法

    E. 以上都是

3. 根据注射的穴位决定药物的性质、浓度和剂量，耳部每穴注射（　　）

    A. 0.1 mL   B. 0.3～0.5 mL   C. 1～2 mL

    D. 0.5～1 mL   E. 2～5 mL

4. 根据注射的穴位决定药物的性质、浓度和剂量，四肢部每穴注射（　　）

    A. 0.1 mL   B. 0.3～0.5 mL   C. 1～2 mL

    D. 0.5～1 mL   E. 2～5 mL

5. 根据注射的穴位决定药物的性质、浓度和剂量，腰臀部每穴注射（　　）

    A. 0.1 mL   B. 0.3～0.5 mL   C. 1～2 mL

    D. 0.5～1 mL   E. 2～5 mL

6. 穴位注射可将药液注入（　　）

    A. 血管   B. 关节腔   C. 胸腔

    D. 脊髓腔   E. 阿是穴

7. 根据穴位病变组织的不同，决定针刺角度和注射的深浅，以下说法正确的是（　　）

    A. 头面宜浅刺   B. 四肢远端多浅刺   C. 腰部可深刺

    D. 四肢肌肉可深刺   E. 以上都对

8. 以下说法哪个是错误的（　　）

    A. 水针技术适应证广泛，基本等同于针灸的适应证

    B. 在急性病、慢性病和疑难杂症中均有较好疗效

    C. 儿童注射部位不宜过多

    D. 老人注射部位可多选

    E. 下腹部腧穴进行穴位注射前，应先令患者排尿以免刺伤膀胱

9. 水针就是将（　　）注入穴位以防治疾病的一种方法

    A. 生理盐水   B. 药液   C. 空气或氧气

    D. 油、血液   E. 以上都对

10. 穴位注射技术注入的内容有（　　）

    A. 生理盐水   B. 药液   C. 空气或氧气

    D. 油、血液等   E. 以上都对

（谭雁裙）

下篇　技术篇

任务七　耳穴贴压

学习目标

　　1. 知识目标　能正确陈述耳穴贴压技术的概念及作用,能正确理解耳穴贴压技术的适应证及禁忌证。
　　2. 技能目标　能正确应用耳穴贴压的操作程序实施耳穴贴压。
　　3. 素质目标　在实施耳穴贴压过程中责任心强,注重人文关怀及患者安全,具有良好的沟通能力。

任务导入

　　陈某,女,55 岁,主诉失眠 10 年,表现为夜难入寐,失眠多梦,伴头晕、心慌,有时彻夜不眠,勉强入睡后 3 点易醒,醒后很难入睡。
　　诊断:失眠。
　　医嘱:耳穴贴压(神门、皮质下、交感、心、肝、胆、肾)。

任务分析

　　失眠多与脏腑、气血功能失调有关,尤与心、肝、肾关系密切. 耳郭与机体、内脏、五官及体穴存在着内在联系,耳经络是全身经络的联系部。因此,通过对相应耳穴的刺激,能调和脏腑功能,起到安神镇静的作用。

学习内容

　　耳穴贴压技术是指用胶布将药豆准确地粘贴于耳穴处,产生酸、麻、胀、痛等刺激感应,以达到治疗目的的一种外治疗法,又称耳郭穴区压迫疗法。

一、主要用具

治疗盘、75%乙醇、探棒(或毫针柄、火柴梗等)、棉签、止血钳(镊子)、耳穴贴、弯盘等。

二、适应证与禁忌证

1. 适应证
(1)各种疼痛性疾病,如外伤、术后、神经性疼痛等。
(2)各种炎症性疾病,如阑尾炎、胆囊炎、盆腔炎、风湿性关节炎等。

5-031

(3) 功能紊乱性疾病，如眩晕、月经不调、肠功能紊乱、神经衰弱等。
(4) 内分泌代谢性疾病，如糖尿病、肥胖症、围绝经期综合征。
(5) 各种慢性疾病，如腰腿痛、肩周炎、消化不良等。

2. 禁忌证
(1) 严重心脏病和严重贫血者慎用，禁用强刺激。
(2) 外耳有炎症或刺激区患有湿疹、溃疡、冻疮者。
(3) 妊娠前5个月及有流产史的孕妇。

三、操作方法

（一）选穴形式

1. 直接观察法　对耳郭进行全面检查，观察有无脱屑、水疱、丘疹、充血、硬结、疣赘、色素沉着等，出现以上变形、变色点的相应脏腑器官往往患有不同程度的疾病，可以用耳穴贴压治疗。

2. 压痛点探查法　当身体患病时，往往在耳郭上出现压痛点，而这些压痛点，大多是压豆刺激所应选用的穴位。方法是用前端圆滑的金属探棒或毫针柄、火柴梗等，以近似的压力，在耳郭上探查，压痛最明显处即为治疗点。当探棒压迫痛点时，患者会喊痛、皱眉或出现躲闪动作。

3. 电测定法　应用耳穴探测仪或经络探测仪在耳郭测定到导电性良好的反应点，就是治疗点。

（二）耳郭消毒

取适量75%乙醇消毒棉签，消毒操作者手指及患者耳郭。消毒顺序由内向外，由上向下，防止感染耳郭皮肤（其范围视耳郭大小而定），待干。注意局部皮肤有无破溃、红肿、感染等，乙醇过敏者用生理盐水代替。

（三）穴位贴压手法

左手持耳轮后上方，右手用镊子夹取割好的方块胶布，中心粘上准备好的药豆，对准穴位紧贴压其上，并适当按压，使之有发热、胀痛感（即"得气"）。

四、术后处理

防止胶布潮湿和污染，若胶布潮湿、脱落应及时告知医护人员更换。
耳穴贴压夏季留置1~3天，春秋季留置3~5天，冬季留置7~10天，两耳交替使用。嘱患者在耳穴贴压期间每日按2~3次，每次每穴1~2分钟。

五、注意事项

(1) 按压耳穴时，两指垂直相对用力，切勿揉搓，以免搓破皮肤，造成感染。
(2) 对过度饥饿、疲劳、精神高度紧张、年老体弱、孕妇按压宜轻；急性疼痛性病症宜重手法强刺激。
(3) 严格消毒，预防感染。若见局部红肿，应取下压豆，可用碘伏消毒，局部涂以消炎软膏。在感染期间暂停耳穴贴压。

下篇　技术篇

任务实施

耳穴贴压技术操作流程及评价,见表5-7-1。

表5-7-1　耳穴贴压技术操作流程及评价

程序	规范项目	分值	评分标准	扣分	得分
操作前准备（20分）	1. 仪容仪表大方整洁,态度和蔼,衣着整齐	3分	一处不符扣1分		
	2. 洗手,戴口罩	2分	一处不符扣1分		
	3. 医嘱评估,包括患者姓名、床号、年龄、发病部位、诊断等	5分	一处未评估扣1分		
	4. 患者评估 （1）患者临床表现、体质、全身情况 （2）耳穴贴压局部皮肤情况,有无禁忌证 （3）心理状态,对疾病的认识,对耳穴贴压技术的认识 （4）取得患者配合	5分	一处未评估扣1分		
	5. 环境评估　光线充足、清洁、安静、温度适宜,做好必要的遮挡	2分	未评估扣2分		
	6. 用物评估　治疗盘、75%乙醇、探棒（或毫针柄、火柴梗等）、棉签、弯止血钳（镊子）、耳穴贴、弯盘	3分	一处未评估扣1分		
操作实施（65分）	1. 取合适体位,充分暴露耳郭部位	3分	体位不合适扣1分;耳郭部位未充分暴露扣2分		
	2. 定位　护士一手持耳轮后上方,另一手持探棒由上而下在选区内找敏感点,做好标记	10分	护士一手未持耳轮后上方扣2分;另一手持探棒未由上而下在选区内找敏感点扣1分;目标耳穴定位错误扣5分;未做标记扣2分		
	3. 贴压步骤 （1）再次核对 （2）左手持耳轮后上方,右手用镊子夹,取王不留行籽耳穴贴,药豆对准穴位紧贴压其上 （3）适当按压,使之有发热、胀痛感（即"得气"）	30分	未再次核对扣2分;贴压动作不正确扣10分;耳穴贴未紧贴压耳上扣10分;未适当按压,使之有发热、胀痛感扣8分		
	4. 观察　注意随时观察患者反应及询问患者感受	8分	未观察和询问各扣4分		

续表

程序	规范项目	分值	评分标准	扣分	得分
	5. 整理　整理床单位,合理安排体位;交代注意事项	9分	未取舒适体位、整理床单、交代注意事项各扣3分		
	6. 记录　洗手,按要求记录及签字	5分	未洗手扣2分;未记录及签字扣3分		
操作后评估（15分）	1. 清理用物,归还原处,物品处理符合要求,持物镊浸泡入消毒液中	3分	一处不符扣1分		
	2. 耳穴贴压结束后健康指导 (1) 嘱患者防止胶布潮湿和污染,若胶布潮湿、脱落应及时告知医护人员更换 (2) 耳穴贴压夏季留置1～3天,春秋季留置3～5天,冬季留置7～10天,两耳交替使用 (3) 嘱患者在耳穴贴压期间每日按2～3次,每次每穴1～2分钟。按压耳穴时,两指垂直相对用力,切勿揉搓,以免搓破皮肤造成感染 (4) 根据操作前的辨证对患者进行健康指导	10分	未做健康指导扣10分;一处不指导扣2分		
	3. 全程言语简洁易懂,沟通有效,态度和蔼	2分	语言、态度不合适扣2分		

任务评价

1. 耳穴贴压技术春秋季留籽时间是（　　）
   A. 每天更换　　　　　　B. 3～5天　　　　　　C. 7～10天
   D. 1～3天　　　　　　　E. 15天
2. 耳穴贴压技术的禁忌证不包括（　　）
   A. 妊娠期妇女　　　　　B. 耳部有冻疮者　　　　C. 月经期妇女
   D. 耳部有炎症破溃者　　E. 外耳有炎症
3. 下列关于耳穴贴压技术操作的说法中错误的是（　　）
   A. 对乙醇过敏者用生理盐水代替
   B. 一般每次贴压一侧耳穴,双侧耳穴轮流使用
   C. 进行耳穴按压时,两指垂直相对用力,切勿揉搓
   D. 对过度饥饿、疲劳、精神高度紧张、年老体弱、孕妇耳穴按压力度宜重
   E. 防止胶布潮湿和污染,若胶布潮湿、脱落应及时告知医护人员更换
4. 耳穴贴压选穴方法（　　）
   A. 直接观察法　　　　　B. 压痛点探查法　　　　C. 耳穴探测仪测定法
   D. 经络探测仪测定法　　E. 以上都是

5. 按压耳穴时,应(　　)
   A. 轻轻揉搓　　　　　　　B. 使劲揉搓　　　　　　　C. 两指垂直相对用力
   D. 两指平行相对用力　　　E. 以上都是
6. 耳穴贴压适应证(　　)
   A. 种疼痛性疾病,如外伤、术后、神经性疼痛等
   B. 各种炎症性疾病,如阑尾炎、胆囊炎、盆腔炎、风湿性关节炎等
   C. 功能紊乱性疾病,如眩晕、月经不调、肠功能紊乱、神经衰弱等
   D. 内分泌代谢性疾病,如糖尿病、肥胖症、围绝经期综合征
   E. 以上都是
7. 嘱患者在耳穴贴压期间每日按(　　)
   A. 2～3次　　　　　　　　B. 3～5次　　　　　　　　C. 5～7次
   D. 7～10次　　　　　　　 E. 10～15次
8. 耳穴贴压技术夏季留籽时间是(　　)
   A. 每天更换　　　　　　　B. 3～5天　　　　　　　　C. 7～10天
   D. 1～3天　　　　　　　　E. 15天
9. 耳穴贴压技术冬季留籽时间是(　　)
   A. 每天更换　　　　　　　B. 3～5天　　　　　　　　C. 7～10天
   D. 1～3天　　　　　　　　E. 15天
10. 两耳交替使用嘱患者在耳穴贴压期间每日按2～3次,每次每穴(　　)
    A. 1～2分钟　　　　　　　B. 3～5分钟　　　　　　　C. 5～6分钟
    D. 6～7分钟　　　　　　　E. 7～8分钟

(谭雁裙)

下篇　技术篇

项目六　中药用药护理技术

任务一　中药煎煮

学习目标

1. **知识目标**　能够在中药基本理论的指导下,对药物的性质、功能进行全面的中医辨证,从而确定正确的煎煮方法。
2. **技能目标**　能根据不同的药物,判断加入药物的水量、煎药的火候及煎煮时间,掌握煎药注意事项。
3. **素质目标**　在实施中药煎煮过程中责任心强,注重人文关怀及患者安全,具有良好的沟通能力。

任务导入

林某,女,38岁,家庭主妇。近半年来性情暴躁,难以入睡,夜梦多,易醒,小便黄,大便干结,舌红,苔黄。

诊断:失眠(肝郁化火)。

医嘱:中药煎煮。

任务分析

本证多因恼怒伤肝,气郁化火,上扰心神则不寐。故通过中药煎煮热饮,达到疏肝泻热,佐以安神的功效。

学习内容

中药煎煮是将一种或数种中药加水煎煮后去渣取汁的一种操作方法,煎出的汤剂多用于内服或外治疗法。

一、主要用具

灶具、中药、砂锅或陶瓷类器皿、搅拌棒、过滤器、药瓶或药杯、煎药用水(自来水或纯净水)。

6-001

二、操作方法

1. 护士常规准备　注意仪表和素质。
2. 核对医嘱　明确用药途径。
3. 三查七对　先用水清洗一次（粉末药除外），再用冷水浸泡30分钟左右再煎煮，以利于有效成分析出。
4. 加水量　根据药物的性质、药量、吸水程度和煎煮时间而定。临床常用两煎法，第一煎以水超过药物表面3～5厘米，第二煎加入水超过药物表面2～3厘米。根据药物的性能、功用选定煎药时间和火力，确定是否应用特殊煎煮法。
5. 煎出的药汁量　每次150～200 mL，小儿减半。
6. 煎好的药汁处理　煎好的药汁用过滤器去渣倒出后，再放入凉水煎煮第二煎。将药液倒入药瓶或药杯内，在医院煎药要加标签，注明患者病区、床号、姓名、用法。
7. 清洗整理　倒掉药渣，清洗用物，放归原处。

三、注意事项

（1）煎药时，容器宜加盖，有专人看守，防止药液溢出。可适当搅拌，但不宜频繁打开锅盖，以减少药物成分挥发。

（2）煎药器具：煎煮用具以砂锅、瓦罐和陶瓷罐为佳，因为此类容器材质不易与中药的成分发生化学反应，具有良好的导热性，受热均匀；不要使用铝锅、铁锅等金属器皿，因为这些金属容易与中药发生化学反应而产生毒性和不良反应。

（3）煎药火候：煎药火候有武火和文火之分。一般先用武火后用文火煎煮，煎药时间注意遵医嘱。解表类、清热类、芳香类药物，其气味芳香，容易挥发，不宜久煎，以防药性挥发；滋补类药物一般须武火煮沸后，改用文火久煎，否则药材有效成分没有完全析出，浪费药材。

（4）中药煎煮顺序：中药含有特殊的药物时必须按照一定的顺序煎煮，比如药包中有"先煎"字样的小药包，应先煎10～15分钟，再加入群药煎；有"后下"字样的小药包，应在群药煎好前5～10分钟放入再煎，切不可一次全部盲目放入。

 任务实施

中药煎煮操作流程及评价，见表6-1-1。

表6-1-1　中药煎煮操作流程及评价

程序	规范项目	分值	评分标准	扣分	得分
操作前准备（20分）	1. 仪容仪表大方整洁，态度和蔼，衣着整齐	3分	一处不符扣1分		
	2. 环境评估　光线充足、清洁、通风	2分	未评估环境扣2分		
	3. 用物评估　灶具、中药、砂锅或陶瓷类器皿、搅拌棒、过滤器、药瓶或药杯、煎药用水（自来水或纯净水）	8分	缺少一样物品扣1分		

续 表

程序	规范项目	分值	评分标准	扣分	得分
	4. 核对医嘱,明确用药途径	7分	未核对医嘱扣7分		
操作实施（65分）	1. 三查七对,先用水清洗一次(粉末药除外),再用冷水浸泡30分钟左右	10分	没有核对扣5分;未用冷水浸泡扣5分		
	2. 加水量,应根据药物的性质、药量、吸水程度和煎煮时间而定	5分	加水量不正确扣5分		
	3. 根据药物的性能及功用选定煎药时间和火力,确定是否应用特殊煎煮法	25分	煎药时间和火力不对各扣25分		
	4. 煎好的药汁用过滤器去渣倒出后,再放入凉水煎煮第二煎	8分	未煎煮第二煎扣8分		
	5. 在医院煎药要加标签,注明患者病区、床号、姓名、用法	12分	未标注患者病区、床号、姓名、用法各扣3分		
	6. 倒掉药渣,清洗用物,放归原处	5分	未规整物品扣5分		
操作后评估（15分）	1. 清理用物,洗净煎药器皿,归回原处备用	3分	一处不符扣1分		
	2. 告知患者暖饮药,按时、按量服用	10分	未做健康指导扣10分;一处不指导扣3分		
	3. 全程煎药动作轻、稳	2分	动作粗鲁等扣2分		

任务评价

1. 中药煎煮器具不宜使用以下哪种器具（　　　）

A. 砂锅　　　　　　　B. 瓦罐　　　　　　　C. 陶瓷罐

D. 铁锅　　　　　　　E. 以上都是

2. 中药煎煮加水量受以下因素影响,除了哪一项（　　　）

A. 药物的性质　　　　B. 药物的量　　　　　C. 药物的吸水程度

C. 药物煎煮的时间　　E. 药物的禁忌

3. 下面哪种中药宜久煎（　　　）

A. 解表类　　　　　　B. 滋补药　　　　　　C. 清热类

D. 芳香类药物　　　　E. 以上都不是

4. 中药煎煮顺序,以下哪项是不正确的（　　　）

A. 有"先煎"字样的小药包,应先煎10～15分钟再加入群药煎

B. 有"后下"字样的小药包,应在群药煎好后5～10分钟放入再煎

C. 有"后下"字样的小药包,应在群药煎好前5～10分钟放入再煎

D. 有"先煎"字样的小药包,一开始不能和群药一起煎

E. 有"后下"字样的小药包,一开始不能和群药一起煎

5. 在医院煎药要加标签,注明的内容不包含哪项( )
   A. 患者病区　　　　　B. 床号　　　　　C. 姓名
   D. 用法　　　　　　　E. 诊断

6. 中药煎煮火候描述不正确的是哪一项( )
   A. 煎药先文火后武火　　　　　B. 煎药火候有武火和文火之分
   C. 煎药先武火后文火　　　　　D. 煎药火候注意遵医嘱
   E. 滋补药一般须武火煮沸后,改用文火久煎

7. 中药煎煮的注意事项,下列哪项不正确( )
   A. 煎药时,容器宜加盖　　　　B. 有专人看守,防止药液溢出
   C. 宜频繁打开锅盖　　　　　　D. 遵医嘱煎药
   E. 煎药时注意时间和火候

8. 中药煎煮器具的选择,哪项说法不正确( )
   A. 可用砂锅　　　　　　　　　B. 可用瓦罐
   C. 可用陶瓷罐　　　　　　　　D. 瓦罐导热性好,受热均匀
   E. 可使用铝锅

9. 中药煎煮的操作,下列哪项不正确( )
   A. 中药煎煮加水量,应根据药物的性质、药量、吸水程度和煎煮时间而定
   B. 根据药物的性能及功用选定煎药时间和火力
   C. 煎好的药汁用过滤器去渣倒出后,再放入凉水煎煮第二煎
   D. 芳香类药物宜久煎
   E. 告知患者暖饮药,按时、按量服用

10. 中药煎煮的方法,描述正确的是哪项( )
    A. 中药煎煮放药顺序没有前后之分　　B. 中药煎煮时间都是一样的
    C. 中药煎煮火候都是一样的　　　　　D. 中药煎煮放水量没有要求
    E. 中药煎煮遵医嘱,看好煎药时间和火候

(蓝玲曲)

任务二　中药贴敷

学习目标

1. 知识目标　能正确的解释中药贴敷的作用,能正确理解中药贴敷的适应证及禁忌证。

2. 技能目标　能正确应用中药贴敷的操作程序实施中药贴敷。

3. 素质目标　在实施中药贴敷过程中责任心强,注重人文关怀及患者安全,能关心体贴患者,具有良好的沟通能力。

下篇　技术篇

任务导入

张某,男,36 岁,近期受凉,鼻塞,流涕,舌苔薄白,咳嗽,咳痰,痰多稀薄,一周症状未缓解,特来某中医院就诊。

诊断:咳嗽(风寒型)。

医嘱:中药贴敷;取穴:肺俞(双侧)。

任务分析

患者因受凉咳嗽,受风寒之邪,故通过中药贴敷能达到温经散寒、止咳化痰的功效。

学习内容

中药贴敷疗法是应用中药磨粉成散剂,加入赋形剂如酒、醋、姜汁、蜂蜜等调成糊状或丸状敷涂于穴位上,通过药力作用于肌表,传于经络、脏腑,达到治疗目的的一种方法。

一、主要用具

按摩床、贴敷胶布、中药粉末、治疗碗、压舌板、温开水、纱布、治疗车等。

二、适应证与禁忌证

1. 适应证　临床常用于冬病夏治,如哮喘、慢性支气管炎、过敏性鼻炎、风湿性关节炎等慢性病。

2. 禁忌证　有出血倾向疾病、皮肤病、皮损、传染病、水肿等不宜中药贴敷。

三、操作方法

(一)药物制备
将配好的药物粉碎,贴敷时取适量药粉末用姜汁调和成丸。

(二)腧穴定位
根据医嘱取穴。

(三)消毒
患者取舒适体位,充分暴露治疗部位,用 75% 乙醇或 0.5%～1% 碘附棉球或棉签在贴敷部位消毒。

(四)贴敷方法
将已制备好的药物直接贴压于穴位上,然后外覆医用胶布固定;或先将药物置于药贴正中,再对准穴位粘贴。

(五)留观
留药观察,随时询问患者有无不适。

6-005

（六）贴敷时间

成人每次贴敷时间为 2～6 小时，儿童贴敷时间为 0.5～2 小时。具体贴敷时间，根据患者皮肤、个人体质和耐受力而定，患者如自觉贴药处有明显不适感，可自行取下。

四、施术后处理

（一）换药

贴敷部位无水疱、破溃者，可用消毒干棉球或棉签蘸温水、植物油清洁皮肤上的药物，擦干并消毒后再贴敷。贴敷部位起水疱或破溃者，应待皮肤愈后再贴敷。

（二）水疱处理

小的水疱一般不必特殊处理，让其自然吸收。大的水疱应以消毒针具挑破其底部，排尽液体，消毒，以防感染。破溃的水疱应做消毒处理后，外用无菌纱布包扎，以防感染。

五、注意事项

（1）选准穴位，注意体位。

（2）局部清洁，预防不良反应。

（3）对于所贴敷之药，应将其固定牢稳，以免移位或脱落。

（4）对胶布过敏者，可选用抗过敏胶布或用绷带固定贴敷药物。

（5）有出血倾向疾病、皮肤病、皮损、传染病、水肿等不宜中药贴敷。

（6）孕妇不宜用行气活血药物，以免发生流产。

（7）贴敷后若出现范围较大、程度较重的皮肤红斑、水疱、疹痒现象，应立即停药，进行对症处理。出现全身性皮肤过敏症状者，应及时到医院就诊。

任务实施

中药贴敷操作流程及评价，见表 6 - 2 - 1。

表 6 - 2 - 1　中药贴敷操作流程及评价

程序	规范项目	分值	评分标准	扣分	得分
操作前准备（20分）	1. 仪容仪表大方整洁，态度和蔼，衣着整齐	3分	一处不符扣1分		
	2. 洗手，戴口罩	2分	一处不符扣1分		
	3. 医嘱评估，包括患者姓名、床号、年龄、发病部位、诊断等	5分	一处未评估扣1分		
	4. 患者评估 （1）患者临床表现、体质、全身情况 （2）中药贴敷局部皮肤情况，有无禁忌证 （3）心理状态，对疾病的认识，对中药贴敷技术的认识 （4）取得患者配合	5分	一处未评估扣1分		

6 - 006

续 表

程序	规范项目	分值	评分标准	扣分	得分
	5. 环境评估 光线充足、清洁、安静、温度适宜,做好必要的遮挡	2分	未评估扣2分		
	6. 用物评估 按摩床、贴敷胶布、中药粉末、治疗碗、压舌板、温开水、纱布、治疗车	3分	未评估扣3分		
操作实施（65分）	1. 根据中药贴敷部位,取合适体位,充分暴露贴敷部位,注意保暖	5分	体位不合适扣2分;贴敷部位未充分暴露扣2分;未注意保暖扣1分		
	2. 定位 根据医嘱,确定腧穴位置	5分	未遵医嘱扣2分;位置不正确扣3分		
	3. 中药贴敷步骤 (1) 药物制备:将配好的药物粉碎,贴敷时取适量药粉末用姜汁调和成丸 (2) 腧穴定位:根据医嘱取穴 (3) 消毒:患者取舒适体位,充分暴露治疗部位,用75%乙醇或0.5%~1%碘伏棉球或棉签在贴敷部位消毒 (4) 贴敷方法:将已制备好的药物直接贴压于穴位上,然后外覆医用胶布固定;或先将药物置于药贴正中,再对准穴位粘贴	30分	药物制备方法不对扣5分;取穴位置不对扣5分;未暴露部位扣5分;消毒方法不对扣5分;贴敷方法不对扣10分		
	4. 观察 局部贴敷皮肤颜色变化,询问患者感觉	10分	未观察扣5分;未询问扣5分		
	5. 清洁局部皮肤,协助患者穿衣,取舒适体位,整理床单	10分	未清洁皮肤扣4分;未取舒适体位扣3分;未整理床单扣3分		
	6. 洗手,记录贴敷部位皮肤情况,签字	5分	未洗手扣2分;未记录及签字扣3分		
操作后评估（15分）	1. 清理用物,归回原处	3分	未规整物品3分		
	2. 中药贴敷后健康指导 (1) 成人每次贴敷时间为2～6小时,儿童贴敷时间为0.5～2小时。具体贴敷时间,根据患者皮肤、个人体质和耐受力而定,患者如自觉贴药处有明显不适感,可自行取下 (2) 贴敷部位无水疱、破溃者,可用消毒干棉球或棉签蘸温水、植物油清洁皮肤上的药物,擦干并消毒后再贴敷。贴敷部位起水疱或破溃者,应待皮肤愈后再贴敷	10分	未做健康指导扣10分;一处不指导扣3分		
	3. 全程言语简洁易懂,沟通有效,态度和蔼	2分	语言、态度不合适扣2分		

任务评价

1. 中药贴敷的禁忌证不包括以下哪项（   ）
   A. 出血倾向疾病   B. 皮肤病   C. 传染病
   D. 水肿   E. 冬病夏治, 如慢性支气管炎

2. 中药贴敷时间说法有误的是以下哪一项（   ）
   A. 成人每次贴敷时间为 2～6 小时
   B. 儿童贴敷时间为 0.5～2 小时
   C. 根据患者皮肤、个人体质和耐受能力而定
   D. 贴敷时间越久越好
   E. 患者如自觉贴药处有明显不适感, 可自行取下

3. 中药贴敷的适应证不包括以下哪项（   ）
   A. 哮喘   B. 慢性支气管炎   C. 风湿性关节炎
   D. 过敏性鼻炎   E. 皮肤病

4. 中药贴敷出现水疱正确的处理方法是哪项（   ）
   A. 小的水疱也要特殊处理
   B. 大的水疱应以消毒针具挑破其底部, 排尽液体, 消毒, 用纱布包扎, 以免感染
   C. 破溃的水疱不用处理
   D. 大的水疱让其自行吸收, 不用处理
   E. 不管怎样的水疱都不用处理

5. 中药贴敷操作前评估的内容不包含以下哪一项（   ）
   A. 患者临床表现、体质、全身情况
   B. 贴敷部位局部皮肤情况, 有无禁忌证
   C. 患者对中药贴敷技术的认识
   D. 患者有无外用药过敏史
   E. 患者前天晚上睡眠情况

6. 中药贴敷用物不包括以下哪项（   ）
   A. 贴敷胶布   B. 砂锅   C. 治疗碗
   D. 压舌板   E. 中药粉末

7. 中药贴敷的注意事项哪项不正确（   ）
   A. 选准穴位, 注意体位
   B. 对胶布过敏者, 可选用抗过敏胶布或用绷带固定贴敷药物
   C. 孕妇可用行气活血药物
   D. 对于所贴敷之药, 应将其固定牢稳, 以免移位或脱落
   E. 有出血倾向疾病、皮肤病、皮损、传染病、水肿等不宜中药贴敷

8. 下列哪项是中药贴敷的禁忌证（   ）
   A. 出血倾向疾病   B. 哮喘   C. 过敏性鼻炎
   D. 咳嗽   E. 慢性支气管炎

9. 中药贴敷后,什么情况不用停药(　　　)

    A. 局部皮肤大片红斑　　　　　　　　　　B. 局部皮肤有水疱

    C. 局部皮肤瘙痒严重　　　　　　　　　　D. 偶有咳嗽

    E. 全身性皮肤过敏

10. 医护人员操作中药贴敷以下哪项不规范(　　　)

    A. 操作前评估贴敷局部皮肤情况

    B. 告知患者操作后注意事项

    C. 操作过程不用跟患者进行沟通

    D. 操作前做好局部皮肤消毒

    E. 贴敷后出现大水疱要及时进行处理

(蓝玲曲)

任务三　中药熏洗

学习目标

1. 知识目标　能正确说出中药熏洗的作用;能正确理解中药熏洗的适应证及禁忌证。

2. 技能目标　能正确应用中药熏洗的操作程序实施中药熏洗。

3. 素质目标　在实施中药熏洗过程中责任心强,注重人文关怀及患者安全,具有良好的沟通能力。

任务导入

韦某,男,46岁,水产品销售商。因长期在潮湿环境工作,足部小关节出现关节晨僵、肿胀、疼痛、关节沉重、活动不利等症,特来某中医院就诊。

诊断:痹证(湿痹)。

医嘱:中药足熏洗。

任务分析

患者因其工作环境的影响,长期感受风湿之邪,故通过中药足熏洗能达到温经散寒、除湿止痛的功效。

学习内容

中药熏洗疗法是伤科常用的治疗方法。熏洗疗法又称蒸汽疗法、汽浴疗法,是借助药力和热力通过皮肤而作用于机体的一种治疗方法。中药熏洗疗法是根据中医辨证论治的原则,依据疾病治疗的需要,选配一定的中药组成熏蒸方剂,将中药煎液趁热在皮肤或患处进行熏蒸、熏洗而达到治疗效果,是一种中医学最常用的传统外治方法。

一、主要用具

配制的药液、脸盆或桶、坐浴椅、毛巾、布单、小木凳、消毒药棉或消毒纱布等(根据熏洗部位准备相应物品)。

二、适应证与禁忌证

1. **适应证** 类风湿关节炎、风湿性关节炎、腰椎间盘突出症、颈椎病、落枕、颈部软组织扭伤、肩关节周围炎、慢性腰肌劳损、骨性关节炎、骨折、关节脱位的康复期等。

2. **禁忌证** 重症高血压、重症贫血、高热、结核病、大出血、精神病、某些传染病(如肝炎、性病等)、皮肤破溃、心血管疾病代偿功能障碍、青光眼、严重肝肾疾病、孕妇及经期妇女等禁用。

三、操作方法

中药熏洗疗法可分为全身熏洗法、局部熏洗法两种。下面介绍局部熏洗法。

(一) 手熏洗法

(1) 根据病症先选定用药处方,准备好脸盆、毛巾、布单。

(2) 将煎好的药物趁热倾入脸盆,患者先把手臂搁于盆口上,盆口上覆布单不使热气外泄。待药液不烫手时,把患手浸于药液中洗浴。

(3) 熏洗完毕后用干毛巾轻轻擦干,避风。

(二) 足熏洗法

(1) 按照病症先定用药处方,准备好水桶或铁桶、小木凳、布单、毛巾。

(2) 将煎好的药汤趁热倾入木桶或铁桶中,桶内置一张小木凳,略高出药汤面。患者坐在椅子上,将患足搁在桶内小木凳上,用布单将桶口及腿盖严,进行熏疗。待药汤不烫足时,取出小木凳,把患足没于药汤中泡洗。根据病情需要,药汤可浸至踝关节或膝关节部位。

(3) 熏洗完毕后,用干毛巾擦干患处皮肤,注意避风。

(三) 眼熏洗法

(1) 按照病症先定好用药处方,准备好脸盆或热水瓶、消毒药棉或消毒纱布、布单、毛巾。

(2) 将煎好的药汤趁热倾入脸盆,患者取端坐坐姿,向前微微弯腰,面向药汤,两眼紧闭,然后用布单将脸盆口盖严,勿使热气外泄。或将煎好的药汤趁热注入保温瓶内,患者将患眼对准瓶口先熏,待药液降温至不烫手时,用消毒棉花或消毒纱布蘸药液频频热洗患眼;也可用洗眼杯盛温热药汤(约为全杯容积的2/3),患者先低头,使洗眼杯口紧扣在患眼上,接着紧持洗眼杯随同抬头,不断开合眼睑,转动眼球,使眼部与药汤接触。如患眼分泌物过多,应用新鲜药液多洗几次。

(3) 熏洗完毕后,用干毛巾轻轻擦干眼部,然后闭目休息5~10分钟。

（四）坐浴熏洗法

（1）按照病症先定好用药处方，准备好脸盆、横木架或坐浴椅、毛巾。

（2）将煎好的药汤趁热倾入盆内，在盆上放置横木架，患者暴露臀部坐在横木架上进行熏疗；或用坐浴椅，把盆放在椅子下熏疗。待药汤不烫手时，把臀部浸入盆中泡洗。

（3）熏洗完毕后，用干毛巾擦干，更换干净的内裤。

一般每天熏洗 1～3 次，每次 20～30 分钟。其疗程视疾病而定，以病愈为准，每次熏洗完毕注意及时补充温开水。

四、注意事项

（1）全身熏蒸时室温不要过高，室内气温控制在 37～42℃，以防汗出过多，造成窒息、昏厥或虚脱跌倒，体虚者尤需注意。

（2）局部熏蒸要注意温度，不可过烫，药液温度一般为 50～70℃，以防烫伤皮肤。

（3）严寒季节要注意保暖，尤其是局部熏蒸者，应在患处盖上毛巾，防止受凉感冒。

（4）熏蒸结束后应适当休息，适当饮水，待恢复后再离开治疗室。

（5）熏蒸器具和物品要注意清洁、消毒，全身熏蒸时要穿一次性衣裤。

任务实施

中药熏洗操作流程及评价，见表 6-3-1。

表 6-3-1 中药熏洗操作流程及评价

程序	规范项目	分值	评分标准	扣分	得分
操作前准备（20分）	1. 仪容仪表大方整洁，态度和蔼，衣着整齐	3分	一处不符扣 1 分		
	2. 洗手，戴口罩	2分	一处不符扣 1 分		
	3. 转抄双人核对医嘱	5分	一处未评估扣 1 分		
	4. 患者评估 （1）患者临床表现、体质、全身情况 （2）熏洗局部皮肤情况，有无禁忌证 （3）心理状态，对疾病的认识，对中药熏洗的认识 （4）取得患者配合	5分	一处未评估扣 1 分		
	5. 环境评估　光线充足、清洁、安静、温度适宜，做好必要的遮挡	2分	未评估扣 2 分		
	6. 用物评估　配制的药液、脸盆、桶、坐浴椅、毛巾、布单、小木凳、消毒药棉或消毒纱布等（根据熏洗部位准备相应物品）	3分	未评估扣 3 分		

中医护理——教学一体化工作页

续　表

程序	规范项目	分值	评分标准	扣分	得分
操作实施（65分）	1. 根据熏洗部位不同，选择适宜的方法	10分	选择方法不对扣5分		
	(1) 手熏洗法：将煎好的药物趁热倾入脸盆，患者先把手臂搁于盆口上，上覆布单不使热气外泄。待药液不烫手时，把患手浸于药液中洗浴	10分	一处不符合扣2分		
	(2) 足熏洗法：将煎好的药汤趁热倾入木桶或铁桶中，桶内置一张小木凳，略高出药汤面。患者坐在椅子上，将患足搁在桶内小木凳上，用布单将桶口及腿盖严，进行熏疗。待药汤不烫足时，取出小木凳，把患足没于药汤中泡洗。根据病情需要，药汤可浸至踝关节或膝关节部位	10分	一处不符合扣2分		
	(3) 眼熏洗法：将煎好的药汤趁热倾入脸盆，患者取端坐坐姿，向前微微弯腰，面向药汤，两眼紧闭，然后用布单将脸盆口盖严，勿使热气外泄。或将煎好的药汤趁热注入保温瓶内，患者将患眼对准瓶口先熏，待药液降温至不烫手时，用消毒棉花或消毒纱布蘸药液频频热洗患眼；也可用洗眼杯盛温热药汤（约为全杯容积的2/3），患者先低头，使洗眼杯口紧扣在患眼上，接着紧持洗眼杯随同抬头，不断开合眼睑，转动眼球，使眼部与药汤接触。如患眼分泌物过多，应用新鲜药液多洗几次	10分	一处不符合扣2分		
	(4) 坐浴熏洗法：将煎好的药汤趁热倾入盆内，在盆上放置横木架，患者暴露臀部坐在横木架上进行熏疗；或用坐浴椅，把盆放在椅子下熏疗。待药汤不烫手时，把臀部浸入盆中泡洗	10分			
	2. 观察　任何一种熏洗过程中均需询问患者感受，并观察局部皮肤颜色变化，防止烫伤	5分	未观察和询问各扣5分		
	3. 熏洗完毕，及时清洁局部皮肤，协助患者穿衣，取舒适体位，整理床单位	5分	未清洁皮肤扣4分；未取舒适体位、整理床单各扣3分		
	4. 洗手，记录熏洗部位、患者皮肤情况，签字	5分	未洗手扣2分；未记录及签字扣3分		

6—012

下篇　技术篇

续　表

程序	规范项目	分值	评分标准	扣分	得分
操作后评价（15分）	1. 按照消毒技术规范要求处理使用后物品	3分	一处不符扣1分		
	2. 熏洗结束后健康指导 （1）需休息片刻可活动或离开,注意避风 （2）多饮水,宜清淡饮食,忌食生冷油腻之品 （3）注意每次熏洗的时间,不宜过长	10分	未做健康指导扣10分；一处不指导扣3分		
	3. 全程言语简洁易懂,沟通有效,态度和蔼	2分	语言、态度不合适扣2分		

任务评价

1. 熏洗结束后的处理,以下错误的是（　　）
   A. 及时擦干熏洗部位皮肤
   B. 交代患者多饮水
   C. 饮食宜清淡
   D. 熏洗结束即可外出活动
   E. 避风寒

2. 局部熏蒸时适宜的水温（　　）
   A. 20～30℃　　　　B. 40～50℃　　　　C. 50～70℃
   D. 80～90℃　　　　E. 90～100℃

3. 中药熏蒸时间一般为（　　）
   A. 20～30分钟　　　B. 30～40分钟　　　C. 40～50分钟
   D. 50～60分钟　　　E. 1小时以上

4. 下列哪种忌用中药熏蒸（　　）
   A. 外痔　　　　　　B. 骨折恢复期　　　C. 甲型肝炎
   D. 风湿性关节炎　　E. 肩周炎

5. 下列哪种可以用中药熏蒸（　　）
   A. 孕妇　　　　　　B. 头痛　　　　　　C. 饥饿
   D. 饭前30分钟　　　E. 经期妇女

6. 中药熏蒸物品准备不包含下列哪种（　　）
   A. 容器　　　　　　B. 药液　　　　　　C. 布单
   D. 输液架　　　　　E. 消毒纱布

7. 中药熏蒸过程中怎样处理是正确的（　　）
   A. 一直持续,直到水凉

6-013

B. 不用询问患者

C. 及时调整药液温度

D. 不用观察患者病情

E. 熏蒸时间长短由患者决定

8. 中药熏蒸之前需要问询的是（　　　）

　　A. 体形　　　　　　　　B. 月经期　　　　　　　C. 年龄

　　D. 职业　　　　　　　　E. 身高

9. 下列哪种情形不适用于中药熏蒸（　　　）

　　A. 疼痛　　　　　　　　B. 瘙痒　　　　　　　　C. 炎症

　　D. 水肿　　　　　　　　E. 疲劳

10. 中药熏蒸过程中不是应注意事项（　　　）

　　A. 密切观察患者情况　　B. 冬季注意保暖

　　C. 防烫伤　　　　　　　D. 勤洗手　　　　　　　E. 适当饮水

（阳绿清）

任务四　中药熨烫

💡 学习目标

　　1. 知识目标　能正确解释中药熨烫的作用；能正确理解中药熨烫的适应证及禁忌证。

　　2. 技能目标　能正确应用中药熨烫的操作程序实施熨烫疗法。

　　3. 素质目标　在实施中药熨烫过程中责任心强，注重人文关怀及患者安全，具有良好的沟通能力。

任务导入

　　韦某，男，51岁，搬家公司职员。因长期负重劳作十余年，造成腰肌劳损，腰椎间盘突出，缓解期能从事正常劳作，遇天气转凉，未注意保暖，仍从事负重劳动，现患者腰痛明显，活动受限，特来某中医院就诊。

　　诊断：腰痛（寒湿型）。

　　医嘱：中药熨烫腰部。

任务分析

　　韦某有腰肌劳损，腰椎间盘突出史，因负重劳动，未注意保暖，出现腰痛，活动受限，因此通过中药熨烫治疗达到减轻其疼痛的目的。

中药熨烫是将药物(白酒或食醋等)加热后在人体局部或一定穴位,适时来回移动或回旋运转,利用温热之力,将药性通过体表毛窍透入经络、血脉,从而达到温经通络、活血行气、散寒止痛、祛瘀消肿等作用的一种治疗方法。

一、主要用具

治疗车、治疗盘、中药包(打粉后装入)、凡士林、棉签、白酒或醋、双层纱布袋 2 个、大毛巾、浴巾、微波炉、纺纱、大棉签、屏风(必要时)。

二、适应证与禁忌证

1. 适应证
(1) 脾胃虚寒引起的胃脘疼痛、腹冷泄泻、寒性呕吐等。
(2) 跌打损伤等引起的局部瘀血、肿痛等。
(3) 扭伤引起的腰背不适、行动不便等。
(4) 风湿痹证引起的关节冷痛、麻木、沉重、酸胀等。
(5) 癃闭、痉证、瘫痪等。
2. 禁忌证
(1) 各种实热证或麻醉未清醒者。
(2) 腹部包块性质不明及孕妇腹部。
(3) 身体大血管处、皮肤有破损处及病变部位感觉障碍者。
(4) 急性软组织损伤,有恶性肿瘤、金属移植物等部位。

三、操作方法

1. 准备工作　双人核对医嘱与治疗单。
2. 制备药物　将所配制的药物打成粉状后装入布袋,用少许白酒或食醋搅拌后置于木桶中浸泡 2 天后,需要使用前 10 分钟捞出,置于微波炉加热 7～10 分钟,温度以 60～70℃为宜。备齐用物,携至床旁,做好核对解释。
3. 协助患者　取舒适体位,暴露熨烫部位,用纺纱清洁皮肤,用大棉签蘸凡士林均匀涂上烫熨部位。
4. 试温　将药袋在操作者手腕部试温,以患者能够接受为宜。
5. 用力均匀　点按式、来回推按或者回旋运转患处或相应穴位处,用力均匀。开始时用力轻,速度稍快。随着药袋温度降低,用力增强,同时速度减慢。药袋温度降低时,可更换药袋。
6. 熨烫　操作过程中注意观察局部皮肤的颜色情况,同时询问患者对温度的反应,防止烫伤。
7. 整理　熨烫完毕,清洁局部皮肤,协助患者整理衣着,注意保暖,安排舒适体位,整理床单位。
8. 记录　整理物品,做好记录。

四、术后处理

熨烫疗法结束及时告知患者注意事项,注意熨烫结束卧床休息,半小时内尽量不外出,如要起床注意要慢点,避免起床过快发生直立性低血压。避风寒,勿开窗通风,注意多喝温水以促进毒素排出。饮食宜清淡,忌食生冷刺激辛辣食物。3小时内不洗冷水澡,不喝冷水,注意保暖,避免久坐。在缓解期可进行相应功能锻炼。

五、注意事项

(1)熨烫中保持药袋的温度,冷却后及时更换或加热。

(2)熨烫过程中及时观察病情变化,若患者感到疼痛或出现水疱时,立即停止操作,报告医生,必要时取一次性针头,碘伏消毒水疱及周围皮肤后刺破水疱,让渗液流出,再次消毒一遍并覆盖无菌纺纱以保护。

(3)熨烫温度适宜,尤其对老年人、婴幼儿实施熨烫治疗时,温度不宜过高,避免灼伤。布袋用后消毒、清洗、晒干、高压灭菌后备用。

任务实施

中药熨烫操作流程及评价,见表6-4-1。

表6-4-1 中药熨烫操作流程及评价

程序	规范项目	分值	评分标准	扣分	得分
操作前准备(20分)	1. 仪容仪表大方整洁,态度和蔼,衣着整齐	3分	一处不符扣1分		
	2. 洗手,戴口罩	2分	一处不符扣1分		
	3. 转抄双人核对医嘱	5分	一处未评估扣1分		
	4. 患者评估 (1)患者临床表现、体质、全身情况 (2)局部皮肤情况,有无禁忌证 (3)心理状态,对疾病的认识,对中药熨烫的认识 (4)取得患者配合	5分	一处未评估扣1分		
	5. 环境评估 光线充足、清洁、安静、温度适宜,做好必要的遮挡	2分	未评估扣2分		
	6. 用物评估 治疗车、治疗盘、中药包(打粉后装入)、凡士林、棉签、白酒或醋、双层布袋(2个)、大毛巾、浴巾、微波炉、纺纱、大棉签、必要时备屏风	3分	未评估扣3分		

下篇 技术篇

续 表

程序	规范项目	分值	评分标准	扣分	得分
操作实施（65分）	1. 根据熨烫部位,取合适体位,充分暴露皮肤,注意保暖,保护隐私	5分	体位不合适扣2分;部位未充分暴露扣2分;未注意保暖扣1分		
	2. 清洁皮肤 用纺纱擦拭皮肤	5分	不清洁扣5分		
	3. 取加热的药渣装入双层布袋中,外包一层毛巾,操作者试温,以患者能接受为宜,开始进行熨烫疗法。点按式、来回推按或者回旋运转患处或相应穴位处,用力均匀。开始时用力轻,速度稍快。随着药袋温度降低,用力增强,同时速度减慢。药袋温度降低时,可更换药袋。控制熨烫时间20~30分钟	30分	未试温扣5分;烫伤患者扣15分,		
	4. 观察 局部皮肤颜色变化、询问患者感受,以皮肤微微发红为宜	10分	未观察和询问各扣5分		
	5. 清洁局部皮肤,协助患者整理衣着,取舒适体位,整理床单	10分	未清洁皮肤扣4分;未取舒适体位、整理床单各扣3分		
	6. 洗手,记录熨烫部位、方法及患者皮肤情况,签字	5分	未洗手扣2分;未记录及签字扣3分		
操作后评估（15分）	1. 按照消毒技术规范要求处理使用后物品	3分	一处不符扣1分		
	2. 操作结束后健康指导 (1) 半小时内尽量不外出,如要起床注意慢点,注意避风,3小时内不洗冷水澡 (2) 注意多喝温水以促进毒素排出,宜清淡饮食,忌食生冷油腻之品 (3) 缓解期可进行腰背肌的功能锻炼	10分	未做健康指导扣10分;一处不指导扣3分		
	3. 全程言语简洁易懂,沟通有效,态度和蔼	2分	语言、态度不合适扣2分		

任务评价

1. 中药熨烫的烫疗包加热的温度应为（　　）
   A. 20~30℃　　　　　B. 30~40℃　　　　　C. 40~50℃
   D. 50~70℃　　　　　E. 90~100℃

2. 每次中药熨烫的时间控制在（　　）
   A. 20~30分钟　　　　B. 30~40分钟　　　　C. 40~50分钟
   D. 50~70分钟　　　　E. 90~100分钟

3. 中药熨烫疗法适应证有（　　）
   A. 腰腿痛　　　　　　B. 高热　　　　　　　C. 丹毒

中医护理——教学一体化工作页

D. 中暑　　　　　　　　　E. 恶性肿瘤

4. 冬季咳嗽采取中药熨烫技术治疗宜选用（　　）

　　A. 盐熨法　　　　　　　B. 中药熨法　　　　　　C. 葱熨法

　　D. 麦麸热熨法　　　　　E. 蚕沙熨法

5. 不属于中药熨烫的禁忌证是（　　）

　　A. 高热　　　　　　　　B. 血小板减少性紫癜　　C. 局部无知觉

　　D. 皮肤破损　　　　　　E. 膝关节炎

6. 不属于中药熨烫的备品是（　　）

　　A. 微波炉　　　　　　　B. 中药包　　　　　　　C. 凡士林

　　D. 大毛巾　　　　　　　E. 酒精灯

7. 下列哪种忌用中药熨烫（　　）

　　A. 颈椎病　　　　　　　B. 湿疹破溃　　　　　　C. 瘫痪

　　D. 寒性腹痛　　　　　　E. 肩周炎

8. 中药熨烫过程中怎样处理是正确的（　　）

　　A. 一直持续，直到药包凉　　　　　　B. 不用询问患者

　　C. 熨烫到患者出水疱为止　　　　　　D. 不用观察患者病情

　　E. 将药袋在操作者手腕部试温

9. 下列哪种情形不属于中药熨烫的操作前准备（　　）

　　A. 洗手　　　　　　　　B. 戴口罩　　　　　　　C. 环境评估

　　D. 多喝水　　　　　　　E. 患者评估

10. 中药熨烫过程中不是应注意事项（　　）

　　A. 密切观察患者情况　　B. 防烫伤　　　　　　　C. 摆放备品

　　D. 保持药袋温度　　　　E. 如出水疱须消毒

（阳绿清）

参考文献

Reference

[1] 印会河.中医基础理论[M].上海:上海科学技术出版社,2017.

[2] 温茂兴.中医护理学[M].北京:人民卫生出版社,2021.

[3] 徐袁明,邱翠琼.中医护理学[M].北京:人民卫生出版社,2020.

[4] 陈佩仪,陈偶英.中医护理技能[M].北京:中国中医药出版社,2021.

[5] 廖喜琳,刘武,周琦.护理综合实训指导[M].西安:西安交通大学出版社,2020.

[6] 封银曼,马秋平.中医护理[M].北京:中国中医药出版社,2016.

附录 任务评价答案 Appendix

上篇 理论篇

项目一 中医基础理论

任务一 1. D 2. E 3. B 4. B 5. C 6. A 7. D 8. C 9. D 10. A 11. C
12. B 13. E 14. D 15. E 16. D 17. C 18. D 19. A 20. A

任务二 1. B 2. E 3. D 4. B 5. B 6. C 7. E 8. B 9. C 10. D 11. D 12.
A 13. D 14. C 15. A 16. B 17. E 18. C 19. B 20. E

任务三 1. E 2. C 3. C 4. B 5. C 6. D 7. A 8. C 9. A 10. B 11. C
12. D 13. E 14. A 15. D 16. D 17. B 18. C 19. E 20. D

任务四 1. A 2. B 3. A 4. D 5. B 6. A 7. A 8. D 9. D 10. C 11. A
12. B 13. A 14. D 15. B 16. D 17. A 18. A 19. B 20. E

任务五 1. D 2. C 3. A 4. B 5. C 6. D 7. A 8. D 9. E 10. D 11. C
12. A 13. A 14. E 15. D 16. E 17. D 18. E 19. A 20. E

任务六 1. B 2. E 3. B 4. E 5. C 6. B 7. A 8. A 9. D 10. A 11. D
12. D 13. B 14. B 15. B 16. D 17. A 18. E 19. D 20. D

项目二 经络及常用腧穴

任务一 1. A 2. A 3. C 4. E 5. B 6. B 7. C 8. E 9. D 10. A 11. D
12. D 13. D 14. E 15. C 16. D 17. B 18. C 19. A 20. E

任务二 1. C 2. C 3. C 4. A 5. D 6. B 7. E 8. B 9. B 10. A 11. C
12. C 13. A 14. A 15. B 16. A 17. D 18. B 19. A 20. E

项目三 养生与治则

任务一 1. D 2. B 3. A 4. C 5. D 6. E 7. B 8. B 9. E 10. A 11. B
12. A 13. C 14. C 15. A 16. A 17. B 18. A 19. A 20. C

任务二 1. E 2. E 3. C 4. B 5. A 6. C 7. D 8. A 9. B 10. B 11. D

12. C 13. E 14. C 15. A 16. C 17. A 18. A 19. C 20. B

项目四　药物、饮食疗法与护理

任务一　1. D 2. A 3. C 4. A 5. E 6. A 7. E 8. B 9. E 10. A 11. B
　　　12. D 13. C 14. B 15. C 16. B 17. E 18. B 19. D 20. D

任务二　1. D 2. E 3. E 4. B 5. C 6. B 7. A 8. B 9. D 10. D 11. B
　　　12. D 13. A 14. E 15. C 16. A 17. B 18. E 19. D 20. C

下篇　技术篇

项目五　中医常用技术

任务一　1. C 2. A 3. D 4. D 5. C 6. E 7. E 8. B 9. D 10. D
任务二　1. B 2. A 3. A 4. D 5. C 6. E 7. B 8. C 9. C 10. E
任务三　1. B 2. D 3. C 4. E 5. A 6. A 7. B 8. D 9. E 10. C
任务四　1. A 2. C 3. A 4. C 5. C 6. D 7. A 8. D 9. E 10. C
任务五　1. A 2. D 3. B 4. C 5. A 6. A 7. B 8. A 9. A 10. C
任务六　1. C 2. E 3. A 4. C 5. E 6. E 7. E 8. D 9. B 10. E
任务七　1. B 2. C 3. D 4. E 5. C 6. E 7. A 8. D 9. C 10. A

项目六　中药用药护理技术

任务一　1. D 2. E 3. B 4. B 5. E 6. A 7. C 8. E 9. D 10. E
任务二　1. E 2. D 3. E 4. B 5. E 6. B 7. C 8. A 9. D 10. C
任务三　1. D 2. C 3. A 4. C 5. B 6. D 7. C 8. B 9. E 10. D
任务四　1. D 2. A 3. A 4. A 5. E 6. E 7. B 8. E 9. D 10. C

003

图书在版编目(CIP)数据

中医护理：教学一体化工作页/吴双主编. —上海：复旦大学出版社，2023.3(2025.1重印)
护理专业双元育人教材
ISBN 978-7-309-16760-3

Ⅰ.①中⋯   Ⅱ.①吴⋯   Ⅲ.①中医学-护理学-中等专业学校-教材   Ⅳ.①R248

中国国家版本馆 CIP 数据核字(2023)第 035188 号

中医护理：教学一体化工作页
吴　双　主编
责任编辑/高　辉

复旦大学出版社有限公司出版发行
上海市国权路 579 号　邮编：200433
网址：fupnet@ fudanpress.com　http://www.fudanpress.com
门市零售：86-21-65102580　　团体订购：86-21-65104505
出版部电话：86-21-65642845
上海四维数字图文有限公司

开本 787 毫米×1092 毫米　1/16　印张 12.75　字数 302 千字
2025 年 1 月第 1 版第 2 次印刷

ISBN 978-7-309-16760-3/R・2036
定价：50.00 元

如有印装质量问题,请向复旦大学出版社有限公司出版部调换。
版权所有　　侵权必究

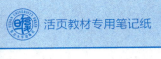

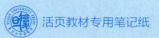

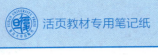

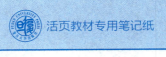

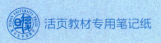

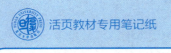

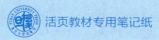

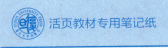

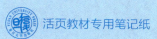

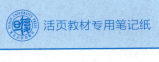